第 2 版

奈特消化系统医学图谱

——第3分册：肝、胆道和胰腺

The Netter Collection of Medical Illustrations

Digestive System

Part III – Liver, Biliary Tract and Pancreas

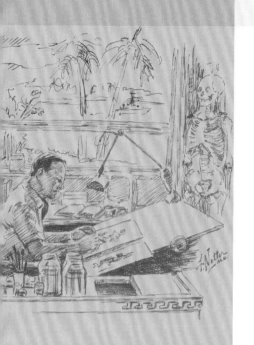

原 著 者	Frank H. Netter
主　　编	James C. Reynolds
副 主 编	Peter J. Ward
主编助理	John A. Martin
	Grace L. Su
	David C. Whitcomb
再版绘图	Carlos A.G. Machado
绘图助理	John A. Craig
	Tiffany S. DaVanzo
	Kristen Wienandt Marzejon
	James A. Perkins
主　　译	王刚石　邸　岩　吕　红
副 主 译	陈思文　陈洪潭　徐丽姝

北京大学医学出版社

NAITE XIAOHUA XITONG YIXUE TUPU —— DI 3 FENCE：GAN DANDAO HE YIXIAN（DI 2 BAN）

图书在版编目（CIP）数据

奈特消化系统医学图谱. 第2版. 第3分册, 肝、胆道和胰腺/（美）弗兰克·奈特（Frank H. Netter）原著；王刚石，邸岩，吕红主译. —北京：北京大学医学出版社，2024. 1

书名原文：The Netter Collection of Medical Illustrations Digestive System: Part Ⅲ——Liver, Biliary Tract and Pancreas, Second Edition

ISBN 978-7-5659-2839-0

Ⅰ.①奈…　Ⅱ.①弗…②王…③邸…④吕…　Ⅲ.①消化系统疾病-诊疗-图谱　Ⅳ.①R57-64

中国国家版本馆CIP数据核字（2023）第013405号

奈特消化系统医学图谱——第3分册：肝、胆道和胰腺（第2版）

主　　译：王刚石　邸　岩　吕　红
出版发行：北京大学医学出版社
地　　址：（100191）北京市海淀区学院路38号　北京大学医学部院内
电　　话：发行部　010-82802230；图书邮购　010-82802495
网　　址：http://www.pumpress.com.cn
E-mail：booksale@bjmu.edu.cn
印　　刷：北京金康利印刷有限公司
经　　销：新华书店
责任编辑：陶佳琦　　　责任校对：靳新强　　　责任印刷：李　啸
开　　本：889 mm×1194 mm　1/16　印张：16.5　字数：627千字
版　　次：2024年1月第1版　2024年1月第1次印刷
书　　号：ISBN 978-7-5659-2839-0
定　　价：190.00元

北京市版权局著作权合同登记号：图字：01-2023-1374

Elsevier (Singapore) Pte Ltd.

3 Killiney Road, #08-01 Winsland House I, Singapore 239519

Tel: (65) 6349-0200; Fax: (65) 6733-1817

ELSEVIER

译校者名单（按姓名笔画排序）

王刚石　中国人民解放军总医院第二医学中心
吕　红　北京协和医院
朱华陀　浙江大学第一附属医院
刘爱玲　青岛大学附属医院
杨友鹏　北京航天中心医院
吴　东　北京协和医院
李东良　解放军联勤保障部队第九〇〇医院
张志华　首都医科大学附属北京朝阳医院
邸　岩　首都医科大学附属北京世纪坛医院
陈思文　中国人民解放军总医院第二医学中心
余春开　首都医科大学附属北京世纪坛医院
陈洪潭　浙江大学第一附属医院
张晓南　广东省人民医院
迟　雁　北京大学第一医院
孟繁森　中国人民解放军总医院第二医学中心
段纪成　人民解放军海军军医大学第三附属医院
侯柏村　中国人民解放军总医院第二医学中心
俞静华　浙江大学第一附属医院
徐小波　浙江大学第一附属医院
徐丽姝　广东省人民医院
窦　艳　中国人民解放军总医院第一医学中心
裴　彬　上海市第三康复医院

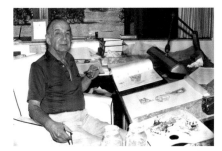

弗兰克·奈特博士（Dr.Frank Netter）工作照

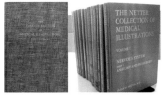

这本单卷的"蓝皮书"，为多卷的《奈特绘图版医学全集》（*The Netter Collection of Medical Illustrations*）奠定了基础，后者又被亲切地称为"绿皮书"

弗兰克·奈特博士（Dr.Frank H.Netter）是一名医师，同时也是一名艺术家和教育家。更重要的是，他将这些角色完美融合。《奈特绘图版医学全集》（*The Netter Collection of Medical Illustrations*）总是以细致的研究深入人体临床解剖学和病理学的核心，这也是他为什么对医学有广泛而深刻理解的原因。他常说："阐明观点是最终目标。医学图谱画得再好看，如果不能阐明具体的医学观点，那就没什么价值。"他面临的最大挑战以及最大成功之处是在艺术明晰度和教学复杂性之间绘制出了一条折中路线，并自1948年开始运用于本系列图谱中。当时由CIBA制药公司出版的首个单卷奈特作品合集，就体现了这种路线。在接下来的40年中，它扩展为8卷的系列图谱，每一卷针对一个人体系统。

在这个传奇系列的第2版中，我们很高兴能够有机会让人们见证奈特博士永恒的作品。该版由世界著名医学

机构的神经学领域权威专家们提供前沿的文本和放射影像学信息，并增加了新的插图，这些插图由承袭奈特风格的画家绘制而成。在经典的绿皮书中，学生和从业者将会看到数百幅的原创作品，这些人体图片保留了弗兰克·奈特博士的卓越风格，并与最新的医学知识和创新相结合。

著名的艺术家兼医生卡洛斯·马查多博士（Dr.Carlos Machado）是主要的继任者，承袭并延续奈特博士的卓越风格，对"绿皮书"系列非常赞赏。"对于那些像我一样深深钦佩奈特博士作品的人来说，生殖系统分卷具有特殊的意义。在该分卷中，他将不同的表面纹理的特征表现得淋漓尽致，我喜欢称之为'笔触的节奏'，因为这需要掌握好画笔的方向、维度和间隔，创建出纹理视觉：器官的外在表面、腔体的表皮和实质的纹理，这些都表现得非常逼真。这就形成了后续各分卷奈特系列图谱的一贯风格——每一卷都是绘画杰作与准确科学知识的完美结合。"

虽然医学及医学教育经历了术语定义、实践和发现的变化，但有些东西维持了原状。病人还是病人，教师还是教师。奈特博士的这些插图，他称之为照片，而不是图画，依然是美学和教学资源的结合，在半个多世纪里，引导着医生的手，培养着他们的想象力。

如果没有奈特博士的杰出贡献，没有所有编辑、作者及其他各类人员的努力和付出，原版系列就不可能面世。对于这个令人兴奋的第2版，我们也感谢作者、编辑、顾问和艺术家们，他们的不懈努力使得这些永恒的经典作品成为今天临床医生在教学和实践中可靠的参考。我们也感谢来自爱思唯尔的奈特出版团队。

1例卡尼综合征患者合并库欣综合征

卡尼综合征的特征是皮肤出现斑点状色素沉着。色素痣和蓝痣常见于面部和生殖器官，包括眼睑、唇边朱红处、结膜、巩膜，以及阴唇和阴囊。

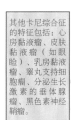

其他卡尼综合征的特征包括：心房黏液瘤、皮肤黏液瘤（如眼睑）、乳房黏液瘤、睾丸支持细胞瘤、分泌生长激素的垂体腺瘤、黑色素神经鞘瘤。

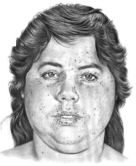

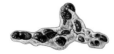

原发性色素结节性肾上腺皮质增生（PPNAD）的肾上腺通常大小正常，多布满黑色、棕色或红色结节。结节的直径多小于4mm，散在分布于邻近的萎缩皮质。

卡洛斯·马查多博士为第2版《奈特绘图版医学全集》（*The Netter Collection of Medical Illustrations*）第2卷——内分泌系统绘制的全新图谱

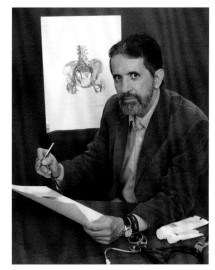

卡洛斯·马查多博士（Dr.Carlos Machado）工作照

（张伟硕 译 高春 校）

原著编者介绍

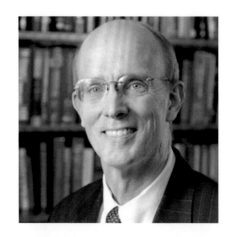

主编：詹姆斯·雷诺兹（James C.Reynolds），医学博士，费城德雷克塞尔大学医学院医学系教授及"June F. Klinghoffer"名誉主任。

雷诺兹博士，佛罗里达人，毕业于佛罗里达州立大学，获得医学学位。在校期间他担任班长，并获得了多项荣誉，其中包括以大三学生身份加入Alpha Omega Alpha，获得John B.Gorrie最具潜力奖以及其他研究类奖项。他在康奈尔大学纽约医院和纪念斯隆-凯特琳癌症中心完成住院医师规范化培训，在宾夕法尼亚大学医院完成了为期3年的专科医师规范化培训。随后留在宾夕法尼亚大学任教，并成为项目负责人和部门副主任。他的神经肽对胃动力影响的研究获得美国国立卫生研究院（NIH）和其他国立机构资助。1990年，他成为匹兹堡大学胃肠病学、肝病学和营养学系的主任，并取得匹兹堡大学医学

和细胞生物学的终身副教授。他还是消化健康中心的联合主任以及医学和细胞生物学副教授。1996年，他成为MCP哈尼曼大学（现为德雷克塞尔大学医学院）的终身医学教授和消化病学和肝病学系主任，并于1996—2008年担任项目主任。在这12年里，他在医院和医学院担任多个领导职务。1999—2007年，他当选并担任大学医师实践计划（德雷克塞尔大学医师）副主席。2006—2008年，担任哈尼曼大学医院医务主任，同时是医院董事会成员。2002年，他成为医学临时主席。2005年，他被任命为医学系"June F.Klinghoffer"名誉主任。作为系主任，他领导部门的临床收入增加了5倍，同时使教师规模和校外研究收入翻了一番。该部门因其突出的医疗质量和对移植的贡献持续获得赞誉，他负责的多个领域也都获得了国家的认可。

雷诺兹博士是《消化系统疾病

与科学》（*Digestive Diseases and Sciences*）期刊的编辑委员会委员，也是许多其他期刊的审稿人。他在同行评审的期刊上发表了100余篇文章，并合作完成了5本专著。他获得了包括Phi Beta Kappa、AOA颁发的众多荣誉，1995年获得美国克罗恩病和大肠炎基金会大匹兹堡分会的"年度医师"殊荣，2次被《匹兹堡杂志》（*Pittsburgh Magazine*）评为匹兹堡最杰出的胃肠病学家，10次被《费城杂志》（*Philadelphia Magazine*）评为费城"顶尖医师"之一。他曾在宾夕法尼亚大学和德雷克塞尔大学获得基础和临床科学的教学奖。

雷诺兹博士在内科学、胃肠病学和肝病学领域获得美国内科学委员会认证。他的主要临床研究领域是癌症的早期发现和预防、胃食管反流病的并发症和胃肠动力障碍性疾病。

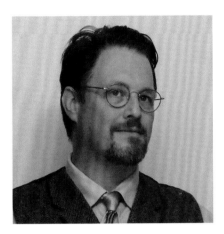

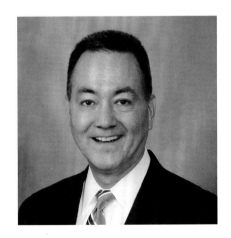

副主编：彼得·沃德（Peter J. Ward），博士，出生于丹佛，但主要在怀俄明州的卡斯珀长大。1992年他从凯利沃尔什高中毕业后进入匹兹堡卡内基梅隆大学，并于1996年获得生物学（遗传学、生物化学、分子生物学）理学学士学位，辅修化学。1998年，他在兽医学院第一次接触到了大体解剖学、组织学、胚胎学和神经解剖学。这些课程令他非常着迷，继而他在普渡大学兽医学院以及印第安纳大学医学院分校完成了上述课程。沃德博士在凯文·汉农博士的肌肉研究实验室取得了硕士学位，然后在詹姆斯·沃克博士的指导下开始了解剖学教育的博士课程。他于2005年完成了他的论文工作——《提高学生的研究成果和医学解剖学的记忆策略——一项定性和定量研究》。

2005年7月，沃德博士加入了位于西弗吉尼亚州路易斯堡的西弗吉尼亚州骨科医学院（WVSOM）。他教授过大体解剖学、胚胎学、神经学、组织学、放射学和医学史。其间，他还担任WVSOM生物塑化部门的主任、研究生教学协调员、课程委员会主席，是临床解剖学精读选修课程的创建者和负责人，多次主持WVSOM与日本骨科学院和阿特拉斯骨病学院以解剖为主题的学术活动。沃德博士还曾在美国临床解剖学家协会理事会和同一组织的几个学术小组团队中任职。他还是美国解剖学家协会、美国医学史协会和美国兽医解剖学家协会的成员。他持续研究并探索医学生如何有效地学习，特别是对解剖学的学习。在与Bone Clones公司的合作中，沃德博士制作了一系列触诊模型，这些模型能够模拟出解剖结构完整或损伤状态下的触感。他喜欢探索使用视频和其他媒介作为医学教育的补充手段。这些视频可以在YouTube"临床解剖学解释！（Clinical Anatomy Explained!）"中找到。

主编助理：约翰·马丁（John A.Martin），医学博士，明尼苏达州罗彻斯特市梅奥诊所副教授、高级顾问、内镜中心副主任。他的临床、科研和医学教育方向集中在内镜逆行胰胆管造影术（ERCP）、高级内镜介入治疗、外科内镜操作、肝胆疾病、胰胆管疾病、移植手术、经自然腔道内镜手术（NOTES）、开发新型内镜设备、肥胖治疗学、先进的分子成像技术的跨学科研究。他还参与了有关内镜培训和教育的仿真模型及设备的跨学科研究。在西北大学费恩伯格医学院，他参与共同创立了西北大学跨学科的NOTES调查小组，并在西北纪念医院启动了高级内镜介入中心三级专科医师培训项目，并获得了胃肠病学和肝病学以及医学系的优秀教师奖，获得移植中心的跨学科服务奖。他还获得了美国胃肠内镜协会（ASGE）杰出服务奖。他是ASGE培训和技术学院（IT&T）委员会的联合创始人和前任主席，现担任ASGE理事会的顾问。马

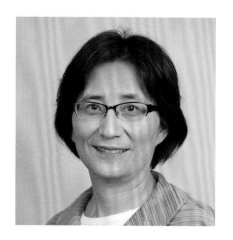

丁博士还是很多医学出版物及应用程序的编辑。

马丁博士毕业于弗吉尼亚大学艺术与科学学院、弗吉尼亚大学医学院，在克利夫兰市凯斯西储大学医院完成住院医师规范化培训。在匹兹堡大学接受胃肠病学和肝病学方面的专科培训，在那里他致力于胰胆管疾病和内镜治疗的研究。在韦尔斯利医院的格雷戈里·哈伯博士（Dr.Gregory Haber）、诺曼·马孔博士（Dr. Norman Marcon）、保罗·科坦博士（Dr.Paul Kortan）和加拿大安大略省多伦多大学的圣迈克尔博士（Dr. St.Michael）的帮助下，他接受有关高级内镜介入治疗的三级专科医师培训。1997年7月，马丁博士成为匹兹堡大学医学院的教师，2003年加入西北大学费恩伯格医学院的教师团队，2015年受聘于明尼苏达州罗彻斯特的梅奥诊所。

马丁博士和他的妻子安吉拉有两个优秀的儿子，欧文（Owen）和伊根（Egan）。他们住在明尼苏达州罗彻斯特市。他们喜欢跑步、骑自行车和参加中西部偏北地区所有的户外运动。

主编助理：格瑞斯·苏（Grace L.Su），医学博士，美国密歇根大学内科和外科教授。她在耶鲁大学获得本科学位，在芝加哥普利兹克医学院获得医学学士学位。1994年，她在匹兹堡大学完成了内科住院医师培训和消化专科培训，并成为一名教员直至1995年任职于密歇根大学。在密歇根大学她一路晋升为内科和外科教授，后者是因为她的多学科研究项目。苏博士还在密歇根大学附属安娜堡医疗保健系统兼职，担任亚专科内科副主任、消化科主任。她是安娜堡专科医疗保健预后的网络-社区医疗保健扩展（SCAN-ECHO）项目的主持者，提倡在VA医疗保健范围内利用技术提高肝亚专科的医疗保健质量，特别是在缺少医疗服务的农村地区。作为最早的肝SCAN-ECHO项目的主持者，她在将这一新型的、以案例为基础的远程学习项目应用于提高肝亚专科的医疗服务质量方面发挥了领导作用。

苏博士获得了许多消化方面的教学和研究奖项。她曾在NIH的许多研究部门任职，特别是一个致力于胃肠病学职业发展的部门。她是首屈一指的胃肠学杂志 *Gastroenterology* 的编辑，以及很多其他期刊（包括 *Clinical Liver Disease*）的客座编辑。

苏博士研究兴趣广泛。除了25年来致力于研究固有免疫系统与肝的相互作用以外，她还对评估肝纤维化及疾病的非侵入性方法有着长期的研究兴趣。她发现的定量图像分析的方法，已经发展成为分析形态学、新型的高通量、高度自动化、解剖学索引的方法论，用于评估CT扫描中的身体组成和器官测量。通过将形态学数据和临床结果结合在一起，她发现了准确性高、无创的方法，用于诊断和预防肝病和其他胃肠道疾病。她目前是美国密歇根大学形态组学分析小组的副主任。

苏博士已婚，有一个优秀的丈夫及两个成年的儿子。

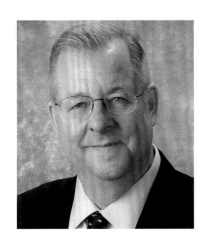

主编助理：戴维·惠特科姆（David C.Whitcomb），医学博士，巨鹰基金会癌症遗传学教授，内科、细胞生物学和生理学、人类遗传学教授，匹兹堡大学医学院胃肠病学、肝病学和营养学主任。他毕业于印第安纳州北曼彻斯特的曼彻斯特学院，1983年在俄亥俄州立大学完成了他的研究生训练，获得生理学博士学位，1985年获得医学学位。他在杜克大学完成内科住院医师规范化培训、胃肠病学和肝病学的专科培训。自1991年担任匹兹堡大学、弗吉尼亚匹兹堡医疗中心的医学副教授起，惠特科姆博士开启了专注于研究胰腺疾病的杰出职业生涯。

惠特科姆博士在NIH、VA、国防部、国家胰腺基金会、Wayne Fusaro胰腺癌研究基金和其他来源的持续资助下成立了重点研究实验室。除了科研之外，他也热衷于临床工作，担任很多行政职务，如营养支持服务主任、弗吉尼亚匹兹堡医疗中心的胃肠病学主任，2000年担任胃肠病学、肝病学和营养学主任。他的医学创新方法使胃肠病学成为世界上顶尖的消化系统疾病分支学科。

惠特科姆博士在许多国内和国际的胃肠病学和胰腺病学会任职。他担任过美国胃肠病学会和国际胰腺病学会的顾问，是美国胰腺病协会的主席。他是 *Nature's Clinical and Translational Gastroenterology* 的主编、*Up to date* 胰腺病部分的编辑、*Pancreas and Pancreatology* 的副主编、*Nature Reviews Gastroenterology & Hepatology* 的咨询委员成员。他是很多科学期刊的同行评审，是NIH、VA、DOD和其他机构的审稿人。惠特科姆博士是中西部多中心胰腺研究小组、北美胰腺研究小组、胰腺教育与研究协作联盟（CAPER）的联合创始人，是年度国际临床-转换胰腺工作小组会议的创始人和主任。他也是Ariel Precision Medicine LLC（一个专注于复杂性遗传学和精准医学的生物技术公司）的联合创始人和医疗顾问委员会主席。

惠特科姆博士的研究和发现转变了人们对于胰腺炎症性疾病的认识。他发表了有关胰腺疾病的300多篇论文并出版了8本书籍。他的研究团队发现了引起遗传性胰腺炎的突变基因（*PRSS1*）、家族性胰腺癌基因（*PALLD*）、慢性酒精性胰腺炎的主要遗传危险因素（*CLDN2*）、慢性胰腺炎的吸烟风险调控子（*CTRC*）和一种新型的CFTP相关综合征（可引起胰腺疾病、男性不育、窦房结功能失调，但不引起汗液氯化物的改变或肺部疾病）。他的研究表明，胰腺疾病是由复杂的基因-环境失调造成的，这是个体化医疗的重大进步。目前，他正在牵头UPMC精准医学创新项目。

惠特科姆博士获得了许多荣誉和奖项，包括胰腺教育和研究协作联盟的终身成就奖、指导奖，以及来自国际胰腺病学会颁发的George E. Palade奖章，以表彰他对胰腺研究的杰出贡献。

惠特科姆博士和他的妻子克里斯（Chris）有4个成年子女，分别是杰西卡·米歇尔·吉布森（Jessica Michelle Gibson）、戴维·迈克尔·惠特科姆（David Michael Whitcomb）、劳拉·埃德森·格拉夫（Laura Edisene Graf）和约翰·克莱门·惠特科姆三世（John Clement Whitcomb Ⅲ），还有3个孙辈——韦斯顿（Weston）、洛根（Logan）、霍尔顿（Holden）。他和他的妻子住在宾夕法尼亚州的匹兹堡，在那里他们继续积极支持当地的慈善组织和国际组织。

（王刚石 译校）

原著前言

我和我尊敬的副主编和主编助理们非常荣幸能够有机会继续优化更新弗兰克·奈特博士（Dr.Frank Notter）的具有非凡教育和精湛艺术价值的经典系列作品。奈特图谱为医学生带来的卓越价值已经有60余年，如今经过修订的更新版将会使得未来几代学生受益。新版的消化系统部分已被改编和更新，内容包括尖端的科学和最先进的内镜图像、病理切片和放射影像，奈特博士经典的图画和影像使医学生和从业人员能够从解剖学、生理学、病理生理学角度更深刻地理解构成完美而实质复杂的消化系统的全部8个部分。

弗兰克·奈特博士一直被视为医学教育领域的标志，他被《周六晚报》（Saturday Evening Post）称为"医学界的米开朗基罗"。 他的富有洞察力且形象的医学插图为各阶段试图深刻理解消化系统结构和功能的医学生提供了巨大价值，这在医学教育史上绝无仅有。他将这些事实信息文本与视觉信息结合起来的远见为著作提供了无与伦比的见解。虽然他出生在20世纪初，但与许多现代医学生一样，在成为科学家之前，他起初接受的是艺术教育。遵循母亲的期望，他超越艺术，投身于医学。弗兰克·奈特用他的激情和画笔，以无与伦比的方式展示着科学和医学艺术。与仅能提供结构图像的解剖学课本不同，奈特图谱给疾病的病理生理学带来了难以置信的另一种解读。同样重要的是，他和他的弟子们用图画展现病人如何受疾病之苦的影响，在这方面奈特图谱一直未被其他书籍超越。以卡洛斯·马查多博士（Carlos Machado，MD）为首的艺术家们对消化系统的这3个分册进行修订，在致力于保持奈特图谱画风和价值观的基础上，使各个消化系统插图的科学性和艺术性更具现代感。

对消化系统解剖以及疾病部分的更新采用了一种新方法来表现这个迷人的器官系统的复杂性和综合美感。奈特博士的经典图画被尽可能地保留下来，只在必要时才进行修改。几十张现代放射学影像和内镜图像已被添加到相关章节中。第1分册和第2分册的第1章都总结了消化系统的共同特征。随后的每一章都关注特定的器官，并阐述正常状态下的解剖结构和生理学、病理学、病理生理学以及疾病的表现和治疗。

每一章都是由致力于教学研究的专家编写的，我有幸在我的职业生涯中与这些杰出的主编助理们合作。在每个案例中，他们都发挥了各自在器官组织系统研究领域的专业知识，展现出了他们对医学教育的责任和素养。他们的知识和见解带来了对疾病机制新的科学理解和新的治疗方法，这将有助于揭示这个庞大而又复杂的器官系统，而这些是其他著作所无法比拟的。在每一章节中，彼得·沃德博士（Dr.Peter Ward）都更新了正常解剖和生理学的每一个细节。他尽可能地保留了奈特博士的原始图片，同时确保文本中当前专业术语和知识的准确性。

在第1分册，我负责撰写上消化道概述和主要内容。亚利桑那大学菲尼克斯退伍军人医学中心消化内科副主任米歇尔·杨博士（Michele Young，MD）撰写了第一个以器官为中心的章节，来介绍咽部以及食管上部的复杂解剖、生理学和病理生理学特征。这为理解吞咽功能的复杂性提供了新的影像和生理学的见解。戴维·卡兹卡博士（David A.Katzka，MD）是梅奥诊所的著名医学教授，负责修订食管部分，显然，他是全世界这个领域的权威之一。对于在第1版时还未被完全了解但如今是常见病的巴雷特食管和嗜酸细胞性食管炎等疾病的新的认识，本版通过精美的图画很好地给予阐释和讨论。第1分册以亨利·帕克曼博士（Henry Parkman，MD）的章节结尾，他是天普大学著名的胃生理学家和医生。帕克曼博士带来了新的特殊的视角，通过神经生理学和电生理学研究，了解生理和病理状态下的胃功能。

在第2分册的第1章，我回顾了肠道疾病的常规解剖学、生理学和临床特征。在第2章，弥撒·所罗门博士（Dr.Missale Solomon）出色地撰写了小肠作为主要消化器官的常见病和少见病的治疗。在第3章，现代胃肠病学的著名教育家之一，康涅狄格大学院长苏珊娜·罗斯博士（Suzanne Rose，MD）探讨了结肠部分。

第3分册介绍了肝、胆道和胰腺的正常生理学和病理生理学特征。为了更好地阐述人体内最大的实体器官，密歇根大学杰出的临床医学和科学家格瑞斯·苏博士（Grace Su，MD）精心地修订了关于肝的部分。约翰·马丁博士（John Martin，MD）是梅奥诊所的另一位著名的医学专家，他在第2章带来了很多精彩的胆道现代影像以及许多相关疾病的介绍。第3章，胰腺功能和相关疾病是由匹兹堡大学胃肠病学和肝病学主任戴维·惠特科姆博士（Dr.David Whitcomb）编写的，他是全球胰腺病学领域顶级的科学家和临床医生之一。

我要对所有为这精彩的修订版付出努力且才华横溢的编者表达感激之情。首先也是最重要的，我要感谢的是已故奈特博士为我们提供了最初版本和精彩的图画。我特别要感谢副主编、主编助理及其他编者。我也要感谢那些与出版商合作的杰出的艺术家们，包括吉姆·帕金斯（Jim Perkins）、蒂芙尼·达文佐（Tiffany DaVanzo）、克里斯汀·维南特·玛泽恩（Kristen Wienandt），尤其是马查多博士，感谢他们的才华和对保留奈特博士绘图的宏伟风格和形象的承诺。我要感谢爱思唯尔的编辑——玛丽贝丝·蒂埃（Marybeth Thiel）和莉丝欧格·雷迪（Elyse O'Grady），感谢她们的专业、耐心和支持。最后，我要感谢我亲爱的妻子40多年来坚定地支持我在胃肠病学领域的努力，这一领域让我如此着迷且从未停止挑战自我。

詹姆斯·雷诺兹博士

（James C. Reynolds，MD）

（张伟硕 译 高春 校）

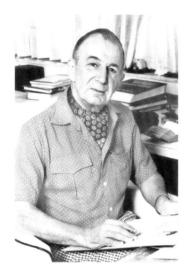

弗兰克·奈特博士
（Frank H. Netter, MD）

如果用新出版书籍的数量来反映某个医学主题受欢迎的程度，那么肝病主题书籍肯定名列前茅。在过去的2年中，有不少于8部关于肝和（或）胆道系统的著作出版。几年前，在医学图谱系列出版和发行10年之时，CIBA做了一项关于本系列图书重印再版价值的调查，收到的7000份答卷证明了肝、胆道和胰腺部分的主题很受欢迎。当时，中枢神经系统居于首位，肝的解剖学和病理学则紧随其后。根据多数人的意愿，CIBA于1953年出版了医学图谱系列的第1卷——神经系统。我们希望通过本分册对肝和胆道系统的解剖学和病理学进行图文并茂的描述。按照这套丛书的总体计划，每一分册都专注于讨论人体的某单一器官/系统（见第1分册前言），因此，我将产生和运输胆汁的器官及胰腺作为消化系统的第3分册。

如果像描述生殖系统那样，想要在一本书中提供整个消化系统的插图，不太切合实际。这样不仅意味着在上一分册出版后要等待很长时间才能出版新的分册，最终还会呈现出一本相当庞大、笨重和昂贵的巨著。因此，将消化系统分成三个部分，每个部分自成一册，包含140~160个专题，不仅能在尽可能短的周期内出版，而且能最好地遵循该丛书的编写宗旨。这些分册分别为上消化道、下消化道以及肝、胆道和胰腺分册。

尝试用铅笔、颜色和文字来解释肝的解剖和病理特征，并且字数需要被限制在一个相对较小的范围内，这给绘图者和写作者都带来了许多问题，这是我们在前几卷中从未遇到过的情况。肝结构的新概念、对肝和胰腺疾病发病机制的新见解、对脏器功能及其与形态特征的关系的新知识储存以及对疾病的精细鉴别使得我们必须要采用新形式和方法来进行清晰的二维视觉演示，同时，绘图者和写作者需要进行更多的会议讨论，采用更耗时的研究和更详尽的计划来展示所有重要的宏观和微观、病因和功能等方面的变化。尽管医学科学取得了惊人的进步，但仍存在许多问题，很多意见分歧有待未来的研究去解决。在本书的图解部分，有争议的问题或没有得到明确证实的主张都被回避了，但在极少数情况下，采用"问号"表示不被普遍接受的观点。在文本中，有问题之处或不确定之处已采用这样的方式明确说明。尽管如此，我们也知道，经过我们的写作专家精心拟定的各种陈述或意见很有可能在较短的时间内就需要加以修改。此类修订包含了对本书早期版本（1954年）中的一些图片和文本内容的更新。无论如何，我们已尽全力使本书在各个方面反映其即将出版时（1956年9月）该领域的最新知识。

正如在第2卷中讨论的生殖系统一样，我们面临的一个大问题是仍然受限于一些不易定义的"理想细节"，而我们在出版该系列的第1分册时，在有计划地描述本丛书的内容中，就包含了这样的信息。完整性并不是我们的目的，应该再次强调，就像既往出版的书籍一样，第3分册并不能也不是为了取代诸多可用的有关肝、肝外胆管和胰腺疾病的教科书和专著中的任何一本。如前所述："指导我们每一位写作专家和绘图者的原则是补充而不是取代医学图书馆中的标准参考书"。

关于肝和胆道，我们试图在上述范围内尽可能完整地涵盖基本的解剖、功能和病理特征，胰腺也是如此，除外胰腺的内分泌部分将在内分泌系统（垂体、甲状腺、甲状旁腺、肾上腺、胸腺和胰腺）进行详述。当然，将单个腺体的外分泌功能和内分泌功能明确分开是不可能的，因此，在本书及未来的卷册中将不可避免地出现一些重叠的展示。胰岛细胞肿瘤尽管明确与机体的激素状况有关，但必须与胰腺肿瘤的图谱一起讨论。

一些读者会发现某些解剖术语的不一致性。我们尽可能采用常用术语，这些术语几乎在所有情况下都与美国标准解剖学教科书中使用的描述性名称相同。另外，我们也试图将经典术语与新近调研结果以及国际命名委员会修订并被第六届国际解剖学家大会（1955年7月，巴黎）接受的新的《解剖学命名表》（Nomina Anatomica）相协调。《解剖学命名表》取代了第一个国际命名法，即1895年著名的《巴塞尔解剖学命名法》（Basle Nomina Anatomica）（BNA），它仅以拉丁语列出了解剖学术语，这些必须经过英语化以与本书中使用的英文名称相适应。在本书的编写过程中，召开了两次会议，专门指定的委员会讨论了肝的结构和疾病的命名。我们也接受了这些委员会建议的术语，只要它们得到委员会成员的一致推荐，并且可以阐明相应的解剖、病理或致病情况。

关于治疗的附注，我们坚持在大方向上尽将其最小化的原则。在特定的章（第XVI章）中介绍了诊断步骤和功能。所有专题的文字内容中都加入了大量的页码引用，并且索引的编排方式使本书的各个部分之间更容易关联。在文字部分使用斜体字并不是为了强调某些单词或术语，而是为了让读者意识到可以在随附的插图中找到这些特定项目。这种技术是在第2卷中有所创新的，似乎已经达到了设计的目的。

此外，我们添加了一项新功能，根

据第2卷的几位审稿人的建议，我们准备了绘图者需要的参考用书和期刊文章的目录，用作编辑工作的参考，同时，写作专家也认为这些书籍和文章特别有助于针对最新进展的评论和讨论。这个参考目录并不完整，但其唯一目的是为那些有兴趣深究某些新颖或复杂知识点的人提供便利，因为本书的文本部分篇幅有限，不得不以非常简洁的方式对这些知识点进行讨论。如果这份特别的参考目录还不够用，可以在"一般参考目录"下引用的专著中找到更多的书目细节。

任何语言都无法表达我们对每一位写作专家的感激之情。在这本书长达数月的创作过程中，他们表现出的坚定不移的精神以及他们无私的奉献使这本图谱集成为有教学价值的书籍。我们也因此十分兴奋与激动。如上所述，我们遇到了问题和障碍，尤其是有关肝的系列图片，这些都是出乎意料的，在前几卷的主题中也没有遇到过。波普尔博士（Dr.Popper）富有感染力的热情、不屈不挠的工作能力以及极具说服力的个性为我们应对困难和克服技术障碍带来了持续的动力。诚然，当我们因他在该领域的知名度而提出与他合作时，我们并没有意识到我们向他要的是什么，尤其是有如此之多的会议讨论、收集资料、草图和最终绘图的讨论以及最后不得不提的文本准备等，花费了他大量的时间。我们得益于他的知识，得益于他收集的幻灯片及重印本，得益于他对肝及其疾病的终身研究，得益于他作为教师和撰写专著《肝·结构与功能》(The Liver; Its Structure and Function) 的经验。幸运的是，在本书的图片绘制工作开始时，该书已进入撰写的最后阶段。波普尔博士出色的教学安排和极具启发性的演示对于揭示肝结构和病理学的内在复杂性起到了不可或缺的作用。

在准备与肝结构模式有关的专题（第XV章，专题7～10）时，我们非常荣幸能与汉斯·伊莱亚斯博士（Dr. Hans Elias）合作，他谨慎、巧妙的建议和建设性的意见至关重要。为了解决二维展示生化特征的问题，我们从J.de la Huerga博士那里得到了最有效的帮助和指导，他不仅慷慨大方地提供了大量时间，而且还为一些令人困扰的问题提供了许多独创的想法和实用的答案。在本书的其他部分，我们得到了小希利博士（Dr.J.E.Healey,Jr.）（第XV章，专题8-11）、希金森博士（Dr. J.Higginson）（第XVII章，专题16）和格罗斯曼博士（Dr.A.Grossman）（119～120页）的建议、评论与支持。在撰写第XV章、第XVI章和第XVII章的几个月中，沙夫纳博士（Dr. F.Schaffner）表现和保持了一贯且最积极的兴趣，慷慨地为我们提供了他的时间和经验。特里博士（Dr.R.M. Terry）指导了第XVI章专题11的撰写。我们由衷地感谢上述所有人员的帮助。

维克多·斯博罗夫博士（Dr.Victor M.Sborov）多年来致力于更好地了解肝疾病，我们衷心感谢他在准备三个与肝有关的临床主题时给予的关注和建议。遗憾的是，我们与他合作的时间相对较短，真诚希望在未来的书籍中我们将有机会从他充分科学和实际的指导中受益。

为了展示肝性脑病患者的面部表情和其他特征（第XVII章，专题11），我们有幸学习了由萨默斯基尔博士（Dr. W.H.J.Summerskill）（哈佛大学桑代克纪念医院）制作的、在夏洛克博士（Dr. S.Sherlock）（英国伦敦大学医学系）的照护和观察下的病人影像学资料。经由萨默斯基尔博士许可，怀特博士（Dr. L.W.White）（斯坦福医学院）非常乐意地将上述资料提供给我们使用。

在胆道疾病部分，我们与波普尔博士的前同事唐纳德·科佐尔博士（Dr. Donald D.Kozoll）进行合作。尽管繁忙的外科手术占用了他的时间，但我们发现他在任何情况下都愿意提供帮助，在选择主题方面为我们提供了建议，并对初步草图或最终图片提出了改进意见。

胰腺各部分的图片（除第15章专题23、专题24之外）是在该领域的知名专家奥斯卡·博丹斯基博士（Dr. Oscar Bodansky）和尤金·克利夫顿博士（Dr.Eugene E.Cliffton）的指导下的完成的。在我们的请求下，我们与奥斯卡·博丹斯基博士恢复了以前的友好关系，这让我们感到由衷的满足。他作为生物化学领域的教师和作家，坚持简单而有启发性的论述，避免所有推测性的概念，这为本书提供了一个很大的优势。同样，我们也尊重尤金·克利夫顿博士给予我们了解胰腺疾病的复杂性及其解剖背景的指导，在第XV章、第XIX章中出现的图片的可靠性归功于他对我们所知及不所知领域的令人信服的判断。他总是愿意为我们付出宝贵的时间，不遗余力地提供必要的材料。克利夫顿博士仔细挑选了展示的显微照片，并得到了埃利斯博士（Dr.J.Ellis）的有力支持。我们向两位先生表示诚挚的感谢。

如果没有作为助理编辑的奥本海姆夫人以及绘图者、写作者、编辑、雕刻师和印刷商之间的组织中心的不懈合作，第3分册的完成时间会更长。奈特博士的助理维拉·斯泰森夫人（Mrs. Vera Stetson）对这个项目做出了很大贡献，大大简化和加快了该项目。特别感谢汉斯·波普尔夫人（Mrs.Hans Popper），她自愿接手并以最短的时间为我们提供了她丈夫所写的96份描述性文本的打印稿。最后，我们感谢下述人员的共同努力，包括CIBA的工作人员卡斯特（A.W.Custer）和小费尔顿·戴维斯（Felton Davis, Jr.）先生、新泽西州巴茨维尔的文学写作顾问华莱士（Wallace）和安妮·克拉克（Anne Clark），以及 Embassy Photo Engraving 公司和 Colorpress 公司的工作人员。

弗兰克·奈特博士
（Frank H.Netter, MD）
奥本海默博士
（E. Oppenheimer, MD）

（王刚石　译校）

Julio C. Bai, MD
Chair of Gastroenterology
University of El Salvador
Hospital de Gastroenterología Dr. Carlos Bonorino
 Udaondo
Buenos Aires, Argentina

Brian P. Bosworth, MD
Associate Professor of Medicine
Director , Gastroenterology Fellowship Program
Weill Cornell Medical College
New York Presbyterian Hospital
New York, New York

Marcia Cruz–Correa, MD, PhD
Associate Professor of Medicine and Biochemistry
University of Puerto Rico
Director, Gastrointestinal Oncology Program
University of Puerto Rico Cancer Center
San Juan, Puerto Rico

Juan Andrés de Paula, MD
Chief of the Intestinal Diseases Section
Gastrointestinal Division
Hospital Italiano de Buenos Aires
Associate Professor of Medicine and Physiology
University Institute Hospital Italiano de Buenos
 Aires
Buenos Aires, Argentina

Janusz A. Jankowski, MD, PhD
Consultant Physician
University Hospitals of Coventry and Warwickshire
Honorary Professor
Warwick Medical School, University of Warwick
Coventry, United Kingdom

David Rubin, MD
Joseph B. Kirsner Professor of Medicine
Section Chief, Gastroenterology, Hepatology, and
 Nutrition
Co–Director, Digestive Diseases Center
University of Chicago Medicine and Duchossois
 Center
for Advanced Medicine
Chicago, Illinois

Peter D. Siersema, MD, PhD
Professor of Gastroenterology
Head, Department of Gastroenterology
and Hepatology
University Medical Center Utrecht
Utrecht, The Netherlands

原著者名单

主编

James C. Reynolds, MD
June F. Klinghoffer Distinguished Professor and
　Chair
Department of Medicine
Drexel University College of Medicine
Philadelphia, Pennsylvania

副主编

Peter J. Ward, PhD
Associate Professor of Anatomy
Department of Biomedical Sciences
West Virginia School of Osteopathic Medicine
Lewisburg, West Virginia
Plates 1–1–1–18, Plates 2–1–2–4, Plates 3–1–3–8

主编助理

John A. Martin, M.D., FASGE
Associate Professor and Senior Associate Consultant
Division of Gastroenterology and Hepatology
Mayo Clinic
Rochester, Minnesota;
Adjunct Associate Professor of Medicine and Surgery
Northwestern University Feinberg School of
　Medicine
Chicago, Illinois
Plates 2–5–2–29

Grace L. Su, MD
Professor of Medicine and Surgery
University of Michigan Medical School
Chief of Gastroenterology and Associate Chief
　of Medicine
VA Ann Arbor Healthcare System
Ann Arbor, Michigan
*Plates 1–19–1–23, 1–25–1–29, 1–31–1–41,
　1–58–1–60, 1–67–1–72, 1–77–1–84*

David C. Whitcomb, MD, PhD
Professor of Medicine
Cell Biology & Physiology and Human Genetics,
Chief, Division of Gastroenterology, Hepatology
　and Nutrition,
University of Pittsburgh
Pittsburgh, Pennsylvania
Plates 3–9–3–20

著者

Henry D. Appelman, MD
M.R. Abell Professor of Surgical Pathology
Department of Pathology
University of Michigan
Ann Arbor, Michigan
Plate 1–75 (imaging)

Darwin L. Conwell, MD, MS
Division Director
Division of Gastroenterology, Hepatology,
　and Nutrition
The Ohio State University
Wexner Medical Center
Columbus, Ohio
Plate 3–12

Timothy L. Frankel, MD
Assistant Professor
Department of Surgery
University of Michigan
Staff Physician
VA Ann Arbor Healthcare System
Ann Arbor, Michigan
Plates 1–91–1–100

Lisa M. Glass, MD
Clinical Lecturer
University of Michigan Health System
Staff Physician
Department of Internal Medicine
Gastroenterology Section
VA Ann Arbor Healthcare System
Ann Arbor, Michigan
Plates 1–30, 1–53–1–57, 1–73–1–76, 1–85–1–90

Hellan K. Kwon, M D
Assistant Professor of Medicine
Division of Gastroenterology
Department of Internal Medicine
University of Michigan Health System
Ann Arbor, Michigan
Plates 1–24, 1–25, 1–29, 1–42–1–52, 1–61–1–66

Aatur Singhi, MD, PhD
Assistant Professor
The University of Pittsburgh Medical Center
Department of Pathology
Pittsburgh, Pennsylvania
Plate 3–17–3–20

Jonathon Willatt, MBChB
Assistant Professor
Body Imaging and Interventional Radiology
University of Michigan
Ann Arbor, Michigan
Plates 1–85, 1–86, 1–87 (imaging)

总目录

第3分册目录

第 1 章

肝

肝的发育

前肠是腹腔肠管的第一段，通过腹侧/前肠系膜附着于前壁并通过背侧/后肠系膜附着于后壁，后者由背主动脉经腹腔动脉干进行供血。自前肠延伸出背侧和腹侧两个盲囊。在胚胎第3周，肝从沿前肠分布的内胚层细胞发育而来，当其伸入腹侧肠系膜形成肝盲囊时，背胰芽伸入背侧肠系膜。肝盲囊的上皮细胞增生，并优先延伸入胚胎横膈，把心包腔从发育中的腹膜腔分离出来。成熟肝的细胞包括起源于肝盲囊的细胞（肝细胞）和起源于横膈的细胞（库普弗细胞和成纤维细胞）。当肝盲囊扩张并长入横膈，其与前肠狭窄连接部形成胆管，胆管可将胆汁从肝运输入十二指肠。

大约发育至第30天，从胆管向下发出内胚层的下一个分支，该盲囊发育成胆囊，胆囊与胆管的连接部形成胆囊管。紧邻发育中胆囊的是从胆管延伸而来的另一个盲囊，即腹胰芽。两个胰芽将融合形成成熟的胰腺，胆囊附着于肝的下方。

腹侧肠系膜包括来自胚胎横膈的结缔组织，将前腹壁和肝，以及肝和胃连接起来。腹侧肠系膜的这一部分变薄，分别形成镰状韧带和小网膜。当胚胎横膈变薄形成横膈的中央区域时，它在肝表面留下一层间皮细胞。肝的上表面与横膈直接接触，其覆盖的间皮细胞（也称为肝的脏腹膜）可从肝延伸生长到横膈的下表面。肝上表面没有被覆间皮细胞的区域即形成肝裸区。

当胃旋转并向左移动时，肝变大，并充满右上腹。镰状韧带将肝固定于前腹壁；在胚胎和胎儿期，镰状韧带内含脐静脉，脐静脉把含氧的血液自胎盘经肝输送至发育中的心脏。小网膜连接肝和发育中的胃及十二指肠；可分为肝胃韧带和肝十二指肠韧带。肝十二指肠韧带内含胆总管、肝门静脉和肝固有动脉。

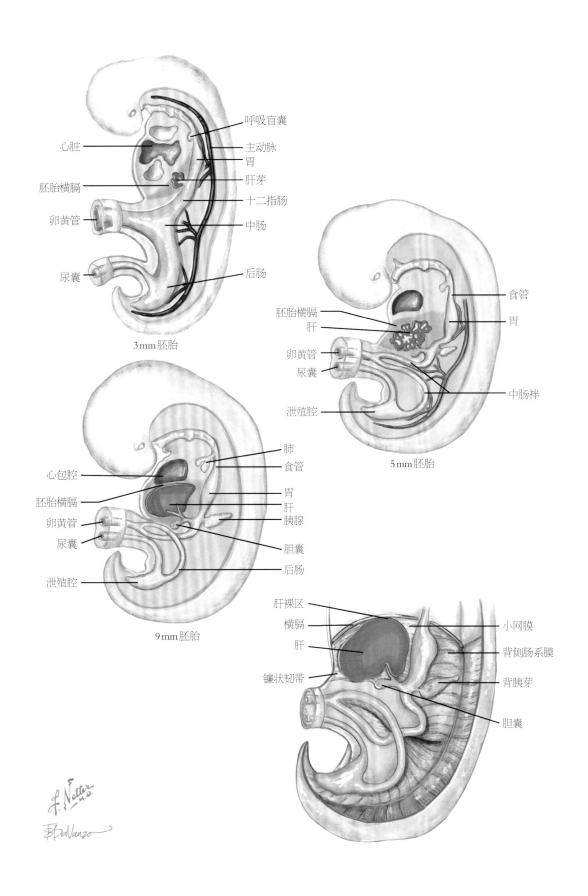

心脏
胚胎横膈
卵黄管
尿囊

呼吸盲囊
主动脉
胃
肝芽
十二指肠
中肠
后肠

3mm 胚胎

胚胎横膈
肝
卵黄管
尿囊
泄殖腔

食管
胃
中肠袢

5mm 胚胎

心包腔
胚胎横膈
卵黄管
尿囊
泄殖腔

肺
食管
胃
肝
胰腺
胆囊
后肠

9mm 胚胎

肝裸区
横膈
肝
镰状韧带

小网膜
背侧肠系膜
背胰芽
胆囊

肝及其静脉系统的发育

前肠分支发育而来的肝盲囊与卵黄静脉关系密切，卵黄静脉位于前肠腹侧，对应于未来十二指肠的部位。发育成肝的内胚层细胞围绕卵黄静脉分支形成的血管丛。早期阶段，右侧和左侧卵黄静脉灌注血液至肝内血管丛，即肝血窦。肝血窦内的血液通过一对静脉离开发育中的肝，进入心脏的静脉窦，与来自胎盘和总主静脉的右侧及左侧脐静脉伴行。接着，右侧和左侧卵黄静脉相互吻合：第一次在肝内吻合，第二次在肝外吻合，围绕

在十二指肠的背侧和腹侧，形成血管环。血管环的一部分会作为卵黄静脉的远端消失，然后卵黄囊退化。静脉干的其余部分位于十二指肠后，成为门静脉；位于十二指肠前的静脉发育成肠系膜上静脉，与脾静脉汇合。从肝引流至静脉窦的静脉形成肝静脉，其余的静脉出现萎缩，这样左半肝的血液流入右卵黄静脉。脐静脉最先经总主静脉注入静脉窦，它们形成具有双向血窦的吻合丛。

随着进一步的发育，脐静脉失去与总主静脉的联系，最终右脐静脉的其余部分萎缩，只剩下左脐静脉把血

液从胎盘输送至发育中的胎儿。从胎盘来的静脉血暂时经肝到达右卵黄静脉。最终，大静脉干（静脉导管）形成，并从肝静脉窦分离出来，绕过大部分的肝实质，把含氧的血液输送到右心房。此阶段，大约一半的脐静脉血液流经导管，其余的流经肝。

当肝发育突入腹腔时，它仍然通过肝裸区与横膈相接触，与胚胎横膈相连的部分形成冠状韧带。同时，脐静脉从脐部流经到肝，被镰状韧带包裹。产后循环建立后，不再有血液流经脐静脉，脐静脉成为纤维性的圆韧带，仍位于镰状韧带内。

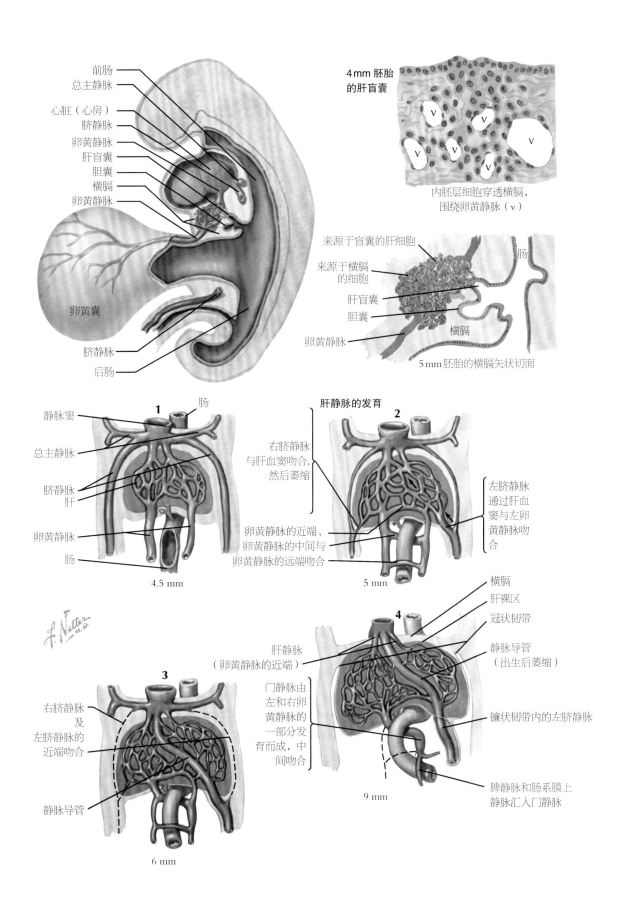

4 mm 胚胎的肝盲囊

内胚层细胞穿透横膈，围绕卵黄静脉（v）

前肠
总主静脉
心脏（心房）
脐静脉
卵黄静脉
肝盲囊
胆囊
横膈
卵黄静脉
卵黄囊
脐静脉
后肠

来源于盲囊的肝细胞
来源于横膈的细胞
肝盲囊
胆囊
肠
卵黄静脉
横膈

5 mm 胚胎的横膈矢状切面

1
静脉窦
肠
总主静脉
脐静脉
肝
卵黄静脉
肠
4.5 mm

肝静脉的发育

2
右脐静脉与肝血窦吻合，然后萎缩
左脐静脉通过肝血窦与左卵黄静脉吻合
卵黄静脉的近端、卵黄静脉的中间与卵黄静脉的远端吻合
5 mm

3
右脐静脉及左脐静脉的近端吻合
静脉导管
6 mm

肝静脉（卵黄静脉的近端）
门静脉由左和右卵黄静脉的一部分发育而成，中间吻合

4
横膈
肝裸区
冠状韧带
静脉导管（出生后萎缩）
镰状韧带内的左脐静脉
脾静脉和肠系膜上静脉汇入门静脉
9 mm

出生前和出生后的循环

在子宫内时，胎儿的血液从胎盘母体血液中获取氧和营养。除了在卵黄囊和卵黄静脉仍有功能时的早期阶段外，脐带为胎儿提供血液。当卵黄静脉出现变化，脐静脉与肝血窦相互吻合，以至于有一个阶段（胎儿 6 mm 长时），脐静脉所有的血液流经原始肝血窦。与此同时，右脐静脉和左脐静脉的近端出现萎缩，接着左脐静脉的远端增大，并沿着肝中的通道——静脉导管倾斜着穿过肝。这一静脉导管是由早期肝血窦状隙重新排列形成的。随着肝叶发育，静脉导管逐渐移向肝外，并与下腔静脉汇合，在此处，少量从胎儿尾部来的去氧静脉血与来自静脉导管的富氧血混合。混合血进入右心房冲击房间隔（继发隔），直接通过卵圆孔进入左心房，卵圆孔保持开放。在左心房，血液与少量来自肺静脉的非氧合血混合，进入左心室，接着进入升主动脉，在此混合血灌注冠状动脉、颈动脉和锁骨下动脉。少量来自下腔静脉和上腔静脉的右心房血液进入右心室，然后进入肺动脉干，为肺供血。由于肺的空气通道充满羊水，肺组织有很高的阻力，来自肺动脉干的血液实际上只有很少进入肺动脉和肺组织。肺动脉干的大部分血液经未闭的动脉导管分流到降主动脉，与左心室排出的血液混合。这样，内脏和下肢接受混合氧合的血液，对氧更敏感的心脏和脑等脏器直接接受来自左心室的高氧含量血液。

出生后，胎盘血流停止，新生儿开始呼吸，血液中的氧含量显著升高。这些改变导致静脉导管和动脉导管闭合。这些通道管腔闭合后形成纤维索，分别成为圆韧带和动脉韧带。圆韧带止于脐上缘，与两侧脐韧带紧邻，内含残余的脐动脉，于内腹壁向髂内动脉延伸。在胚胎和胎儿期，两条脐动脉把去氧血从母体经脐带输送到胎盘。随着静脉导管的闭合，氧合血不再到达下腔静脉，出生后的肝只有通过肝动脉才能获得富氧血液。随着第一次呼吸，肺血管树的阻力消失，这种压力下降会立即促使血液流经肺动脉和静脉，进入左心房。卵圆孔瓣膜关闭，因此血液不再从右向左分流。75%的新生儿卵圆孔在出生后1年内闭合。卵圆窝是卵圆孔的位置标记。其余25%的婴儿左右心房之间可能保留倾斜的通道，这在解剖学上可以得到证实，只有很罕见的病例可允许含氧血和去氧血的混合。出生后3个月内，动脉韧带不再通畅，但有时动脉韧带可能存在，允许血液混合。

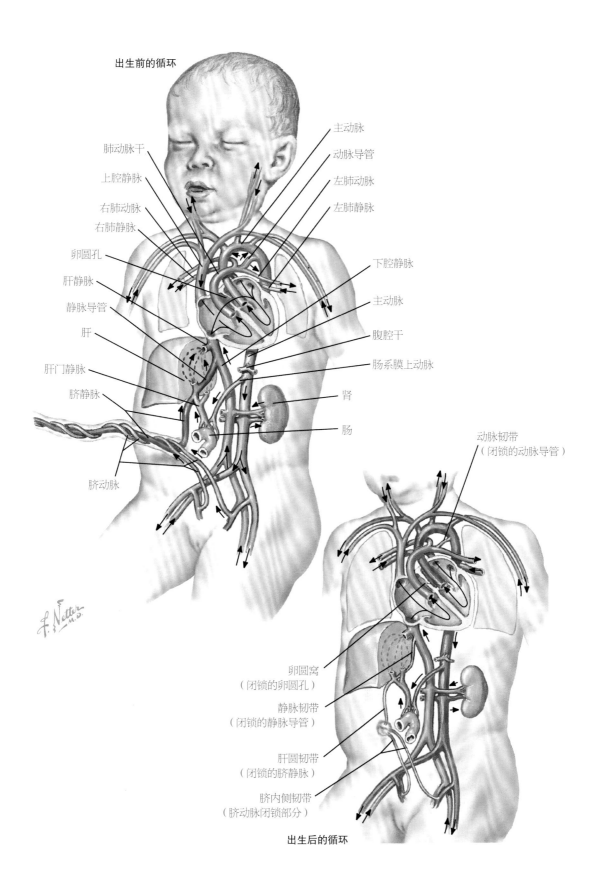

出生前的循环

肺动脉干
上腔静脉
右肺动脉
右肺静脉
卵圆孔
肝静脉
静脉导管
肝
肝门静脉
脐静脉
脐动脉

主动脉
动脉导管
左肺动脉
左肺静脉
下腔静脉
主动脉
腹腔干
肠系膜上动脉
肾
肠

动脉韧带
（闭锁的动脉导管）

卵圆窝
（闭锁的卵圆孔）
静脉韧带
（闭锁的静脉导管）
肝圆韧带
（闭锁的脐静脉）
脐内侧韧带
（脐动脉闭锁部分）

出生后的循环

肝的外观

肝位于右上腹腔。在腹腔九分区中，肝位于右季肋区和上腹区的大部分。肝左叶延伸，会不同程度进入左季肋区。肝是人体最大的器官，在成人男性重1400～1600g，在成人女性重1200～1400g。正常情况下，健康人体延伸至胸廓下的肝边缘是光滑的，手指触摸阻力小。肝向下位移、增大、变硬和结节形成或囊性变都可以通过触诊发现。通过叩诊，可以确定肺组织覆盖肝的上部分，肝则覆盖肠和胃。

当进行肝活检时，肝在人体表面的投影就显得更加重要了。投影情况随着人体体位的变化而改变，也和人体结构特别是胸腔的构造有关。肝的位置紧邻横膈，肝右叶上极投影于第4肋间隙或第5肋水平，最高点是靠近身体侧线的乳头下方1cm。肝左叶上限投影至第6肋上缘。左肝尖紧邻横膈。

肋骨覆盖肝右叶的大部分，前表面的小部分接触前腹壁。当一个人直立时，肝向下延伸至右腋中线的第10或11肋。这时，胸膜投影下降至第10肋，右肺表面大部分投影降至第8肋。肝下缘于右侧肋弓线大约位于幽门水平（幽门线）。在上腹部，肝没有被胸廓覆盖，且延伸至中线剑突下大约3指宽。左叶的一部分又有肋骨覆盖。

右半肝的上1/3叩诊是浊音，因为此区域有横膈、胸膜和肺覆盖在肝上。中间部分由于肝的显露叩诊为实音。同样的，下1/3肝通常叩诊实音，除了有时叩在充满气体的肠管而呈鼓音。浊音和实音的边界随着呼吸而移动，随着肝体积增大或位移而改变，也受一些胸腔病变的影响，比如能引起胸腔脏器叩诊音改变的病变。

卧位时，肝的投影略上移，叩诊实音区略扩大。最好于卧位叩诊，得到的实音区范围可以为确定脏器的大小提供信息。

在某些疾病中，肝的投影会改变，如肿瘤侵及、肝硬化或梅毒性分叶肝，也随着脏器位移而改变，或者常因为胸腔状态推挤肝下移。膈下脓肿，根据位置和大小不同，也会引起肝下移。腹水、结肠过度扩张或腹部肿瘤会推挤肝向上移，腹膜后肿瘤会导致肝向前移。脊柱后侧凸畸形或桶状胸也会改变肝位置。有时肝位置异常（肝下垂）会导致异常的触诊表现。

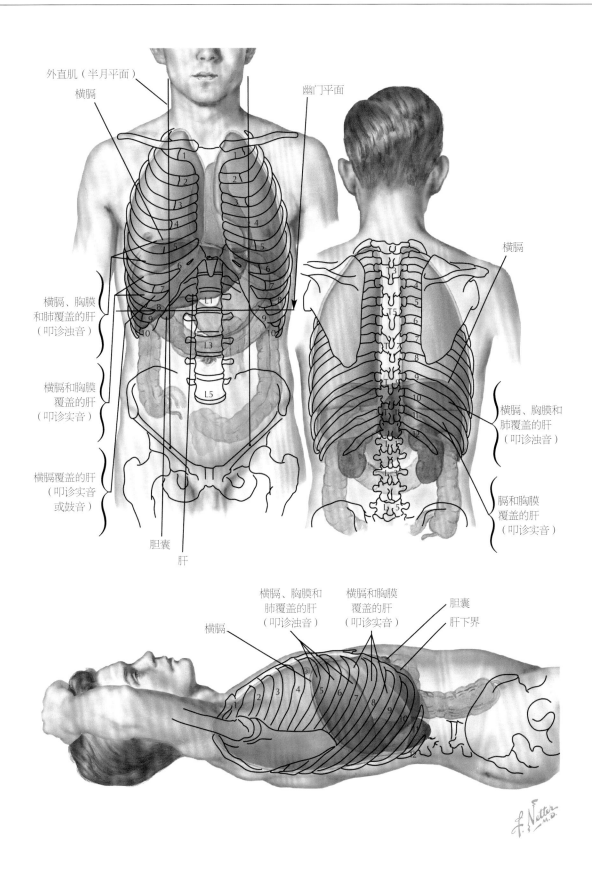

外直肌（半月平面）

横膈

幽门平面

横膈、胸膜
和肺覆盖的肝
（叩诊浊音）

横膈和胸膜
覆盖的肝
（叩诊实音）

横膈覆盖的肝
（叩诊实音
或鼓音）

胆囊

肝

横膈

横膈、胸膜和
肺覆盖的肝
（叩诊浊音）

膈和胸膜
覆盖的肝
（叩诊实音）

横膈、胸膜和
肺覆盖的肝
（叩诊浊音）

横膈和胸膜
覆盖的肝
（叩诊实音）

胆囊

肝下界

横膈

肝表面和肝床

肝是一个楔形大脏器，位于横膈下和腹腔脏器上方。膈面被分为上部（包括心脏压迹）、前部（跨过横膈延伸至前腹壁）、右部和后部（由冠状韧带与横膈相连）。前面和脏面的交界是下缘。肝的硬度、边缘锐利度、表面光滑度和随着呼吸移动的情况可以提供临床信息。剖腹探查时，下缘和前侧缘首先暴露，然而，这些肝表面没有明显的界限。

肝表面被覆腹膜，除了胆囊床、肝门（肝总管、肝动脉、门静脉、淋巴管和神经的进入点）、下腔静脉周围和下腔静脉右侧的一个区域（即肝裸区）之外，后者与右肾上腺（肾上腺压迹）和右肾（肾压迹）相接。从前腹壁和横膈到脏器的腹膜反折形成肝的各个韧带，与腹内压一起协助固定肝。膈腹膜反折是冠状韧带，如果把肝从横膈拉开，冠状韧带的上层就会暴露出来。冠状韧带的右侧游离侧缘形成右三角韧带，而左三角韧带包绕并融合在左肝尖，形成肝纤维附件。冠状韧带的上层和下层之间的空隙充满了疏松结缔组织。右侧冠状韧带下层嵌入点的下方，肝肾间隙向后延伸至肝，向前延伸至右肾。

镰状韧带起自冠状韧带的中部，从肝延伸至前腹壁。腹膜双层结构包含圆韧带（脐静脉闭塞残留），其在肝的插入部把脏器分为右叶和左叶。

镰状韧带穿过肝下缘时延续为圆韧带，之后进入肝脏面的一个裂隙。然后，圆韧带的裂隙把肝方叶和肝左叶分割开。跨过肝门，向上延续为静脉韧带裂（闭塞的胎儿静脉导管）。这两个裂隙可以被认为是肝脏面特征性H形的左支。右支由胆囊窝和下腔静脉沟形成。血管和胆管进出肝处的肝门作为水平支。肝方叶位于胆囊和脐静脉裂之间，与幽门和十二指肠上（第一）段紧邻（十二指肠压迹）。肝尾状叶位于肝门上方，在静脉韧带裂和下腔静脉之间，此肝叶的投影即为乳头突。肝邻近脏器产生其他压迹：结肠和右肾压迹、左叶的食管和胃压迹。肝的上表面紧邻横膈，形成肝穹窿。

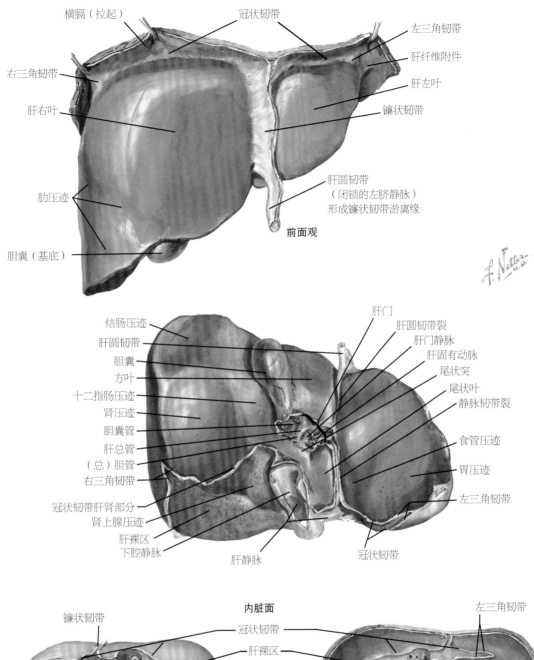

横膈（拉起）　　冠状韧带　　左三角韧带

右三角韧带　　肝纤维附件

肝右叶　　肝左叶

镰状韧带

肝圆韧带
（闭锁的左脐静脉）
形成镰状韧带游离缘

肋压迹

胆囊（基底）

前面观

结肠压迹　　肝门
肝圆韧带　　肝圆韧带裂
胆囊　　肝门静脉
方叶　　肝固有动脉
十二指肠压迹　　尾状突
肾压迹　　尾状叶
胆囊管　　静脉韧带裂
肝总管
（总）胆管　　食管压迹
右三角韧带　　胃压迹
冠状韧带肝肾部分
肾上腺压迹　　左三角韧带
肝裸区
下腔静脉　　肝静脉　　冠状韧带

内脏面

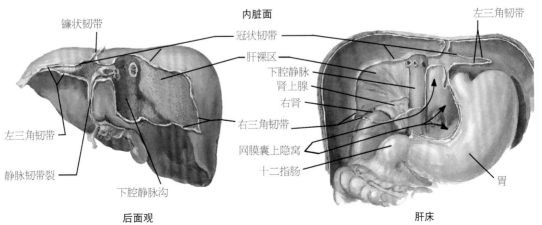

镰状韧带　　冠状韧带　　左三角韧带

肝裸区
下腔静脉
肾上腺
右肾
右三角韧带

左三角韧带

静脉韧带裂

下腔静脉沟

网膜囊上隐窝

十二指肠

胃

后面观　　肝床

小网膜、肝形态变异

当肝的下缘被提起时，可暴露出小网膜。这是一个从十二指肠第一段和胃小弯延伸到肝的腹膜反折，进入静脉韧带裂隙，与肝门相连续。这一分层可以被分离，以适应起于肝且止于肝的结构。小网膜右侧游离缘是增厚的肝十二指肠韧带。它形成网膜囊的入口——网膜孔（Winslow孔）的前边界。这个网膜孔的后壁是由下腔静脉和肝尾状叶构成的。紧邻小网膜右边缘的是胆总管，它分为胆囊管和肝总管。左边是肝动脉，它们的后方是门静脉。肝的神经及淋巴管系统伴行。肝门的前下边界为肝方叶，后上边界为肝尾状叶。在肝门的右边，

肝总管分支为右侧和左侧肝管并进入肝。在肝门的左边，肝动脉于胆管分叉的后方进入肝。门静脉分叉于胆管和动脉分支的后方进入肝。

肝的外形有一定的变异。它具有很强的再生能力，即肝组织的可塑性，赋予肝很大的变形性，部分取决于邻近脏器的外压，部分取决于疾病进展或血管改变。左叶大大缩小可由右叶增大来代偿，表现为非常明显且深的肋痕。偶尔也有左叶完全萎缩，被膜增厚起皱，显微镜检查见显著的门脉三联管，它们之间几乎没有肝小叶实质。这些病例大部分证实有血管异常，如左肝管扩张或胆管梗阻引起门静脉左分支管腔部分梗阻。这个病变是局灶营养缺乏的结果，特别最

开始是左叶的营养不良。在其他情况下，与器官的横向位置有关，左叶过大。从病史上溯源，肝的变形有时是由于紧身衣或紧身腰带和背带所致。这些物理压力可能导致肝变扁变长，上膈面下降，有时伴右叶异常舌状延伸。在一些情况下，紧身衣肝移位，肾压迹更加明显。临床症状（消化不良、胆结石、黄疸）都归因于紧身衣肝，但是，除临床触诊的异常外，这种情况是否导致临床症状还存在疑问。肝的压迹通常是由肋骨、横膈的插入及肋弓引起的。脊柱侧后凸畸形时，肋骨的压迹会更加明显。肝凸面的平行矢状沟被称为膈肌沟。所描述的这些变形没有一个被认为具有功能性意义。

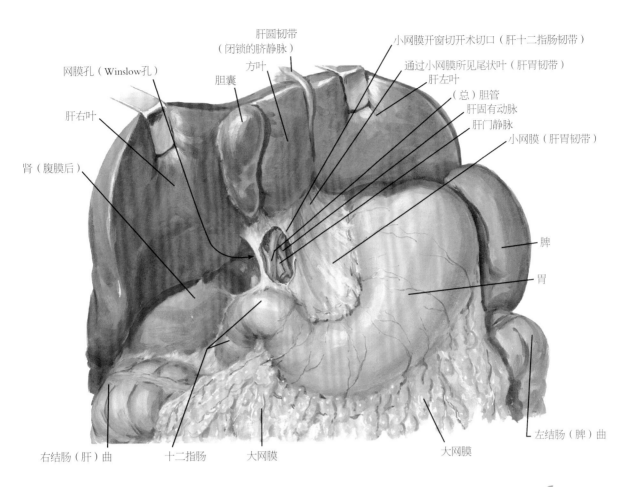

网膜孔（Winslow孔）

肝右叶

肾（腹膜后）

肝圆韧带
（闭锁的脐静脉）

方叶

胆囊

小网膜开窗切开术切口（肝十二指肠韧带）

通过小网膜所见尾状叶（肝胃韧带）

肝左叶

（总）胆管

肝固有动脉

肝门静脉

小网膜（肝胃韧带）

脾

胃

左结肠（脾）曲

右结肠（肝）曲

十二指肠

大网膜

大网膜

肝的变异形式

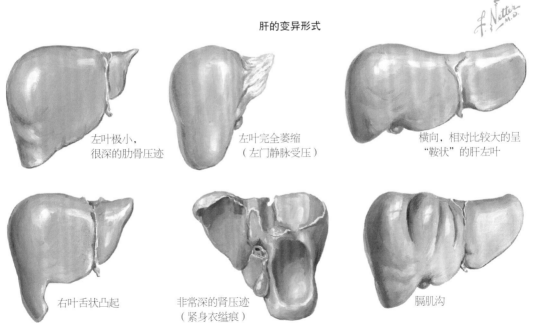

左叶极小，
很深的肋骨压迹

左叶完全萎缩
（左门静脉受压）

横向，相对比较大的呈
"鞍状"的肝左叶

右叶舌状凸起

非常深的肾压迹
（紧身衣缢痕）

膈肌沟

肝细胞的基本成分

肝细胞是构成肝实质的细胞。肝细胞的细胞质通常含有多种颗粒，这些颗粒可以通过免疫组化的方法可视化。中性脂肪以脂滴的形式存在，这些脂滴在冰冻切片中用脂肪染色法可染色，但在组织学技术中常规使用有机溶剂后，脂肪被溶解后出现空泡。正常肝细胞内的脂滴或空泡的直径不超过4 μm。它们通常排列在细胞的游离缘，就像一串珍珠。脂滴的增大是由于从肠道或周围组织转运脂肪到肝，或者是肝内脂肪的形成和分解代谢不平衡引起的。脂肪代谢的不平衡可以是局灶性的，主要是由于血液紊乱和局部缺氧引起的，也可以是弥漫性的。脂滴逐渐变大，直到肝细胞质中布满大小不同的脂滴，然而，细胞核仍然留在中间。随后，脂滴合并，一个大脂滴将细胞核推到一边。最

终，大量相邻的肝细胞融合形成脂肪囊肿，其中的脂肪实际上是细胞外的，而余下的几个细胞沿囊肿排列。

如果糖原预先被酒精固定沉淀，在经Best胭脂红或过碘酸-希夫试剂染色后，胞质内会出现细小红色颗粒。在常规固定和染色切片或正常肝活检标本中，溶解的糖原产生细小的、颗粒状、空泡样外观。在任何一种严重的疾病，特别是在濒死期，糖原含量明显减少，因此通常在尸检标本中仅有少许糖原残余。肝细胞的糖原含量是肝功能状态的一个重要指标。肝细胞的线粒体可以被健那绿等试剂染色，在小叶中央呈球形，在小叶周边呈棒状。肝细胞和所有体细胞一样，含有磷脂和大量的酶系。

肝星状窦巨噬细胞（库普弗细胞）在不同活性阶段以不同形状存在于正常肝中，主要起吞噬作用。其中一些

细胞是扁平的，类似于其他器官的内皮细胞。另一些细胞则含有大量的细胞质，内有多种内含物，这不一定是疾病表现。这些内容物包括细菌、色素、红细胞和脂肪滴。在各种病理情况下，细胞的吞噬作用增强，静息内皮样星状窦巨噬细胞可迅速变成大吞噬细胞。这些细胞通常沿肝血窦排列，在那里它们可以与入侵的病原体或碎片相互作用。

在肝血窦内也可见肝星状细胞（Ito细胞，即贮脂细胞），其在正常肝代谢中发挥着独特的作用。它们将维生素A储存在脂质内含物中，并在需要时释放。当肝受损时，肝星状细胞在维生素A代谢中的作用停止并分化成与肌成纤维细胞类似或相同的细胞。随之它们释放Ⅰ型和Ⅱ型胶原，以修复肝间质和实质损伤，通过改变肝间质参与肝硬化的发展进程。

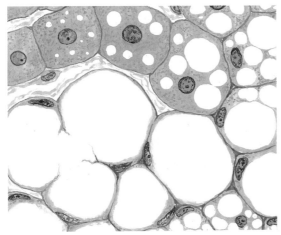

肝细胞中存在不同程度的脂肪沉积，从细脂滴（A）到
大脂肪囊肿（B）不等

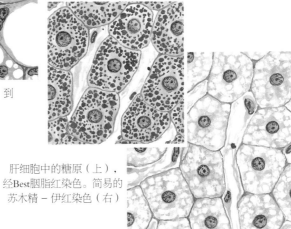

肝细胞中的糖原（上），
经Best胭脂红染色。简易的
苏木精－伊红染色（右）

肝细胞中线粒体的形态学差异反映了其功能
活性差异（健那绿染色）

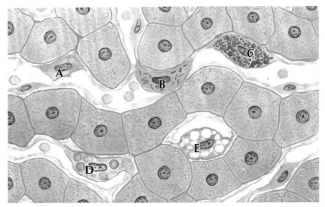

不同时期的肝 Kupffer 细胞：（A）检测期；（B）吞噬细菌；（C）吞
噬色素；（D）吞噬红细胞；（E）吞噬脂滴

肝内结构

肝细胞排列

肝是一个极其复杂的器官，有多种生理学功能。它接受来自肝门静脉的血液，其携带营养物质和其他需要修饰代谢的物质。肝将自身产生的血清蛋白释放到血液中，以维持体内的平衡。它储存维生素A、维生素D、维生素K，以及铁元素，在机体需要时释放到血液中。肝也以来自脾的胆红素为原料合成胆汁，并将其通过胆管分泌到十二指肠降部。肝的显微外观使我们对这些生理过程是如何完成的有进一步的了解。肝由纤维膜（Glisson鞘）覆盖，纤维膜表面再覆盖脏腹膜，而肝裸区无腹膜覆盖。结缔组织将肝间隔分成不同的区段；这部分内容会在肝的血供关系部分详述。尽管肝的其他细胞在保证肝细胞正常工作中起到重要作用，但肝实质几乎完全由肝细胞构成。

门脉三联管指三种走行一致的结构，即门静脉、肝动脉、胆管。它们从肝门进入肝再细分为更小的血管和胆管，但始终伴行。有研究显示，淋巴管也与门脉三联管伴行。门静脉和肝动脉将血液注入肝内的大血管即肝血窦。这些血窦的上皮和基底层是不连续的，血浆可以从这些窦状毛细血管中流出。

肝显微结构的经典表现为跨过血窦相邻的肝细胞形成肝索。这些肝索以不规则的、弯曲的、角状的方式延伸到整个肝。肝血窦内排列着不连续的上皮细胞，细胞本身不仅具有大的窗口（膜孔），而且相邻细胞之间也有很大的缝隙。肝血窦内皮层由单层鳞状上皮细胞、许多肝星状窦巨噬细胞（Kupffer细胞）和零星的肝星状细胞（Ito细胞）组成。窦周隙为肝血窦内皮与肝细胞之间的狭窄间隙，肝细胞的微绒毛伸入窦周隙，从血浆中获取物质。

血窦不同于身体其他部位的毛细血管，因为Kupffer细胞的功能特殊，它的体积可增大，其细胞膜对大分子物质的通透性较高，尤其是蛋白质。血窦的大窗孔使得肝细胞和血窦之间更好地交换大分子化合物。不同大小的营养物质和废物的交换发生在窦周隙，即在肝血窦内皮层与肝细胞的间隙进行。窦周隙是肝的淋巴液生成处。在窦周隙中，液体流向肝门，进入门脉三联管周围的肝细胞与结缔组织之间的区域。随后汇合流入淋巴管中，与门脉三联管伴行，引流至腹腔淋巴结。

富氧血经肝动脉进入肝血窦，并与门静脉带来的去氧血混合。因此，一旦血液进入血窦，即使暴露于血液中的肝细胞也不能得到氧合充分的血液。血窦内的红细胞和血浆汇入中央静脉。靠近中央静脉的肝细胞接受氧合较差的血液。不同于门脉三联管，中央静脉没有伴行的结构。

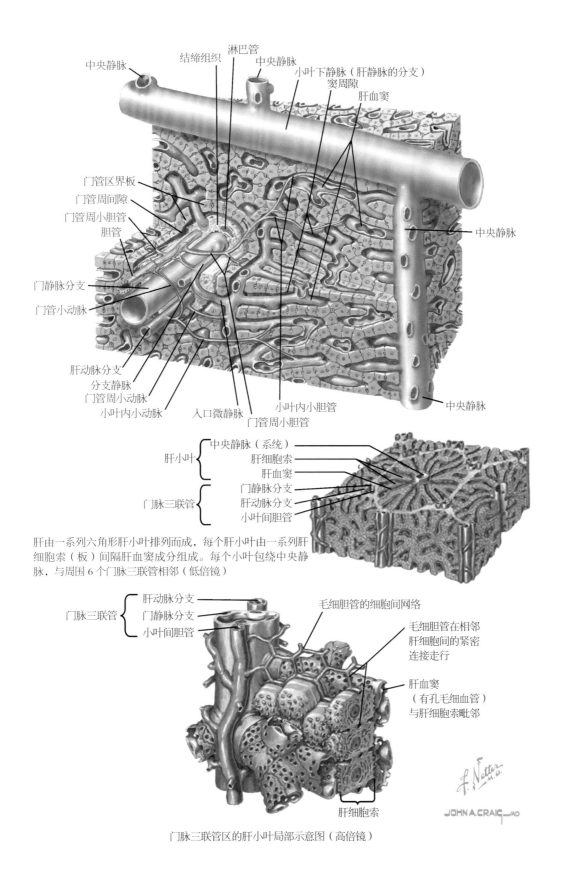

中央静脉　结缔组织　淋巴管　中央静脉　小叶下静脉（肝静脉的分支）　窦周隙　肝血窦

门管区界板　门管周间隙　门管周小胆管　胆管　门静脉分支　门管小动脉

中央静脉　中央静脉

肝动脉分支　分支静脉　门管周小动脉　小叶内小动脉　入口微静脉　门管周小胆管　小叶内小胆管

中央静脉（系统）　肝细胞索　肝血窦　门静脉分支　肝动脉分支　小叶间胆管

肝小叶　门脉三联管

肝由一系列六角形肝小叶排列而成，每个肝小叶由一系列肝细胞索（板）间隔肝血窦成分组成。每个小叶包绕中央静脉，与周围 6 个门脉三联管相邻（低倍镜）

门脉三联管　肝动脉分支　门静脉分支　小叶间胆管

毛细胆管的细胞间网络

毛细胆管在相邻肝细胞间的紧密连接走行

肝血窦（有孔毛细血管）与肝细胞索毗邻

肝细胞索

门脉三联管区的肝小叶局部示意图（高倍镜）

肝内结构（续）

肝小叶

在门脉三联管区和中央静脉的分支之间，肝实质由网状纤维（Ⅲ型胶原蛋白）的精细骨架环绕，反过来纤维结构又固定在门脉三联管区上。这种纤维网络以向心方式朝向中央静脉。这种特征性结构即经典的肝小叶。肝小叶的显微外观大致为四边形或六边形结构，中心有一条中央静脉，每个角都有门脉三联管区。血液从门脉三联管通过肝血窦流向中心静脉，通过肝小叶的结构更容易理解这一概念性的描述。门脉三联管存在于每个肝小叶的外围，将血液注入肝小叶中。人的相邻肝小叶之间没有明显的界限。在异常情况下（例如，小叶周边纤维化），可以看见明显的肝小叶分界。猪的肝小叶结构有较厚的结缔组织间隔，这样肝小叶很容易区分。虽然人类有相同的结构，但肝小叶并不是如此整齐地划分的。肝小叶只是一种肝显微结构的组成方式。

门管小叶是以门脉三联管区为中心的三角形（或四边形）结构，边缘有3条（或更多）的中央静脉。肝细胞产生的胆汁流向每个门脉三联管内的胆管，通过门管小叶的结构更容易理解这一概念性的描述。这一结构强调了肝的分泌活性，在明确胆管系统梗阻的病理改变时尤其有用。

另一种观察肝实质的方法是利用"肝腺泡"进行描述，其形状像美式足球或扁豆，中央静脉在每个长轴的末端，门脉三联管在每个短轴的末端。这种结构在研究缺血和其他病理过程对肝细胞的影响时特别有用。靠近门脉三联管的肝细胞接受最富氧的血液，而最靠近中心静脉的肝细胞则接受氧合最差的血液。肝小叶中央的细胞和门管小叶周围的细胞则靠近中央静脉。

肝内胆管系统

胆汁是由肝细胞产生的，但并不释放到窦周隙。胆管系统起源于肝细胞表面的细微毛细胆管，毛细胆管面与血窦面相对。通过注射分泌到胆汁的染料可以证明毛细胆管的存在。使用荧光染料大大增加毛细胆管的可视性，在重要的微观研究或组织切片中，注射荧光素后不久，可在紫外线下看到明亮的黄绿色荧光。这种情况下，经常观察到有时具有空泡形状的憩室，经动物实验证实，憩室的存在意味着细胞缺氧或其他病理变化所引起的形态学改变。因此，假设毛细胆管具有较直的内衬，在相邻的肝细胞中有小的延伸，如果毛细胆管经适当的染色（如苏木精），可发现这一理论与在组织切片中看到的图像一致。在黄疸时，毛细胆管扩张且充满胆汁，有时会有胆汁沉积或堵塞。在这种情况下，不用染色就能看到扩张的毛细胆管。由于肝细胞受损，毛细胆管壁的连续性也被破坏，这就解释了肝细胞损伤时胆汁从毛细胆管流入组织间隙引起黄疸的原因。

毛细胆管在相邻肝细胞之间形成一个相互连通的网络。它们被肝细胞包围，虽然它们看起来像位于肝细胞外的凹槽里，但实际上它们是细胞的

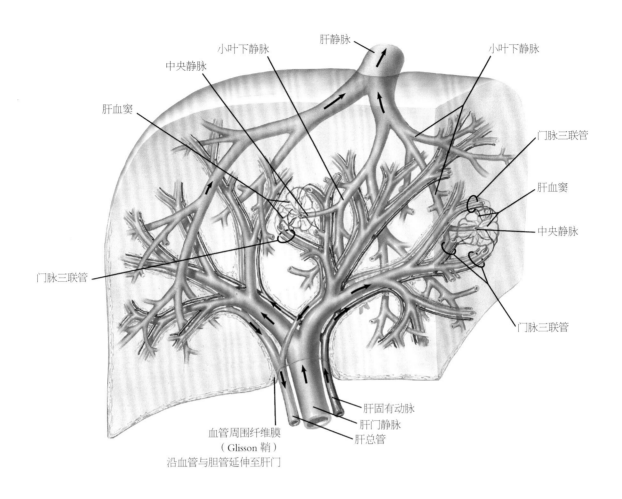

中央静脉

肝血窦

小叶下静脉

肝静脉

小叶下静脉

门脉三联管

肝血窦

中央静脉

门脉三联管

门脉三联管

肝固有动脉

肝门静脉

肝总管

血管周围纤维膜
（Glisson 鞘）
沿血管与胆管延伸至肝门

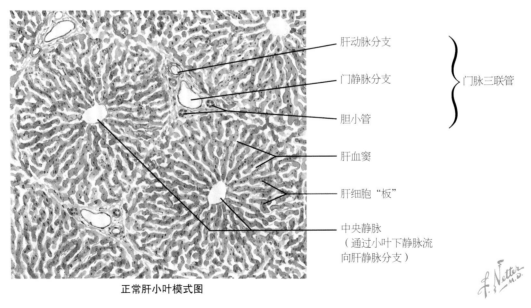

肝动脉分支

门静脉分支

胆小管

肝血窦

肝细胞"板"

中央静脉
（通过小叶下静脉流
向肝静脉分支）

门脉三联管

正常肝小叶模式图

肝内结构（续）

一部分。正常的肝中没有任何一个毛细胆管靠近窦周隙。毛细胆管网由最小的小叶内小胆管引流，而小叶内小胆管由较大的门管周小胆管（Hering管）引流，其位于门脉三联管区的结缔组织中。这些胆管形成交通环路，最终，与门管周小胆管连接或独自穿过界板到达上一级胆管与门脉三联管伴行。小叶内小胆管由结缔组织薄片包绕，也包绕小动脉，还可能包绕非常小的淋巴管。胆管上皮细胞即胆管细胞，为立方形，核位于中央，与周围肝细胞比较，细胞质中嗜碱性物质较少，有单个长纤毛延伸进入管腔。当结缔组织染色时基底膜可见，分离更容易。由于小胆管的汇合，管腔变宽，管腔内的上皮细胞变成高柱状，偶尔有黏液产生。胆管内容物也包括附属的小分泌腺分泌的黏液。

肝内血管系统

门静脉分叉形成主支后连续分成更小的分支，这些导引静脉最后到达小门静脉，从中分出直径小于0.3 mm的中央分支静脉，后者以直角分出短的入口小静脉。最后，最小的门静脉分支形成两支终端末梢进入肝实质。入口小静脉穿过门脉三联管区周围的结缔组织进入该肝小叶内的血窦，将大部分门静脉血供给肝实质。血液从肝血窦流入中央静脉。

门脉三联管结构尤其是胆管的血液供应和引流不同于肝实质，肝实质内的门静脉分支用来引流血液而不是供血。小静脉收集门脉三联管区特别是胆管的毛细血管丛的血液，与入口静脉连接，将血液输送到小叶实质内。恶性肝肿瘤的血供常与门脉三联管区结构更相似，不同于肝实质血供，门静脉输出支可变成大的管腔；这些说明肿瘤可能来源于门脉三联管区或其附近的结构。

肝动脉分支与门静脉分支伴行。小动脉供血入小叶实质，止于不同水平的小叶，为各个部分提供新鲜的动脉血。尽管更长的小叶内小动脉进一步从门脉三联管携动脉血入血窦，但大部分血液似乎都经靠近门脉三联管区的门管周小动脉流出。门脉三联管周围结缔组织内的动脉分支通过门管小动脉供血；由门静脉或分支静脉的"内脏根系"排出。

肝自身静脉引流开始于每个肝血窦末端的中央静脉。中央静脉连接形成小叶下静脉，彼此融合形成更大的肝内静脉，最终以肝静脉汇入下腔静脉。与鼠等动物不同的是，人类没有肝血窦进入小叶下静脉和更大的肝静脉分支。这种情况说明了肝实质引流的潜在困难，并且可能解释了人类发生中央肝小叶充血和坏死的强相关倾向性。较小的静脉经常以直角形式进入较大的肝静脉支流，这种解剖结构会出现这种可能：如果较大的血管收缩，引流就会减少。在没有真正肌性括约肌的血管，这种节流机制使小血管汇入大血管之前是扩张的，这一结构具有形态学意义。

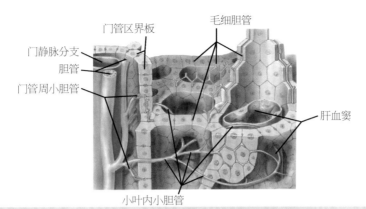

门静脉分支（源自Hans Elias）

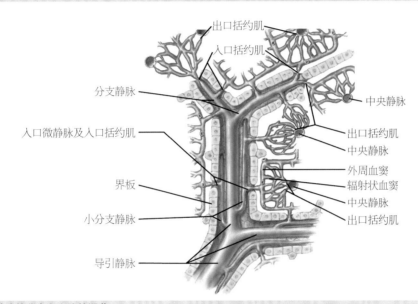

肝动脉的分布和血流的调节

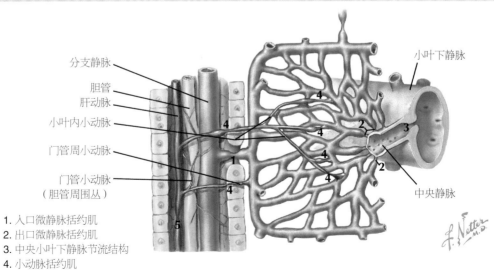

1. 入口微静脉括约肌
2. 出口微静脉括约肌
3. 中央小叶下静脉节流结构
4. 小动脉括约肌
5. 动脉收缩

肝段血管和胆管分布

经由化学硬质塑料浇铸血管和胆管后，用腐蚀剂去除组织，制备成模型可成功研究肝内血管和胆管的分布情况。用胆管造影术显示体内的脉管结构，是非常有价值的，不仅为肝分区分段提供有意义的理论依据，与肺一样，该发现为肝部分切除、单个转移结节切除和手术切除特定区段提供了可能依据。尽管与一些动物的肝不同，人类的肝不能显示肝小叶表面，但伴行的肝动脉、门静脉、胆管的分支走行和这些脉管的裂隙构成了独特的肝小叶结构。主肝裂从下腔静脉窝倾斜向下延伸至胆囊窝，这与左右叶的表面分界并不一致，肝左右叶的分界是沿着镰状韧带和静脉导管窝走行的。肝静脉的主干之一走行于此

裂隙，其支流不沿其他血管的分布走行，而是交叉跨过门静脉分支。

每个小叶首先按初级胆管引流分布进行分区分段。右分区大致从肝上部前后面结合部向下延伸至肝下缘和下表面直至肝门，依二级胆管引流区域不同，将右叶分为前段和后段。左段裂沿着肝上面的镰状韧带附着处，在内脏前表面走行于肝圆韧带裂（前面），在后表面走行于静脉韧带裂。裂隙将肝左叶分为内侧和外侧段，但是在多数情况下，是按胆管和血管走行分区的。外侧段对应于传统定义的左叶，而肝表面内侧段对应于肝方叶。四条二级胆管分叉形成三级胆管，引流相应节段的上部或下部区域的胆汁。因此，胆管和伴行血管可以根据它们所属的叶、段和区来命名。解剖学上不同的尾状叶有不同的血管

引流，可由左叶血管引流入左肝，也可由右叶血管引流入右肝。尾状突有独特的血管网将肝右叶与尾状叶相连接，多数情况下，与右叶血管相交通。肝尾状叶或肝其他部分都不能在左右肝血管系统中提供有效的血管联通。肝实质内动脉分支的吻合支也未发现，约在1/4的情况下，左右肝之间可以通过小的肝外或者包膜下吻合血管相互联通。

在大多数情况下，以示意图的形式描述肝引流的胆管及输入血管的分布是有效的，但个体差异也并不少见。附属纤维膜上的侧面血管及胆管尤为受到关注，未发育的胆管在此区域常见。右侧发生节段性胆管变异的概率较高，而左侧出现节段性血管变异的概率较高。此外，几个研究的结果在某些方面仍然存在差异。

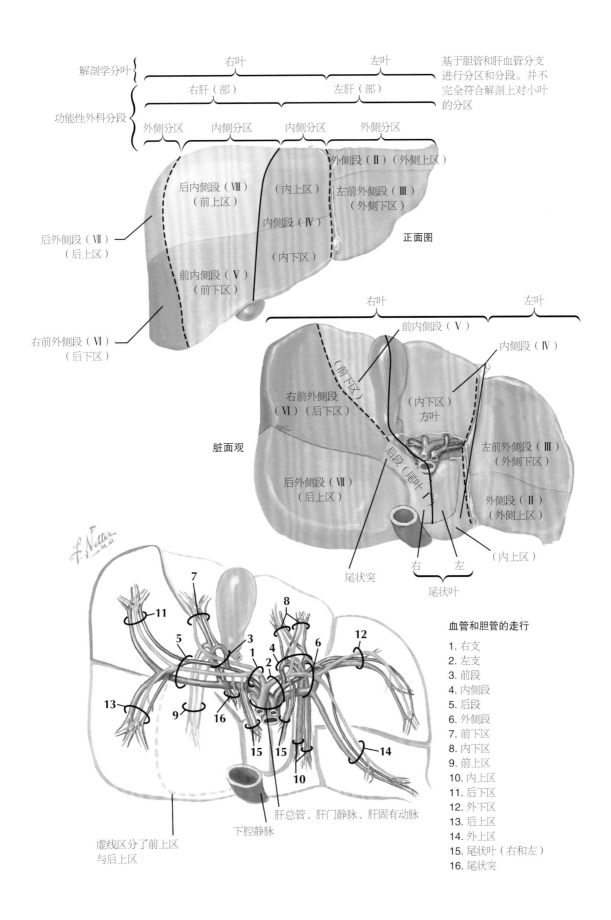

解剖学分叶

右叶　　　　　　　左叶

右肝（部）　　　　左肝（部）

功能性外科分段

基于胆管和肝血管分支进行分区和段。并不完全符合解剖上对小叶的分区

外侧分区　内侧分区　内侧分区　外侧分区

外侧段（Ⅱ）（外侧上区）

后内侧段（Ⅷ）（前上区）　（内上区）

左前外侧段（Ⅲ）（外侧下区）

内侧段（Ⅳ）

正面图

后外侧段（Ⅶ）（后上区）

（内下区）

前内侧段（Ⅴ）（前下区）

右前外侧段（Ⅵ）（后下区）

右叶　　　　　　　左叶

前内侧段（Ⅴ）

内侧段（Ⅳ）

（前下区）

右前外侧段（Ⅵ）（后下区）

（内下区）方叶

左前外侧段（Ⅲ）（外侧下区）

脏面观

后外侧段（Ⅶ）（后上区）

后段（尾叶）

外侧段（Ⅱ）（外侧上区）

（内上区）

尾状突

右　　左

尾状叶

血管和胆管的走行

肝总管、肝门静脉、肝固有动脉

下腔静脉

虚线区分了前上区与后上区

1. 右支
2. 左支
3. 前段
4. 内侧段
5. 后段
6. 外侧段
7. 前下区
8. 内下区
9. 前上区
10. 内上区
11. 后下区
12. 外下区
13. 后上区
14. 外上区
15. 尾状叶（右和左）
16. 尾状突

肝、胆道系统和胰腺的动脉血液供应

与消化系统的整体情况一样，肝、胆道系统和胰腺的动脉血供是多种多样的。在这一专题中我们将阐述经典的动脉血供分支结构，随后会回顾与肝相关的血管系统最常见的变异。腹腔干在横膈主动脉裂孔下方起源于主动脉，是一条又短又粗的动脉。它走行于胰腺上方，向前水平延伸，进而分为胃左动脉、肝总动脉和脾动脉。

从腹腔干分出后，肝总动脉向前走行，然后向右侧进入小网膜右缘并在其内继续向上走行。肝总动脉首先分出胃十二指肠动脉，为胃、十二指肠和胰腺供血，然后分出十二指肠上动脉，最后分出胃右动脉。分出胃十二指肠动脉的肝总动脉延续段称为肝固有动脉，它在肝十二指肠韧带（小网膜的一部分）内向上走行，并与胆总管和肝门静脉伴行。肝固有动脉在肝门静脉前方和胆总管左侧上

行，在接近肝时分出数个分支，最常见的是肝右动脉和肝左动脉。肝右动脉一般走行于肝总管后方，然后进入由胆囊管、肝总管和肝下缘构成的胆囊三角（Calot三角）。然而，在少数情况下，肝右动脉走行于胆管前方。肝动脉的所有末梢分支在肝门处进入肝，与肝门静脉和肝胆管伴行。肝左动脉穿行于左肝胆管前方，也经常发出大的分支血管，即肝中动脉，肝中动脉也走行于左肝胆管前方。

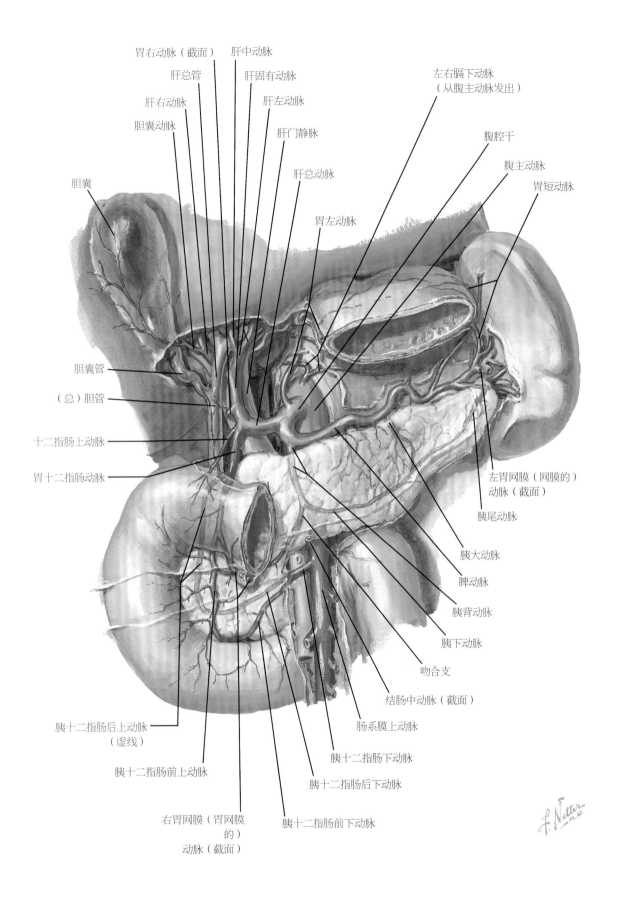

胃右动脉（截面）
肝中动脉
肝总管
肝固有动脉
肝右动脉
肝左动脉
胆囊动脉
肝门静脉
肝总动脉
胆囊
胃左动脉
左右膈下动脉
（从腹主动脉发出）
腹腔干
腹主动脉
胃短动脉
胆囊管
（总）胆管
十二指肠上动脉
胃十二指肠动脉
左胃网膜（网膜的）
动脉（截面）
胰尾动脉
胰大动脉
脾动脉
胰背动脉
胰下动脉
吻合支
结肠中动脉（截面）
肠系膜上动脉
胰十二指肠后上动脉
（虚线）
胰十二指肠前上动脉
胰十二指肠下动脉
胰十二指肠后下动脉
右胃网膜（胃网膜
的）
动脉（截面）
胰十二指肠前下动脉

肝动脉变异

　　了解经典的肝动脉分支结构固然重要，但同时需要认识到这种结构可能存在诸多变异，而且个体差异不可预测。肝右动脉和肝左动脉解剖学变异的发生率是相同的，手术中若意外结扎变异的血管会导致肝坏死，因此了解肝动脉变异可更好地协助外科医生完成肝手术。替代动脉与标准走行的动脉起源不同，也因此替代了经典的动脉供血。副动脉则是指伴随常规走行动脉的另一条附加血管。起源于肠系膜上动脉的肝总动脉就是替代动脉的一个例子（1）。它穿行于胰头或走行经过胰头后方，在胰十二指肠切除手术中如果结扎该动脉会截断肝的动脉血供。在这种情况下，只有胃左动脉和脾动脉起源于腹腔干。有时肝左动脉与肝右动脉单独起源于腹

腔干，或从非常短的肝总动脉中分出（肝总动脉分叉变异）（2），在这种情况下，胃十二指肠动脉起源于肝右动脉。更多时候，肝右动脉起源于肠系膜上动脉，发出胃十二指肠动脉，而肝左动脉起源于腹腔干，发出肝中动脉（3）。结扎替代的肝右动脉，尤其是在它跨越胆囊管和肝总管交界处的情形下（例如在胆囊切除术中），会大大减少肝右叶的血供。相反，结扎来源于肠系膜上动脉的副肝右动脉（5）的作用就没那么显著了，因为另一条肝右动脉会维持肝正常的血液供应。在副动脉变异的情况下，可能会在胆囊三角区（Calot）发现同时存在两条肝右动脉。替代肝右动脉出现概率比副动脉要高得多。来自胃左动脉的肝左动脉出现解剖学变异的概率是

50%（4），其中一半是替代动脉，另一半是副动脉（6）。如果是替代动脉变异，就只有肝右动脉正常起源于腹腔干。而如果是副动脉变异，则肝总动脉和肝固有动脉走行正常。结扎替代的肝左动脉（例如在胃切除术中）会危及肝左叶的血液供应。

　　副肝左动脉也可起源于肝右动脉（7）。在大约12%的病例中，正常起源的肝右动脉常常在肝总管前方走行，而不是在其后方（8），这种解剖结构在胆管探查术中需要引起重视。这种血管变异对动脉栓塞术和动脉结扎术后侧支循环的建立也是有重要意义的。其他更少见的解剖学变异在这里没有做详细叙述，但是在该领域的手术过程中，是不能忽视这些潜在的解剖结构变异的。

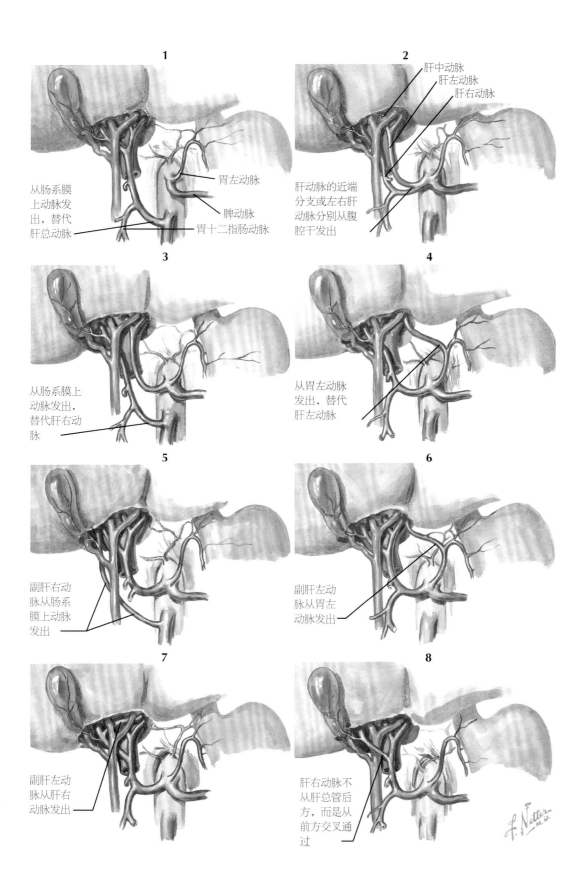

1

从肠系膜
上动脉发
出，替代
肝总动脉

胃左动脉

脾动脉

胃十二指肠动脉

2

肝中动脉
肝左动脉
肝右动脉

肝动脉的近端
分支或左右肝
动脉分别从腹
腔干发出

3

从肠系膜上
动脉发出，
替代肝右动
脉

4

从胃左动脉
发出，替代
肝左动脉

5

副肝右动
脉从肠系
膜上动脉
发出

6

副肝左动
脉从胃左
动脉发出

7

副肝左动
脉从肝右
动脉发出

8

肝右动脉不
从肝总管后
方，而是从
前方交叉通
过

胆囊动脉及其变异

胆囊动脉最常起源于位于胆囊Calot三角内的肝右动脉,在肝总管的右侧。常见的变异在胆囊切除术中具有重要意义,通过仔细剖析胆囊三角结构可以得到更好的识别。通常情况下,胆囊动脉分成前支和后支,前支到达腹膜覆盖的胆囊游离面,后支到达无腹膜覆盖的胆囊面和胆囊床。分支之间通过众多的交通支相联通。在约20%的病例中,胆囊动脉不是起源于胆囊三角内的肝右动脉,而是起源于胆囊三角外的肝右动脉(1)肝中动脉(2)或肝左动脉,或更为少见的是起源于尚未发出分支的肝固有动脉(3)。在上述各种情况下,它走行于肝总管的前面,有时走行于肝总管后面。胆囊动脉少见的起源变异包括起源于胃十二指肠动脉(4),或是源自腹腔干

(5),或单独起源于主动脉。在这些情况下,胆囊动脉起始于胆囊管起始处的下方,并跨越胆总管的前方走行。胆囊动脉也可能来源于起始于肠系膜上动脉的迷走肝右动脉,胆囊动脉起始部位可位于胆囊三角内(6)或胆囊三角外(7)。如果胆囊动脉起始部位在胆囊三角外,胆囊动脉会再次行经肝总管前方。

双胆囊动脉也很常见,其发生率大约为25%。在这种情况下,胆囊动脉浅表的前支和深部的后支都可能起源于胆囊三角内的肝右动脉(8)。通常情况下,胆囊动脉前支起始部位可能位于胆囊管近心端附近,而胆囊动脉后支在三角区内的起始位置要高得多。一条或两条胆囊动脉起源于三角区外的情况较为少见。在这些情况

下,最常见的形式是胆囊动脉前支起源于三角区外穿行于胆管前方的肝右动脉,而走行至胆囊深部结构的胆囊动脉后支则起源于在三角区内较高的位置(9)。另一种罕见的情况是胆囊动脉前支可能起源于胃十二指肠动脉(10)。假如胆囊动脉或它的浅表支起源于胃十二指肠动脉或其他肠道动脉,外科医生最好要认清,重要血管可能具有低位起始点并与胆管伴行。双胆囊动脉起源于迷走肝右动脉,既可出现在三角区内也可出现在三角区外(11)。胆囊动脉变异情况多端,其发生率是不可忽视的。需要强调的是,与胆囊动脉走行相似而且与胆囊管并行的动脉并不一定是胆囊动脉,它有可能是肝固有动脉或肝右动脉的分支。

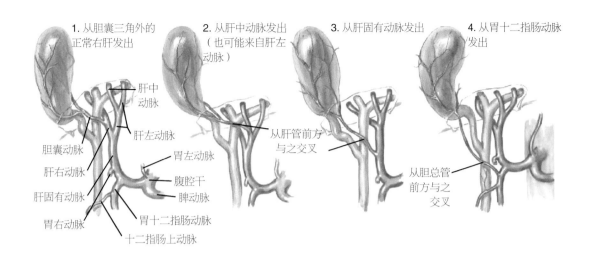

1. 从胆囊三角外的正常右肝发出

肝中动脉

肝左动脉

胆囊动脉

胃左动脉

肝右动脉

腹腔干

肝固有动脉

脾动脉

胃右动脉

胃十二指肠动脉

十二指肠上动脉

2. 从肝中动脉发出（也可能来自肝左动脉）

3. 从肝固有动脉发出

从肝管前方与之交叉

4. 从胃十二指肠动脉发出

从胆总管前方与之交叉

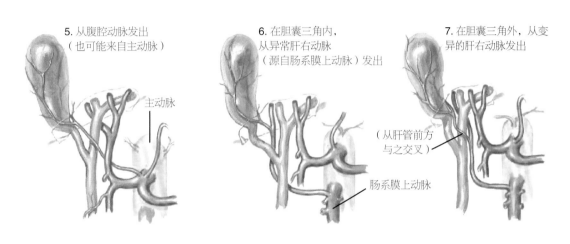

5. 从腹腔动脉发出（也可能来自主动脉）

主动脉

6. 在胆囊三角内，从异常肝右动脉（源自肠系膜上动脉）发出

肠系膜上动脉

7. 在胆囊三角外，从变异的肝右动脉发出

（从肝管前方与之交叉）

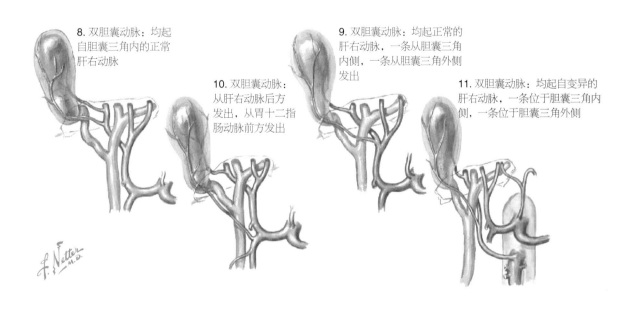

8. 双胆囊动脉：均起自胆囊三角内的正常肝右动脉

10. 双胆囊动脉：从肝右动脉后方发出，从胃十二指肠动脉前方发出

9. 双胆囊动脉：均起正常的肝右动脉，一条从胆囊三角内侧，一条从胆囊三角外侧发出

11. 双胆囊动脉：均起自变异的肝右动脉，一条位于胆囊三角内侧，一条位于胆囊三角外侧

门静脉分支、门腔静脉吻合

门静脉是由肠系膜上静脉和脾静脉在胰头后方相当于第二腰椎水平处汇合而成。它走行于十二指肠第一段的后方，然后沿小网膜右缘到达肝门，在肝门分支后进入肝。左侧胃左静脉是门静脉的属支，与食管静脉丛相连通。食管静脉丛与胃短静脉、奇静脉、半奇静脉在较低位置或中间位置相连通，另外还与上腔静脉的多种分支相连通，如头臂静脉和食管区较高部位的甲状腺下静脉。胃右静脉也汇入门静脉，而且与胃左静脉形成一个环状结构。附脐静脉汇入门静脉的左干，偶尔也可见永久性脐静脉汇入。

肠系膜上静脉起源于肠系膜根部，它汇集中段肠管的回流静脉，如中结肠静脉、右结肠静脉、回结肠静脉、回肠静脉、空肠静脉和胰十二指肠下静脉以及其他许多小静脉。肠系膜上静脉走行于十二指肠第三段和胰腺钩突前方。胃网膜右静脉是前段肠管的回流静脉，经胃大弯的右侧汇入肠系膜上静脉。

肠系膜下静脉在胰腺后方汇入脾静脉。肠系膜下静脉汇集后肠结构的回流静脉：起始于直肠上静脉，沿后腹壁走行，途中有许多支流汇入，如乙状结肠静脉和左结肠静脉。脾静脉起始于脾门，胃网膜左静脉、胃短静脉（两者都与食管静脉相通）汇入其中，与腹膜后静脉吻合的胰静脉也汇入其中，由此与腔静脉系统相连通。

肝门静脉短小，这种结构不利于来自各分支的血液进行混合，因此肝的右侧端可能优先从肠系膜上静脉获得血供。肝左叶则可能从胃左静脉、肠系膜下静脉和脾静脉获得血供，而肝右叶的左侧，包括尾状叶和方叶，接受混合的血液供应。上述供血模式可以在实验动物中展现出来，但是在门静脉造影中却看不到，因此这种血供模式在人体并不一定存在。然而，这种假定的供血模式可用来解释肝左叶为什么容易出现肿瘤转移、脓肿以及在急性重症病毒性肝炎时出现大面积坏死，因为肝左叶缺乏来源于小肠的富含营养的保护性血液供应。

门腔静脉吻合具有重要的临床意义。当门静脉血流和（或）肝内血流发生阻塞时，门腔静脉吻合处扩张以减轻门静脉高压，在急性门静脉高压症中这种改变起到救命的作用。但是，在慢性阻塞的情况下，肝的血流会被分流，这样会损害肝功能，进而导致肝功能不全。直肠静脉扩张导致痔疮形成，增加出血、血栓形成和感染的风险。食管静脉曲张（胃部胃静脉曲张相对较少）会导致食管出血，这是门静脉高压最危险的并发症。各种腹膜后门腔静脉吻合的临床意义不太大。附脐静脉吻合导致腹前壁静脉曲张。如果这些静脉汇聚到脐周，则形成"水母头"。

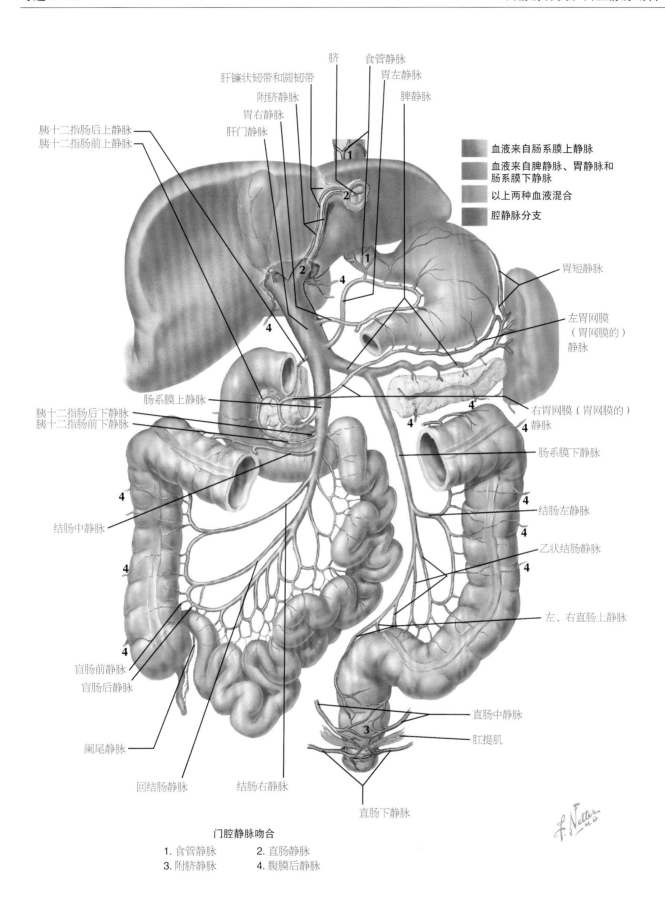

脐　食管静脉
肝镰状韧带和圆韧带　　胃左静脉
附脐静脉　　　　脾静脉
胃右静脉
肝门静脉
胰十二指肠后上静脉
胰十二指肠前上静脉

血液来自肠系膜上静脉
血液来自脾静脉、胃静脉和肠系膜下静脉
以上两种血液混合
腔静脉分支

胃短静脉
左胃网膜（胃网膜的）静脉

肠系膜上静脉
胰十二指肠后下静脉
胰十二指肠前下静脉

右胃网膜（胃网膜的）静脉
肠系膜下静脉

结肠中静脉

结肠左静脉

乙状结肠静脉

左、右直肠上静脉

盲肠前静脉
盲肠后静脉

直肠中静脉
肛提肌

阑尾静脉

回结肠静脉　　　结肠右静脉

直肠下静脉

门腔静脉吻合

1. 食管静脉　　　2. 直肠静脉
3. 附脐静脉　　　4. 腹膜后静脉

门静脉：变异和异常

门静脉系统的解剖变异比肝动脉少，但是这一系列相关血管的变异在门静脉高压分流手术中是非常重要的。门静脉的长度为5.5~8 cm，平均约为6.5 cm，平均直径为1.09 cm。但在肝硬化的情况下，门静脉直径会变得非常大。实际上，研究病例中只有略多于10%的病例是没有血管进入门静脉的主干，但是在绝大多数情况下，在门腔静脉吻合分流术中，汇入门静脉的数条血管可能会被撕裂，这将导致非常凶险的出血。结扎这些血管可能会影响门静脉的大小及吻合分流情况。在2/3以上的病例中，胃左静脉从左侧汇入门静脉，这对食管静脉曲张门静脉引流具有重要意义。另一种情况是，胃左静脉汇入脾静脉和肠系膜上静脉的交界处，将近1/4的病例是汇入脾静脉的。在上述情况下，胃右静脉汇入门静脉主干。在右侧，胰十二指肠上静脉可能从右侧汇入门静脉，邻近肝的胆囊静脉也常常从右侧汇入门静脉。只有大约一半病例的门静脉构建是与常规描述一致的，其余的情况是肠系膜下静脉汇入脾静脉和肠系膜上静脉的交汇处，或直接汇入肠系膜上静脉。

脾静脉的大小在脾肾静脉分流术中非常重要，从脾门到与肠系膜下静脉交界处的距离平均小于0.5 cm。一般来说，门静脉高压时，脾静脉的扩张程度要较门静脉小。由于脾静脉或多或少嵌入胰头，许多胰静脉支流太短，在分流手术中很容易被撕裂，因此结扎这些静脉有一定的技术难度。

门静脉走行于胰头和十二指肠前方是一种罕见的门静脉先天异常情况，具有重要的外科手术意义。门静脉直接进入下腔静脉是另一种非常罕见而特别的生理性变异。在这种情形下，肝具有正常的形态，即便没有门静脉的血供仍能维持正常的功能，而正因为这种变异，肝动脉变得更加粗大。肺静脉汇入门静脉的变异更是极为罕见，这可能是胎儿早期阶段静脉系统发育受到干扰的结果。还有一种极为罕见的变异是门静脉在肝门部位存在先天性狭窄，这将产生严重的门静脉高压，而且可能无法通过手术吻合消除。

变异

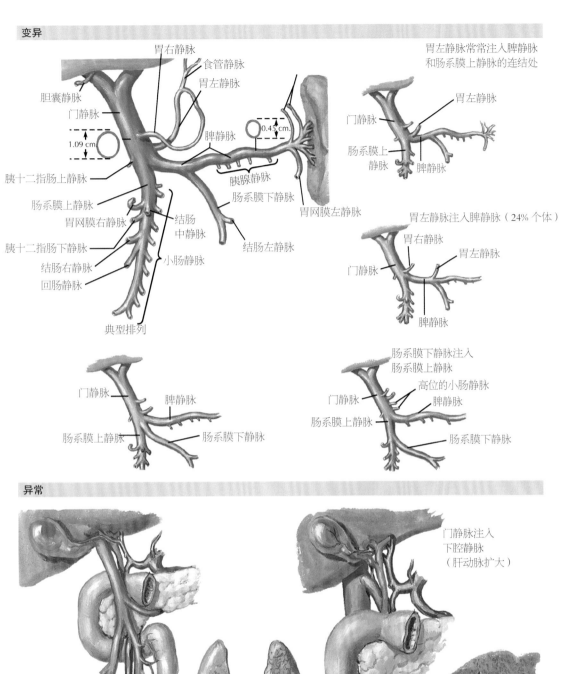

胃左静脉常常注入脾静脉和肠系膜上静脉的连结处

胃左静脉注入脾静脉（24% 个体）

肠系膜下静脉注入肠系膜上静脉

异常

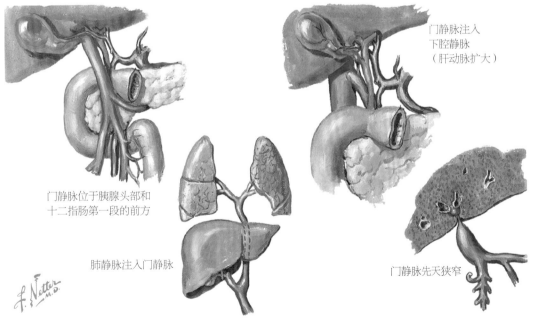

门静脉位于胰腺头部和十二指肠第一段的前方

肺静脉注入门静脉

门静脉注入下腔静脉（肝动脉扩大）

门静脉先天狭窄

肝和胆管的淋巴引流

窦周隙（Disse间隙）把肝血窦壁和肝细胞分隔开，这些间隙里充满了延伸而来的肝细胞质，中间有纤细的网状纤维系统交织穿过，从毛细血管基底膜到肝细胞，纤维并不附着在基底膜上。通过这些间隙进行液体交换，特别是可以将固体从肝细胞交换到窦腔，反之也可以从窦腔交换到肝细胞。正常情况下，窦周隙几乎看不见，网状纤维与血窦基底膜几乎分不出来。然而，在严重病变时，特别是肝被动充血、缺血或暴露于大量毒素情况下，可出现肝水肿，窦周隙增宽，充满富蛋白液体。窦周隙增宽可迅速加重，可能是由于组织缺氧等带来血浆蛋白所引起的渗透压异常增

加的结果。因此，在尸检标本（甚至是正常肝）中，一般窦周隙均可见增宽，而在活检标本中，窦周隙则通常不可见。在毒素暴露或充血时，窦周隙增宽更明显。窦周隙液体是肝深部淋巴管系统的起始。这些液体流动的方向与胆汁类似，流向门脉三联管，逐步汇入更大的淋巴管，与胆管、肝动静脉平行走行。少有淋巴管出现在小叶中央的肝静脉分支周围，淋巴液朝向门脉三联管区流动。淋巴液从肝表面区域和肝包膜引流至浅表淋巴管。肝包膜（Glisson鞘）有密集的淋巴管网与胆囊床淋巴管网相交通，广泛的交通使得肝淋巴系统成为功能单位。

肝的淋巴引流有几条途径。肝前后区域的表浅淋巴管和深部淋巴管引

流淋巴液至肝淋巴结，在肝门区与肝动脉伴行。其余淋巴结沿肝固有动脉和肝总动脉分布。淋巴液沿淋巴结引流至腹腔干根部和下腔静脉的腹腔淋巴结，淋巴管在此汇成乳糜池，少数则从肝门直接汇入胸导管。在肝后上面靠近肝裸区的淋巴管穿过横膈裂孔汇入下腔静脉，并在此引流周围淋巴液进入胸导管周围的膈淋巴结。

此外，肝左后表面的少数淋巴管引流至胃左淋巴结，右后表面的淋巴管直接引流至腹腔淋巴结。胆囊和绝大多数肝外胆管的淋巴管引流至肝淋巴结，但胆总管的少数淋巴管也引流至胃右淋巴结。通常仅在粘连的情况下，可见肝淋巴管与十二指肠和胰腺淋巴管吻合。

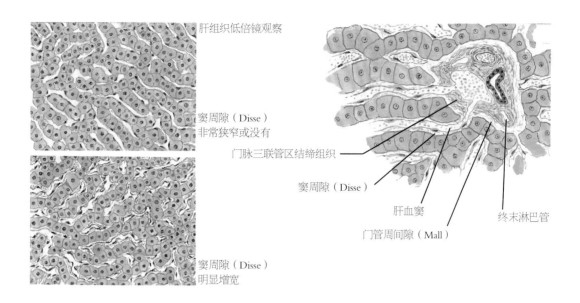

肝组织低倍镜观察

窦周隙（Disse）
非常狭窄或没有

门脉三联管区结缔组织

窦周隙（Disse）

肝血窦

终末淋巴管

门管周间隙（Mall）

窦周隙（Disse）
明显增宽

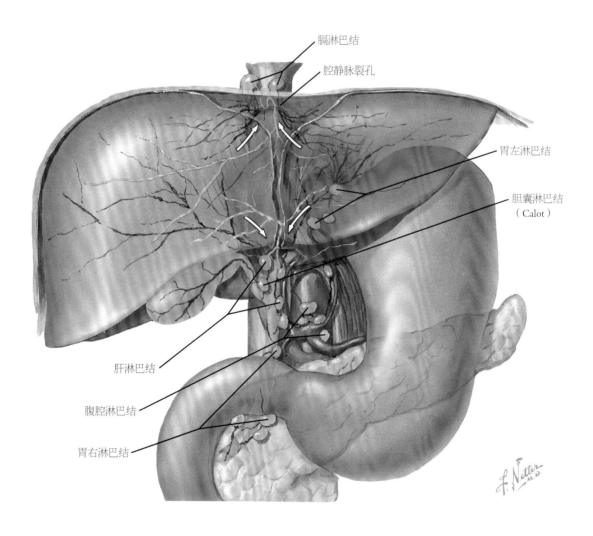

膈淋巴结

腔静脉裂孔

胃左淋巴结

胆囊淋巴结
（Calot）

肝淋巴结

腹腔淋巴结

胃右淋巴结

肝和胆管的神经支配

　　肝、胆囊和胆管受交感神经系统、副交感神经系统及右侧膈神经支配。交感神经支配主要来自第7~10脊髓段的中间外侧柱。从这些水平发出的轴突通过前根、脊神经、白交通支到达并通过交感神经干的交感神经节。交感节前神经元通过胸内脏神经到达椎前神经节，并与神经节内的神经细胞形成突触。大多数到达肝的节后交感神经纤维可能起源于腹腔神经节；其中一些可能起始于肝门处的小神经节。副交感神经支配来自于双侧迷走神经，后干及其部分分支穿过腹腔神经丛的右侧部分，但不形成突触。迷走神经前干通过食管和胃前壁的肝胃韧带到达肝。

　　节前副交感神经和节后交感神经形成前、后神经丛。前丛位于肝动脉附近，主要由腹腔神经丛左侧部分和迷走神经前干右腹支组成。后丛位于门静脉和胆管后面，接受来自右侧腹腔神经节和迷走神经后干的纤维。在肝内，神经沿着血管和胆管的分支到达靶点。肝内血管的神经支配与其他血管相似。胆管壁的神经纤维网延伸至上皮层。肝总动脉的分支完全由交感神经纤维支配，而胆管和胆囊的肌层则由自主神经支配。肝外胆管和胆囊由前、后肝丛的分支支配。在其靶点的附近，如胆囊的肌层和胆管的平滑肌，节前副交感神经轴突与节后副交感神经细胞形成突触。

　　来自肝、胆囊和肝外胆管的无痛性反射传入冲动，沿各个器官的副交感神经逆行传入延髓。因此，能够在前、后迷走神经干及迷走神经内发现。携带来自肝和肝外胆管系统内脏疼痛信号的传入神经，沿着交感神经纤维传递到每个器官。因此，传入神经与肝动脉伴行，经过胸内脏神经和白交通支，然后是后根，最后到达脊髓。膈神经也进入肝，有时也有交感神经的加入，它们的分支分布于冠状动脉和镰状韧带以及肝包膜。肝疼痛通常是钝性的，与右上腹的弥漫性压痛和右肩疼痛有关。通常在身体的右侧出现与第9胸椎和第1腰椎水平相对应的带状皮肤感觉过敏区域。急性肝增大常常是疼痛的（因为肝包膜的拉伸和肝韧带的牵引），这种情况和右肩疼痛反映出膈神经的神经支配。胆管疼痛表现为胆囊区局限性压痛或绞痛。疼痛放射至背部下方的右肩胛骨尖，到右肩、胸骨后，有时也到左前胸部。浆膜下层受累会导致与皮肤感觉过敏有关的刀割样痛。

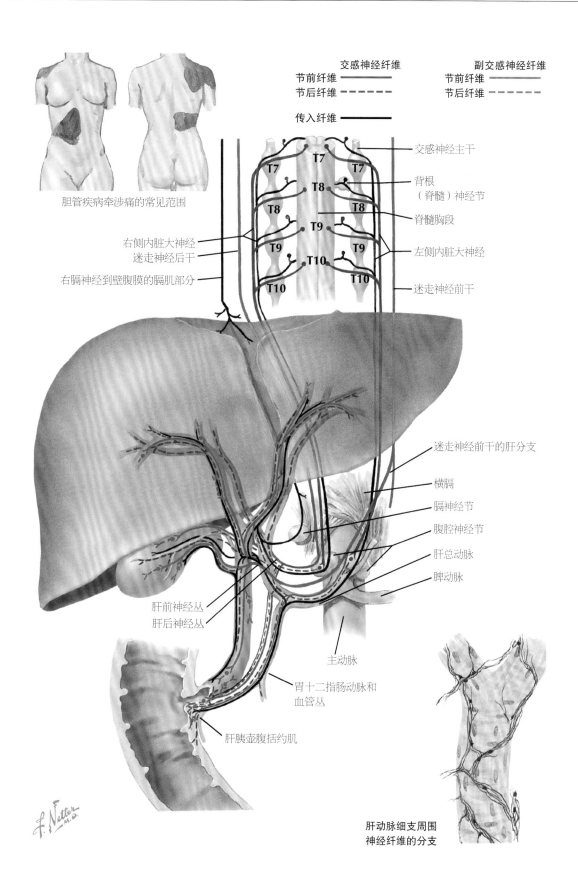

交感神经纤维
　　节前纤维
　　节后纤维

副交感神经纤维
　　节前纤维
　　节后纤维

传入纤维

胆管疾病牵涉痛的常见范围

交感神经主干

背根
（脊髓）神经节

脊髓胸段

右侧内脏大神经
迷走神经后干

左侧内脏大神经

右膈神经到壁腹膜的膈肌部分

迷走神经前干

迷走神经前干的肝分支

横膈

膈神经节

腹腔神经节

肝总动脉

脾动脉

肝前神经丛
肝后神经丛

主动脉

胃十二指肠动脉和
血管丛

肝胰壶腹括约肌

肝动脉细支周围
神经纤维的分支

先天性和家族性高胆红素血症

先天性和家族性高胆红素血症可分为结合性和非结合性高胆红素血症。非结合性高胆红素血症是肝细胞对非结合胆红素（1）吸收障碍所致，发生在形成结合胆红素之前（2）。结合性高胆红素血症是由于结合胆红素进入毛细胆管（3）或在其下游水平排泄受阻所致。非结合胆红素通过肝血窦面的肝细胞膜，经葡萄糖醛酸转移酶作用与葡萄糖醛酸结合，这期间可能没有Kupffer细胞参与。葡萄糖醛酸来源于葡萄糖，与磷酸尿苷相连，并被氧化为尿苷二磷酸葡萄糖醛酸。快速反应结合而成的胆红素葡萄糖醛酸盐被排泄到胆汁中。

胆红素经肝细胞转运的过程中可能在以下四个节点的任何一处出现完全或不完全阻塞。肝细胞对非结合胆红素的摄取可能在肝血窦周隙表面被阻断，这种情况可能由多种原因造成，包括肝血流减少，如充血性心力衰竭和门体分流。吉尔伯特综合征（Gilbert综合征）这样的遗传性疾病是否也是这样的原理尚不清楚。

Gilbert综合征是胆红素葡萄糖醛酸化最常见的疾病，其起因是编码尿苷二磷酸葡萄糖醛酸转移酶1A1（UGT1A1）的基因启动子缺陷，导致肝胆红素UDP-葡萄糖醛酸转移酶（B-UGT）活性降低。这种疾病是良性的，表现为轻度黄疸，通常由禁食、溶血、发热性疾病、压力、体力消耗和其他可能增加胆红素生成的情况引发。尽管发生轻度黄疸，但没有肝损伤，肝酶也没有升高。Gilbert综合征患者的预后与一般人群是相似的。

相比之下，那些有葡萄糖醛酸转移酶缺乏或不足的患者，如Crigler-Najjar综合征，有显著的发病率和死亡率。与Gilbert综合征的缺陷位于启动子区域不同，Crigler-Najjar综合征的缺陷是由UGT1A1基因编码序列的多种改变引起的。这将导致异常蛋白的产生，肝UGT1A1活性缺失（I型Crigler-Najjar综合征）或很低（II型Crigler-Najjar综合征）。在I型疾病中，如果胆红素水平达到20～50 mg/dl以上，不尽快干预会进展为核黄疸。患者有必要接受短期治疗，如光疗、血浆置换等，或诸如肝移植这样的长效疗法。

引起高结合胆红素血症的遗传性疾病包括两种类型，一种是结合胆红素在胆汁排泄通路的上游水平受阻，一种是在排泄下游水平受阻。血清结合胆红素和非结合胆红素都会增加。包括杜宾-约翰逊综合征（Dubin Johnson综合征）、罗托综合征（Rotor综合征）、进行性家族性肝内胆汁淤积以及良性复发性肝内胆汁淤积在内的这些疾病是由多种不同缺陷造成的，有些缺陷已被确认，但有些仍不明确。Dubin Johnson综合征和Rotor综合征具有相似的表现，其特征为轻度波动的高结合胆红素血症及高非结合胆红素血症，具有良好的预后。Dubin Johnson综合征的遗传缺陷在于胆汁转运相关的多耐药相关蛋白-2（MRP-2）。Rotor综合征发病的分子学机制仍不明确，但被认为与结合胆红素肝内储存障碍相关，而不是毛细胆管排泄障碍。Dubin Johnson综合征与肝细胞中金棕色色素的积累有关，这种色素沉积会导致肝呈现黑色。进行性家族性肝内胆汁淤积症是一组异质性疾病，其特征是胆汁酸和胆汁其他成分的分泌存在各种缺陷。除了良性复发性胆汁淤积外，这些在儿童期或婴儿期出现的疾病与生长障碍及进展性肝病有关。

第四种阻塞情况发生在胆汁排泄途径的下游水平，即胆汁排泌于毛细胆管时。Alagille综合征和绒毛蛋白基因表达异常这两种有较多描述的疾病，存在毛细胆管结构缺陷，与慢性胆汁淤积相关。

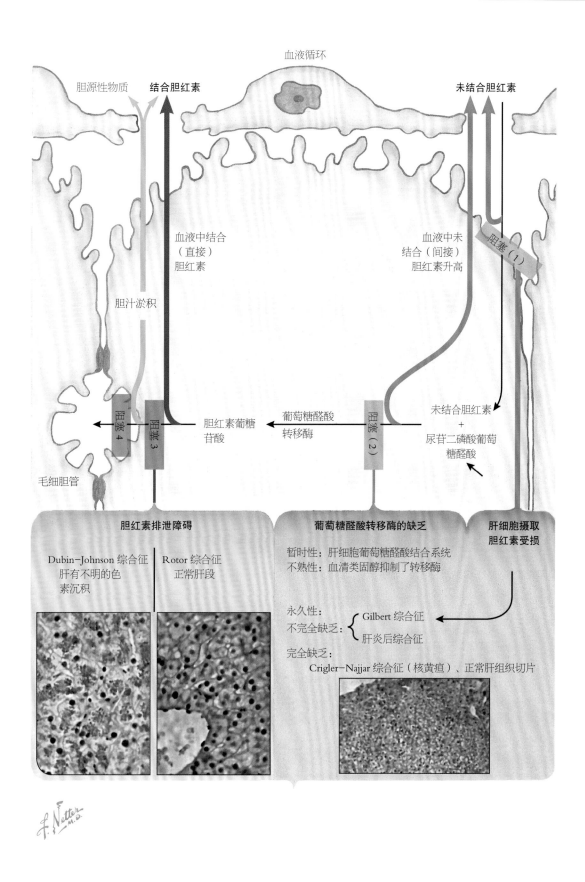

先天性异常

小胆管和胆管的发育取决于组织的影响，发育障碍导致导管排列不规则，形成实体结节或囊状结构。活检和尸体解剖标本中经常发现在小胆管和胆管中有微小不规则增生，周围有过多的纤维化组织包绕，表现为白色小结节。狭窄的空腔形成一个不规则的胆管丛，通常与胆管系统相连，而且里面常有细小的胆结石。这种错构瘤也叫多发性胆管腺瘤，其意义在于可与炎症性病变相鉴别。

当错构瘤腔变大或相通时，同样的胚胎发育障碍会导致囊肿形成。大囊肿多出现于成年人，表明错构瘤腔会随着年龄的增长而增大。偶尔能观察到单个的大囊肿，会引起压迫症状。更常见的是肝多发囊肿，其中至少有一半的病例与多囊肾有关，也可能与胰腺囊肿相关，尽管不是很常见。有时会同时合并其他异常表现，如脑动脉瘤。肝囊肿这种病变是很常见的。特殊的是，肝受累可能会引起上腹疼痛和饱胀感，但无功能障碍，这种情况往往发生在30～50岁时，恶变很罕见。患者的健康程度主要受肾受累情况影响。肝囊肿内衬的立方上皮往往容易脱落，囊肿腔内含有清澈的黄色液体。部分肝囊肿是由寄生虫引起的，还有更少见的成因是由血液、淋巴液和胆汁堆积所致。纤毛囊肿是来自错位的肠道内胚层，或者本身就是畸胎瘤。

里德尔叶（Riedel肝叶）是肝右叶的舌状延伸，从胆囊周围的前缘突出，一般来说，长度为2.5～5cm，形状不规则，颈部狭窄，异常的时候可以延伸至骨盆。有时颈部很薄，形成可自由活动的蒂，主要成分为纤维组织。肝叶本身的肝组织大部分正常，但如果在蒂部的血管供血和胆汁引流受损，可能会出现纤维化或胆汁淤滞。里德尔叶可能是先天性异常，或是病因不明的结构异常，不管是哪种情况，都是良性的。里德尔叶主要临床意义在于胆囊区叩诊、触诊发现异常，很容易被误认为是胆囊扩张、网膜肿瘤或胰腺囊肿。在影像上，里德尔叶也会被误认为是肝大。

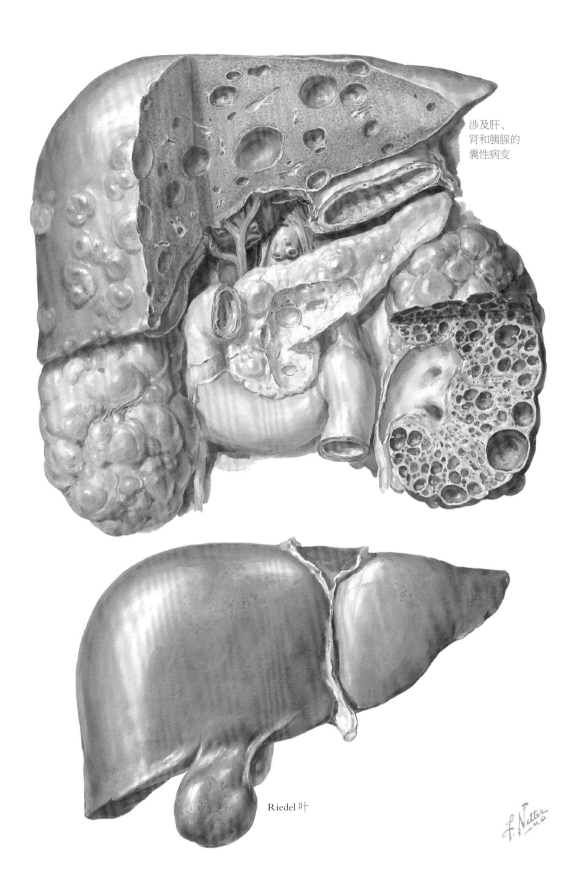

涉及肝、
肾和胰腺的
囊性病变

Riedel 叶

肝功能

　　肝是实质器官中的第一大器官，在器官功能的数量、多样性及复杂性上都是排名第一的。在本节后面的章节中，仅对肝生理学最重要的特征和那些对医学实践有着重要意义的特征进行说明和讨论。在随后的章节中会尝试做出分类和总结。

　　肝在肠道和全身血液循环及储备中的地位很关键。基于肝的体积、其富含大量的血液和细胞外液，使得肝对循环血量及血液成分产生着重要的影响。肝起着海绵或"储水舱"的作用，能够被灌注，或者在如右心衰竭时可出现肝淤血。肝的"过滤作用"也源于其独特的解剖位置，因为所有营养物质和肠道吸收的有害物质都是通过门静脉系统进入该器官的。虽然水和电解质平衡主要是通过肾、肺、肾上腺、垂体调节，但也不能低估肝

在这方面的作用，这不仅仅是因为肝的体积大，还因为所有摄入的水分和盐分都需经过肝再进入细胞外部位。

　　六边形的肝上皮细胞的功能多种多样，非常多元化。它们是化学转化的场所，将食物或消化分解代谢产物转化为人体组成成分，从而将三大类有机物相关联，所有肝细胞成为有机体的"代谢池"。这个机体的"中央化学实验室"的多功能性，及肝对糖原、蛋白质、脂肪和维生素的储存能力，对整个机体的能量代谢起着至关重要的作用。肝储存这些有机物质不仅是为了自己的需要，也是为了满足远处器官的需要。它将葡萄糖输送到血液中，维持血糖水平，为所有生命活动提供能量。肝细胞合成许多的血清蛋白，可以维持血浆胶体渗透压，或作为载体运输非水溶性化合物，或作为凝血因子发挥作用，或组成酶发挥作用等。

　　此外，肝上皮细胞通过各种去除有害物质毒性的解毒过程来保护机体免受有害物质的侵害。

　　胆汁也是由上皮细胞生成的，含有胆色素、胆汁酸盐、胆固醇和其他一些成分。胆汁形成后进入毛细胆管，然后经过肝内胆管系统离开肝，再经肝外胆管进入十二指肠。

　　库普弗细胞除了像生物体其他部分一样发挥内皮细胞的功能外，还在网状内皮系统中占据着重要的数量。这些细胞与血红蛋白分解为胆红素有关，参与 γ-球蛋白和免疫体的形成，充当清道夫细胞角色，以吞噬方式清除色素、细菌和其他细胞或大分子物质。

　　肝的血管系统通过括约肌作用来调节适当的肝内血液分布。两种血液供应（高压下的肝动脉和低压下的门静脉）协调一致。肝血窦与其他毛细血管不同之处在于它们对蛋白质具有更大的通透性。

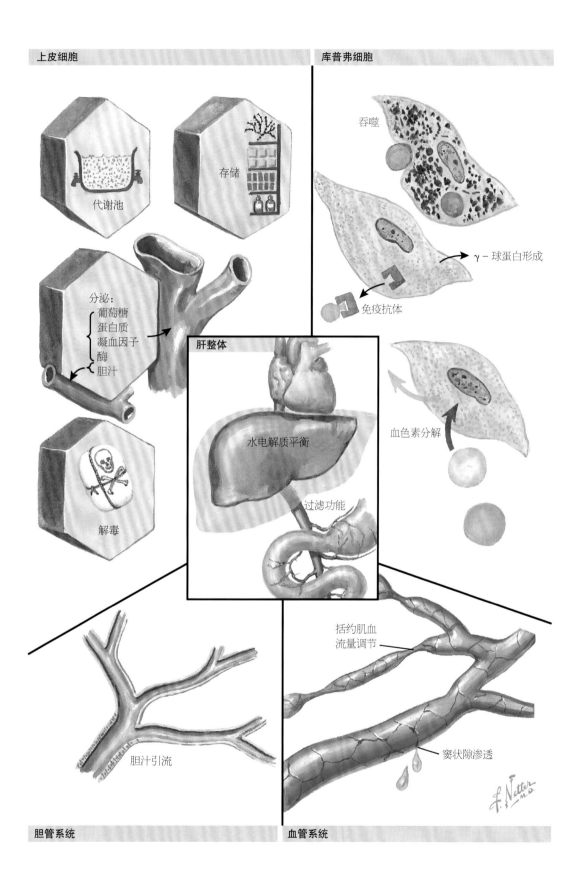

上皮细胞

代谢池

存储

分泌：
葡萄糖
蛋白质
凝血因子
酶
胆汁

解毒

库普弗细胞

吞噬

γ－球蛋白形成

免疫抗体

血色素分解

肝整体

水电解质平衡

过滤功能

胆管系统

胆汁引流

血管系统

括约肌血流量调节

窦状隙渗透

先天免疫系统和肝

　　肝在免疫系统中起着核心作用。肝作为人体内最大的实体器官，具有双重血液供应。除了来自肝动脉（由腹主动脉分支而来）的常规动脉血供以外，肝作为胃肠道的主要引流系统，约有80%的血供来自门静脉。因此，流经的血液中有大量的细菌产物（包括内毒素）、环境毒素和食物抗原。作为全身血液系统的门户，肝作为第一道防线和免疫调节器官发挥着重要作用。据估计，全身血液中每分钟大约有30%流经肝，血液中带有淋巴细胞等免疫细胞，并可传送至全身。

　　肝作为重要的免疫调节器官，其独特的解剖结构起着重要作用。除了实质细胞即肝细胞（占肝所有细胞的80%）外，剩余的是非实质细胞（包括内皮细胞、星状细胞、库普弗细胞和淋巴细胞等一系列细胞），这些细胞对机体免疫系统而言必不可少。肝血窦内皮细胞（LESC）在肝细胞和门静脉血供之间形成单层结构。与传统静脉不同的是，肝中的血窦具有筛孔样的孔隙，通透性增加，使得穿过肝血窦的细胞（如淋巴细胞和门静脉血中的其他组分）之间有了更充分的接触。在肝血窦与肝细胞之间的Disse间隙，是肝细胞与血浆之间进行物质交换的场所，发生着很多可以对免疫功能具有至关重要意义的相互作用。LESC约占非实质细胞的50%，表达促进抗原摄取的受体，如甘露糖受体、清道夫受体，并以此介导免疫反应，同时表达促进抗原递呈分子，如MHC I／II类分子以及协同刺激分子CD40、CD80及CD86。

　　毗邻LESC的是Kupffer细胞，或称肝吞噬细胞，Kupffer细胞约占肝非实质细胞的20%，是体内固定的巨噬细胞中最大的群体。它们位于门静脉周围区域，但可以迁移到不同的区域，包括通过窦周隙与肝细胞直接接触。Kupffer细胞功能是非常多样

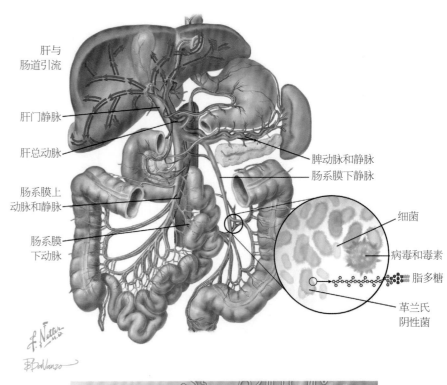

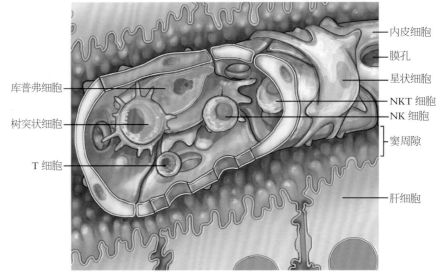

的，可以执行许多特殊功能，包括吞噬和抗原加工、提呈等功能。Kupffer细胞也可以产生各种产物，包括细胞因子、前列腺素类、一氧化氮及活性氧中间体。这些物质不仅可以调节产生 Kupffer细胞生成的表型，还可以调节其他免疫细胞的表型，如自然杀伤细胞（NK）和自然杀伤T细胞（NKT）。肝也有非常大量的T细胞，包括非传统的T细胞。除了常规的

CD8+和CD4+ T细胞之外，肝还具有许多NKT细胞和TCRγδT细胞。事实上，肝比其他器官具有更多的NKT细胞，其构成肝中所有T细胞的30%，这种情况与身体其他部位的情况很不相同。肝也是γδδT细胞最丰富的来源之一。这种独特的免疫细胞的成分尚不清楚，但它们的存在可能在对微生物的第一道防线和对免疫应答的调节中起着重要的作用。

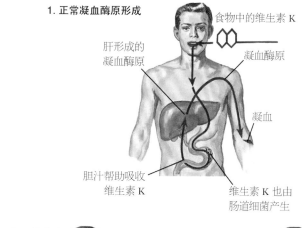

1. 正常凝血酶原形成

食物中的维生素 K

肝形成的凝血酶原

凝血酶原

凝血

胆汁帮助吸收维生素 K

维生素 K 也由肠道细菌产生

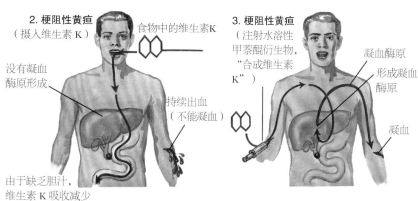

2. 梗阻性黄疸
（摄入维生素 K）

食物中的维生素 K

没有凝血酶原形成

持续出血（不能凝血）

由于缺乏胆汁，维生素 K 吸收减少

3. 梗阻性黄疸
（注射水溶性甲萘醌衍生物，"合成维生素 K"）

凝血酶原

形成凝血酶原

凝血

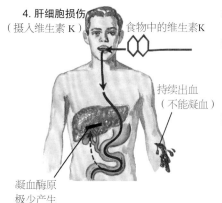

4. 肝细胞损伤
（摄入维生素 K）

食物中的维生素 K

持续出血（不能凝血）

凝血酶原极少产生

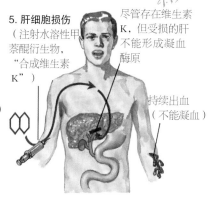

5. 肝细胞损伤
（注射水溶性甲萘醌衍生物，"合成维生素 K"）

尽管存在维生素 K，但受损的肝不能形成凝血酶原

持续出血（不能凝血）

凝血酶原的形成

一些参与凝血过程的血浆蛋白，如因子 I（纤维蛋白原）、II（凝血酶原）、V、VII、IX、X、XII和XIII，是由肝生成的。制备凝血酶原以及因子VII、IX 和 X 的能力取决于维生素 K1，一种萘醌衍生物，它可以从食物中摄取，或由肠道细菌产生。这种天然维生素存在两种不同化学形式（K_1 和 K_2），由于存在长碳侧链结构而不溶于水，因此需要胆汁酸来吸收。没有侧链的合成水溶性萘醌（甲萘醌/维生素K_3）可以代替天然维生素。

凝血酶原（因子 II）转化为凝血酶（活化因子 II）的时间为凝血酶原时间，是检测人体凝血功能和肝功能的重要量度。此外，肝还产生许多使凝血酶原转化为凝血酶所必需的因子（V、VII和X因子）。如果缺乏这些因子，其缺乏程度与肝疾病程度是平行的。

梗阻性黄疸时凝血酶原形成障碍，是由于胆汁缺乏阻碍了维生素K的吸收，同时又存在肝细胞损伤，更重要的是肝产生凝血酶原的能力从根本上丧失了。因此，维生素K_3的胃肠外给药可恢复凝血酶原的形成，从而使凝血酶原时间正常化，如果肝细胞受损，胃肠外给药这种途径是无效的，或只是暂时性有效。因此，经胃肠道外途径使用维生素K_3可鉴别凝血酶原时间延长到底是由维生素K缺乏引起还是由肝功能障碍引起的，并且可以改善阻塞性黄疸时的凝血功能，但是当同时存在肝功能障碍（肝细胞损伤）时则无效。

肝疾病的体格检查诊断

肝功能失代偿期的肝病临床诊断并不困难，黄疸加重、尿色加深、大便颜色变浅、腹围增大等病史及乏力、厌食等主观症状，还有其他消化不良的症状都会引起临床医生对肝的关注。

黄疸（即皮肤、巩膜和黏膜或多或少的深染）可以出现在肝外阻塞性黄疸以及肝细胞损伤时。然而，肝前（溶血）性黄疸通常不像其他形式黄疸那样引起组织的深染。肝性和肝后性黄疸表现为尿色暗、粪便颜色变浅，黄疸加深是突出表现。另一方面，在肝前性黄疸中，胆红素不出现在尿液中，尿色加深可能与尿胆红素含量升高有关，同样的，肝前性黄疸的大便也是深色的。值得一提的是，在某些肝病的个例中并没有黄疸或黄疸很浅。

一般认为蜘蛛痣、毛细血管扩张症、男性乳房发育、肝掌、睾丸萎缩、皮肤细腻、体毛稀疏及前列腺萎缩等是由雌激素过多造成的。尽管这些变化是继发的，但它们的出现常常有助于确定诊断。

胆汁性肝硬化、酒精性脂肪肝或非酒精性脂肪肝的患者可检测到肝大或压痛。原发性或继发性肝肿瘤的患者，肝明显增大并成结节状。在充血性心力衰竭或缩窄性心包炎时，肝可能肿大和有压痛。在其他类型肝硬化中，肝可能非常小而无法触及。

脾大、腹水、脐周静脉曲张（水母头）是门静脉高压的征象，但是脾大也可能是非门静脉高压的肝实质病变所致（如充血性心力衰竭）。

在中重度肝病和晚期肝病中，尤其是出现肝性脑病时，有经验的临床医生常常会发现肝臭。这种气味很特别，也很难描述，是一种发霉的、甜腻的、难闻的味道，有时医生在刚进入病房时比站在病人附近更容易发现它。尽管这种气味在灌肠或用泻药排便后可能消失，有时也可在轻度或慢性肝病中观察到，通常认为肝臭对判断预后有重要意义。

杵状指和甲床发白可出现在一些肝硬化合并肝肺综合征的患者身上，这些征象并不是肝病所特有的。严重瘙痒，伴或不伴黄疸，可能是胆汁淤积性肝病患者的突出症状，常见于肝后性黄疸。瘙痒症与血液中胆汁盐浓度增加有关。碱性磷酸酶和血清胆固醇在瘙痒症患者中往往是升高的，这是原发性胆汁性肝硬化的突出表现。晚期肝病患者常常会出现骶前和踝部水肿，主要是血清白蛋白和钠降低所致，水潴留是一个重要成因。

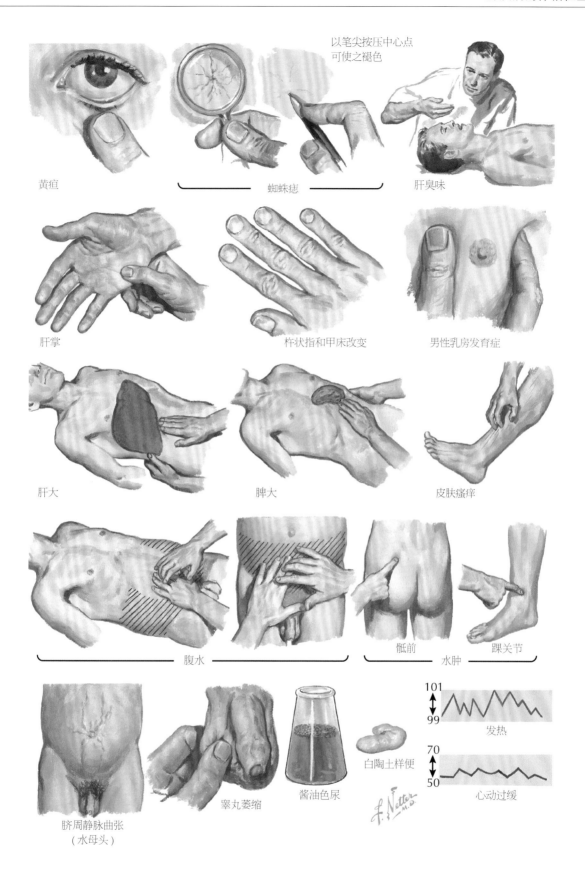

以笔尖按压中心点
可使之褪色

黄疸　　　　　蜘蛛痣　　　　　肝臭味

肝掌　　　　　杵状指和甲床改变　　　　　男性乳房发育症

肝大　　　　　脾大　　　　　皮肤瘙痒

腹水　　　　　骶前　　　　　踝关节
　　　　　　　　水肿

脐周静脉曲张
（水母头）　　　　睾丸萎缩　　　酱油色尿　　白陶土样便

发热

心动过缓

肝功能检查

　　肝功能检查是一组用于诊断和监测肝疾病的血清生化检测。虽然通常称为肝功能测试，但将血清天门冬氨酸转氨酶（AST）、丙氨酸氨基转移酶（ALT）和碱性磷酸酶检测命名为肝损伤检测更为合适，因为它们是肝损伤的标志。白蛋白、胆红素以及凝血酶原时间更适合作为肝合成功能的标志物。肝损伤检测结果升高对于诊断肝病非常有用。肝炎或暴发性肝衰竭患者的肝损伤检测标志物水平升高，以血清转氨酶显著增加（AST和ALT）为标志，而胆汁淤积（无论是肝内或肝外）患者的碱性磷酸酶和胆红素升高较

血清转氨酶更为明显。

　　血清转氨酶升高通常反映肝实质细胞的损伤，肝细胞损伤导致细胞膜通透性增加，转氨酶进入到血液循环中。虽然这种情况多见于肝损伤，但需要重视的是，其他脏器组织损伤也可能出现类似的酶学升高情况；当心脏、肌肉、肠道、胰腺和其他组织出现损害时，AST会升高，ALT也会有升高，虽然程度较ALT会轻一些。

　　虽然碱性磷酸酶可来源于胆管细胞的损伤，但是在骨形成细胞或成骨细胞中也发现了相当数量的碱性磷酸酶，这些细胞也可以将酶释放到血液中。血清碱性磷酸酶活性随着成骨

细胞活性的增加而升高，它在佝偻病、骨软化症等骨疾病以及佩吉特病（Paget病）中明显升高，在骨转移癌中呈中度升高，尤其是呈成骨性改变的时候。在骨髓瘤中，碱性磷酸酶不出现升高。碱性磷酸酶也可以从肠壁释放到血液中。

　　在许多肝胆疾病中，碱性磷酸酶也会升高。部分碱性磷酸酶通常在胆汁中排泄，因此胆汁引流不畅可能导致碱性磷酸酶的血清活性增加。此外，碱性磷酸酶还可以从受损肝细胞中释放出来，并通过破坏胆管上皮细胞而诱导产生，后一种情况包括胆管阻塞或胆汁淤积性肝病。

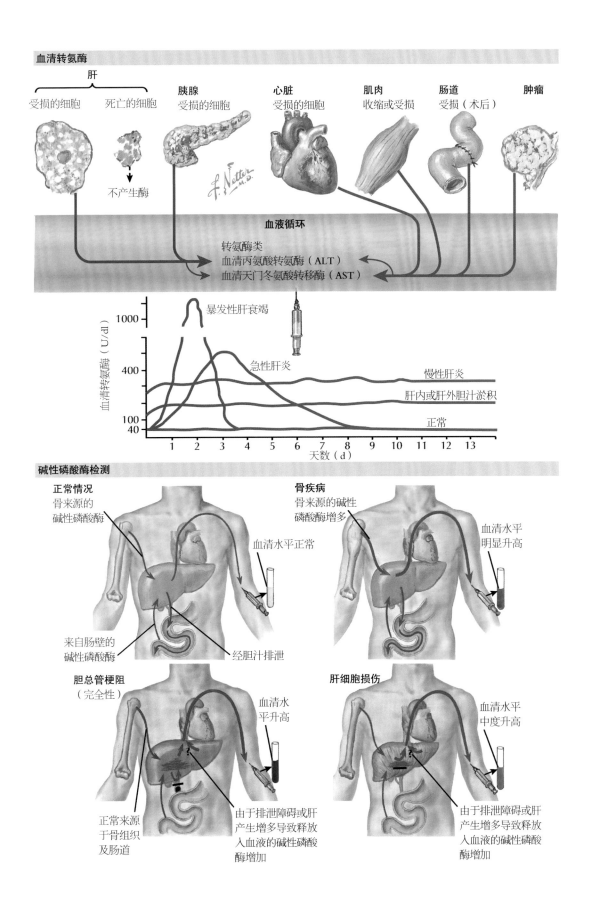

胆红素与胆汁酸代谢

在正常情况下，通过胆色素排出量计算出血红蛋白的代谢时间为16~24 g/d。在有效的血红蛋白分解途径中，胆色素途径是最重要的。胆色素的形成部位是网状内皮系统，Kupffer细胞就是这个系统中的一部分。但是，胆色素排泄的任务却是由肝实质细胞承担的。在这个排泄过程中发生的任何障碍，如肝细胞受损，或肝无法处理大量的胆色素都会导致黄疸。血液中胆红素的增加会导致尿液中出现胆红素。

每一个物种的大部分血红蛋白分子（96%）都是珠蛋白，珠蛋白是一种特殊的蛋白质，与色素辅基、血红素相连接。亚铁血红素由四个吡咯环组成，通过亚甲基（–CH）桥连接，形成一个环，内部结合有一个二价铁原子。当红细胞被破坏时，血红蛋白就会释放出来。血红蛋白的崩解开始于在一个亚甲基桥上打开四吡咯环结构。由此产生的胆绿素–铁–珠蛋白复合物（胆绿蛋白）失去铁和珠蛋白，成为胆绿素，后者被还原为游离或非

结合胆红素。这种色素可溶于脂质，但微溶于水，与重氮试剂（亚硝酸钠、对氨基苯磺酸）发生反应（凡登白试验）呈现红色，当然，这需要对色素进行特殊处理（例如添加酒精、咖啡因或尿素）以提高其水溶性才可能显现出来，因此，这种色素称为间接胆红素、非结合胆红素（或血红色胆红素、胆红素B或胆红素珠蛋白）。非结合胆红素由肝细胞摄取，在肝内与葡萄糖醛酸结合，形成水溶性胆红素双葡萄糖醛酸酯，这种形式的胆红

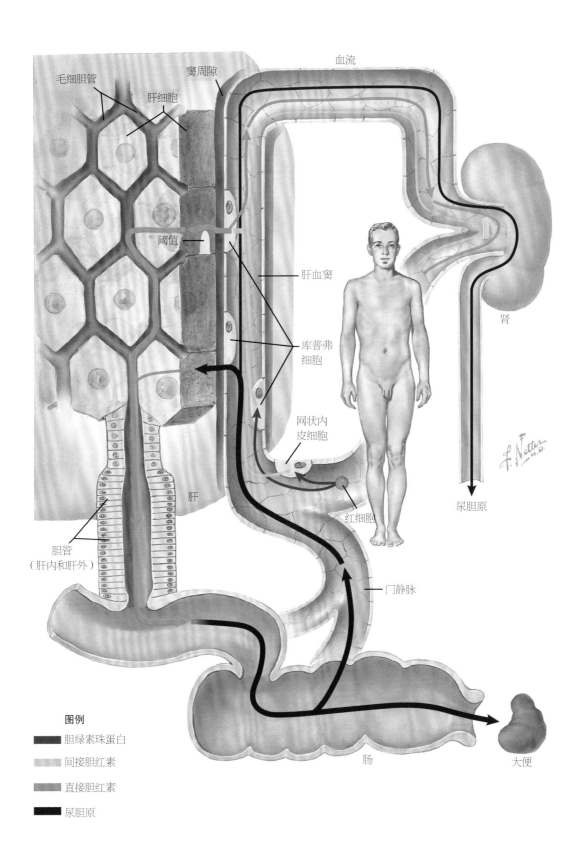

毛细胆管

肝细胞

窦周隙

血流

阈值

肝血窦

库普弗
细胞

网状内
皮细胞

肾

肝

胆管
（肝内和肝外）

红细胞

尿胆原

门静脉

肠

大便

图例

■ 胆绿素珠蛋白

▨ 间接胆红素

▨ 直接胆红素

■ 尿胆原

胆红素与胆汁酸代谢（续）

素不需要经过特殊处理即可在凡登白试验中呈现红色，因此称为直接反应胆红素（结合胆红素）。

结合胆红素从肝细胞生成，经毛细胆管进入胆管系统。如果它在此路径中停留时间过长，可被氧化成胆绿素。正常情况下，胆红素最终到达肠道，在那里被肠道细菌还原为几种化合物，主要是无色的中胆素原和粪胆原，统称为尿胆素原。只有当抗生素抑制肠道菌群或因腹泻增加蠕动时，粪便中才会出现胆红素，主要的粪便色素是尿胆素，这是一部分尿胆原化合物在肠道氧化的产物。由胆红素形成的尿胆原大约有1/3被门静脉血流重新吸收并返回肝。重吸收的大部分转化回胆红素，完成肠肝循环。

极少量的尿胆素原未经过肝肠循环回到肝，而是进入尿液中。在膀胱中的氧化细菌可以将尿胆素原转化成尿胆素，而更为常见的是，尿液在检查前被放置的时间过久也会出现这种情况。需要注意的是，这种情况可能导致错误的诊断。

虽然胆红素形成了胆汁的颜色，在血红蛋白代谢和清除中起着重要作用，但胆汁输送也起着许多其他重要的作用。胆汁的主要成分是胆汁酸，它是由肝细胞合成的，通过特殊的受体分泌到毛细胆管，然后再进入胃肠道，它以微胶粒的形式帮助膳食脂肪和脂溶性维生素吸收。胆汁酸还具有许多与肠上皮细胞相互作用的功能。此外，胆汁排泄对于胆固醇向胃肠道的转运和脂溶性毒素、药物、金属及其他物质的消除起到很重要的作用。

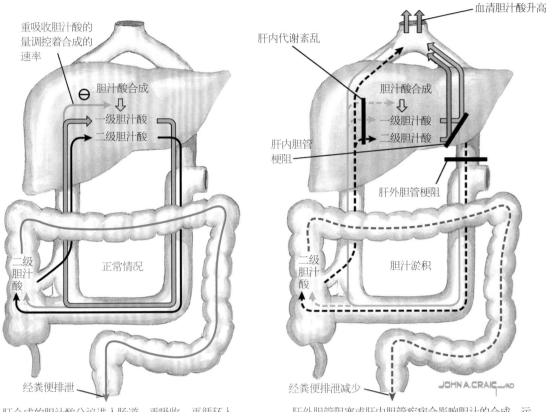

肝合成的胆汁酸分泌进入肠道，重吸收，再循环入肝，仅有小部分经粪便排出

肝外胆管阻塞或肝内胆管疾病会影响胆汁的合成、运输、吸收或分泌，这将造成胆汁酸的肠肝循环减少

细胞代谢机制

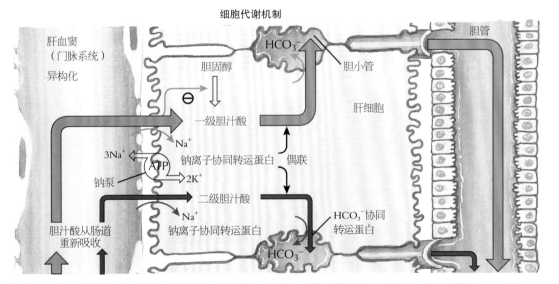

初级（一级）胆汁酸合成、结合、分泌进入毛细胆管。在小肠，部分胆汁酸转化为次级（二级）胆汁酸，90% 胆汁酸经门脉系统重吸收回到肝；在肝细胞中，初级胆汁酸再循环，次级胆汁酸异构化并排泄

胆红素与胆汁酸代谢（续）

许多有机阴离子和阳离子在胆汁中排出，如药物和毒素。胆汁的其他组分包括激素、维生素、细胞因子（如肿瘤坏死因子和白三烯）和二价阳离子（如铜）。肝是机体铜调节的重要组成部分，慢性胆汁淤积会导致肝中过量的铜蓄积。威尔逊病（Wilson病）是由ATPB7基因的功能缺失引起，该基因调节铜从胆管排泄，因此该病是一种铜储存障碍性疾病。此外，胆汁中含有蛋白、结合珠蛋白、溶酶体酶和分泌型免疫球蛋白A，这些都可能在胃肠道中发挥重要的免疫功能。

初级胆汁酸来源于胆汁，次级胆汁酸是在胃肠道经过肠道细菌转化而成。两者都经肝吸收和再循环，只有少量的经粪便排出。肝外阻塞或肝内疾病会导致胆汁淤积，粪便胆汁酸排出减少，血清胆汁酸水平升高。胆汁淤积时血清蛋白和凝血因子下降，导致体重下降，并容易出现瘀斑。

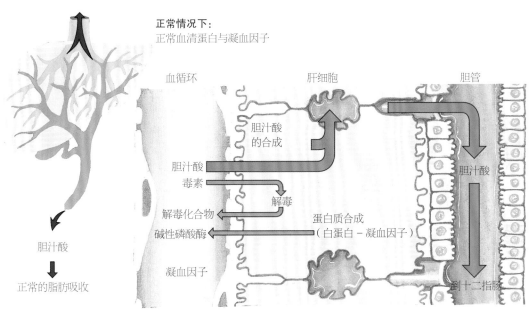

正常情况下：
正常血清蛋白与凝血因子

肝细胞（具有运输和分泌的性能）合成血清蛋白和凝血因子，并将其分泌到血液中。
胆汁酸从循环中吸收，并与新合成的胆汁酸一起分泌到胆管中。从循环中吸收的毒素
经解毒返回到循环

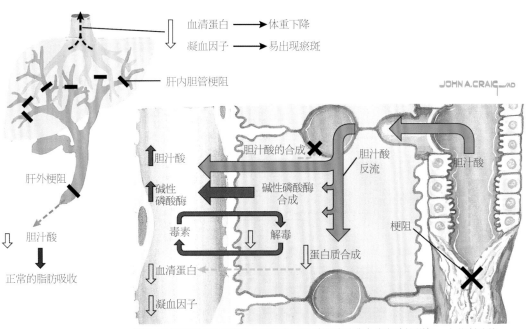

胆汁阻塞和胆汁酸反流进入肝细胞导致碱性磷酸酶合成和分泌增加。由此所致的
肝细胞损伤抑制蛋白质和凝血因子的合成，限制了解毒作用

肝活检

肝组织的显微镜检查是肝疾病诊断的重要手段。它可以提供有关肝病潜在病因的重要基本信息，并可根据损伤程度和纤维化程度判断预后。肝活检可以有以下几种方式。在手术过程中（腹腔镜或开腹手术）从肝游离缘获取楔形标本，这种标本可能是有用的，但也不一定令人满意。因为肝游离缘的包膜下纤维增厚，这个部位取出的标本进行活检会出现原本正常的肝组织表现为肝硬化样的改变。标本应从肝的前部取得，或者可以通过针吸活检方式获得更多中心部位的标本。活检最好在手术开始时进行，以减少观察误导及非特异性组织改变，特别是可能由手术本身导致的白细胞浸润及局灶性坏死。

肝活检术可通过经皮盲穿实现或经皮超声引导实现。患者取仰卧位，手臂置于头顶，双腿固定于使肋间隙增宽的位置。通过肝区叩诊在腋中线找到一个合适的肋间区域，也可以通过超声定位。

穿刺针有很多种种类可以选择，主要分为两大类。一种是吸引式穿刺针（如Menghini、Klatzkin或Jamshidi针），一种是切割式穿刺针（如Tru-Cut、Vim-Silverman或弹簧式自动穿刺装置）。吸引式穿刺针一般附带注有生理盐水的注射器。局部麻醉后，将针头刺入皮下组织，注射少量液体以去除针腔内的组织碎片。回抽活塞，在注射器中产生抽吸力，针头在呼气末期或呼气屏气时进入肝，屏住呼吸，穿刺针快速撤出。标本的直径相对较小，但不变形，对于判断肝炎等弥漫性肝病而言是足够的。这种技术在小孩和其他不合作的人群中很容易应用。较大标本有利于检测局灶性病变，如肉芽肿和癌。

使用切割针时，将带有凹槽的针芯穿过套管并推进到肝中，带有斜面的针面分离冲压出小块组织。利用外套管相对于内套针凹槽的快速相对运动，对病变组织进行切割，获取组织标本后迅速撤出穿刺针。

不管使用哪种技术，标本都可以从针管中挤出到玻璃管中，通过光照检查，经常可以进行肉眼判断。肝硬化时可见结节，标本容易破碎成小片。严重的胆汁淤积时，标本呈现绿色，血色素沉着病标本是棕色的，肉芽肿或转移瘤则表现为白色结节。

除了经皮途径之外，肝活检也可以通过颈静脉通路获得。这种方法可用于有出血倾向的患者，如存在凝血障碍、腹水或其他疾病而不能采用经皮穿刺的患者。经颈静脉途径的理论优势在于，如果出现出血，则会发生在血管内。肝活组织检查的禁忌证是显著的出血倾向、感染和肝表面扩张的异常胆管。肝穿刺的风险包括了腹腔内出血、肿瘤组织出血、淀粉样变性肝破裂。其他并发症包括肋间动脉撕裂、胆囊或胆管穿孔以及气胸。最常见的风险是疼痛和出血，发生致命并发症的风险在1/10 000左右。慎重考虑活检的指征和术后严密的观察将大大减少危险并发症的发生。

经皮针吸和腹腔镜技术

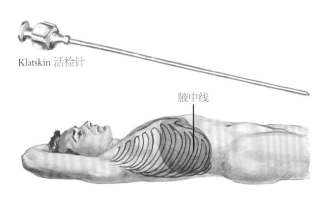

Klatskin 活检针

腋中线

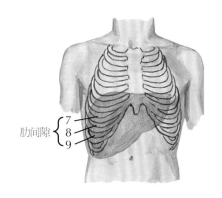

肋间隙 {7 8 9}

1. 注射生理盐水（1ml），将组织块从针芯中排出来

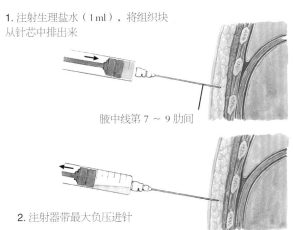

腋中线第 7 ~ 9 肋间

2. 注射器带最大负压进针

3. 呼气时屏住气，穿刺针保持直线方向进针不得旋转，快速推针至最大深度；保持吸气状态

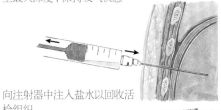

向注射器中注入盐水以回收活检组织

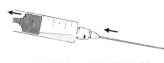

4. 快速拔针且不能旋转穿刺针，保持负压状态

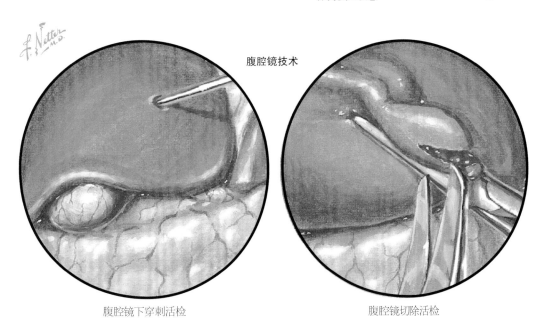

腹腔镜技术

腹腔镜下穿刺活检   腹腔镜切除活检

肝纤维化的无创性评估

肝纤维化的准确分期对于预测患者预后有重要作用，并可反映出肝病治疗的效果。肝活检被认为是诊断肝病理状态和纤维化分期的金标准，但存在一些缺陷。它具有侵入性，费用高，各种原因所导致的死亡率接近0.2%。由于病理改变分布不规则，取样可能存在误差，从而导致诊断不准确。目前已研发出几种无创性检查，最常应用在慢性丙型肝炎和非酒精性脂肪肝（NAFLD）患者中。这些检查分为血清标记物和影像学检查两大类。检查目的在于区分轻微的纤维化（0～1级，4分级）和显著的纤维化（2级及以上，4分级）。但是高达50%的测试结果落在不确定的范围内。联合血清学试验和影像学可以提高准确性。实践指南已将一些无创检查纳入到晚期肝纤维化的诊断建议当中，但活检仍然通常被推荐用于判断预后和制定治疗决策。

血清标志物

大多数评分系统使用直接标志物的组合，这些直接标志物是来源于纤维化基质的结构蛋白或涉及纤维形成或纤维化的炎性介质的蛋白质，还有一种是间接标记物，这类标记物被认为与纤维化的进展相关但不直接参与这个过程，可通过简单的生物化学方法测试。间接标记物因其广泛的实用性和较低的成本而更具吸引力。这种方法的实例包括APRI（AST／血小板比率）、FIB-4（血小板计数、AST、ALT和年龄）和NAFLD纤维化（年龄、体重指数、血小板计数、AST、ALT、糖尿病/糖耐量异常、白蛋白）评分。APRI和FIB-4评分主要用于慢性丙型肝炎的肝硬化预测，当分值为1.0或以上时的特异性为72%，分值为3.25或以上时，特异性可高达97%。NAFLD纤维化评分用于NAFLD患者，评分高于0.675预测为晚期纤维化，特异性为98%。在一些专有的测试中，使用了多个间接标志物，它们主要在欧洲和美国的乙肝或丙肝患者中进行研究，包括FibroTest/FibroSure、ActiTest和Hepascore，这些标志物在研究中的准确性都很高。

影像学研究

常规的影像技术，如超声、计算机断层扫描（CT）和磁共振成像（MRI），可以检测出晚期肝硬化，但通常只有出现门静脉高压症这样的并发症时才可检测出。专门的超声和磁共振弹性成像技术可以通过测量机械脉冲在肝组织中传播的速度来评估肝的硬度。随着肝硬度（纤维化）加重，速度增快。磁共振弹性成像的研究较少，但其结果似乎与基于超声的瞬时弹性成像或 FibroScan相似。FibroScan可以测量肝硬度（纤维化），并预测肝硬化患者的并发症，如大的静脉曲张，还可预测已知肝硬化患者的手术风险。通过置于肋间的换能器输送脉冲，并通过脉冲回波超声进行测量。结果以千帕（kPa）表示，范围为2.5～75kPa，评价标准因肝疾病病因而异。通常而言，正常情况下肝硬度值低于5kPa，明确的肝硬化硬度值高于15kPa。测量一系列脉冲（10次），可确保结果一致，以提高速度测量的准确性。这项技术在慢性丙型肝炎病毒感染患者中有广泛的研究，与大多数血清学试验相比，它在诊断肝硬化方面显示出了优越性，其敏感性和特异性约为95%。这种技术有局限性，包括穿透深度有限（这点在肥胖患者中很重要）；这个问题推进了更大探头的研发。肝脂肪变性和炎症会影响剪切波的传播和准确性。

其他成像技术包括实时剪切波弹性成像和声辐射力脉冲成像，其效果与瞬态弹性成像相似，但它们提供的数据较少，临床应用也较少。

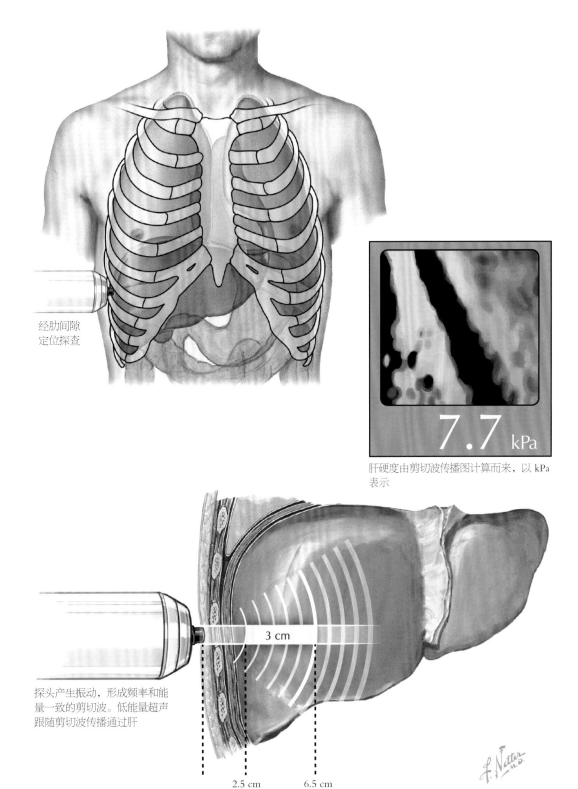

经肋间隙
定位探查

7.7 kPa

肝硬度由剪切波传播图计算而来，以 kPa
表示

3 cm

探头产生振动，形成频率和能
量一致的剪切波。低能量超声
跟随剪切波传播通过肝

2.5 cm   6.5 cm

测量组织的深度和体积

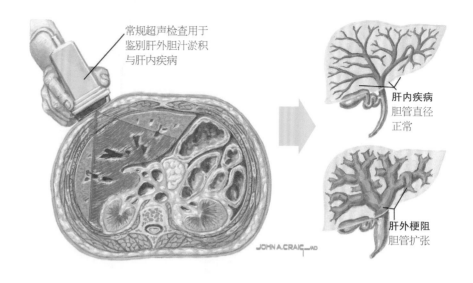

常规超声检查用于鉴别肝外胆汁淤积与肝内疾病

肝内疾病胆管直径正常

肝外梗阻胆管扩张

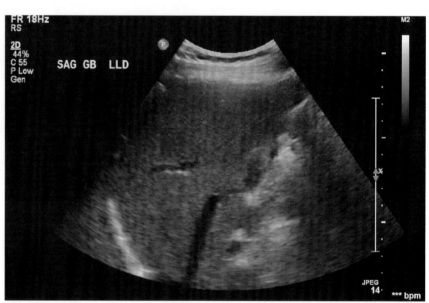

正常肝超声图像

肝影像学检查

过去数十年来，医学影像技术取得了巨大的进步，这使得影像学检查成为肝病患者评估的标准。超声、CT、MRI等影像学技术都能产生高分辨率的图像，在临床实践中得到广泛应用。

超声检查

腹部超声通常是用于检查肝疾病的首选诊断成像技术，因为它具有广泛的适应性、便携性和易用性。标准肝超声检查不需要静脉注射，也不存在电离辐射。该技术的基础是向人体组织发送不同频率的特定声波并检测其反射波。这些信号经计算机转换可在屏幕上显示为人体组织的不同声频特性图像，并可推断出解剖学信息和组织结构信息。超声可以检测到实性或囊性病变。超声通常是在肝硬化患者中筛查肝细胞癌的首选检查。对于脂肪肝患者，超声可用于检测肝脂肪沉积。血管的通畅性也可以采用多普勒技术评估，它还可以检测一些重要的临床情况如门静脉血栓形成或评估经颈静脉肝内门体分流术（TIPS）放置的分流支架的通畅性。

超声对评估胆囊和胆囊的病变特别有用，它还可以用于检测肝内和肝外胆管扩张。右上腹病变患者的首选检查往往就是超声检查。它可以排查胆石或胆囊壁增厚等这些炎症征象或胆总管结石征象。

除了用于诊断目的之外，超声也可用于介入治疗，如穿刺术或肝活检术的定位，以引导穿刺针置于正确的解剖部位。

计算机断层扫描（CT）

除了胆囊以外，CT扫描在肝胆系统成像方面优于超声。CT不像超声那样依赖操作者，可以为肝和其他腹部结构提供更全面和详细的评估。与超声不同，CT扫描不会受到覆盖于腹部上方的气体或腹水的限制。射线束对人体检查部位进行扫描，由与射线

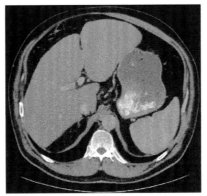
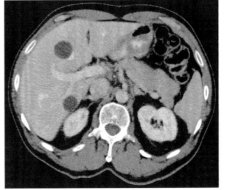

正常肝（左）和伴有肝囊肿正常肝的CT表现（右）

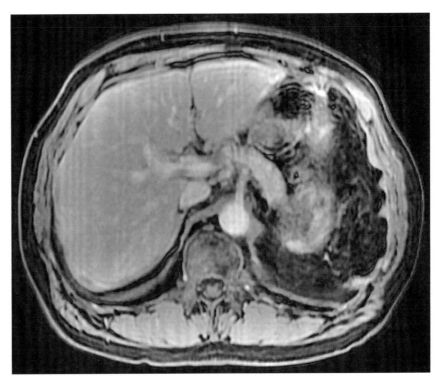

正常肝的磁共振成像

肝影像学检查（续）

方向相反的旋转探测器接收透过检查部位的射线，检测到的辐射量是经过成像组织衰减的。经过处理，可解剖重建出二维或三维图像。静脉注射碘造影剂，通过定时图像采集，可发现关于潜在肝病变的有意义的信息。例如，在肝癌的病例中，对比剂通过病灶动脉增强期与肝动脉是同步的，随后对比剂在门静脉期时表现为"快出型"的肝癌特征性图像。从临床角度看，对于隐匿的肝硬化患者，放射学诊断优于组织活检诊断。因此，CT扫描是评价肝病变的有效手段。CT扫描除了提供良恶性团块状病变的重要信息外，还提供了血管通畅性和肝轮廓等信息。随着肝硬化的进展，在CT上可以很容易地发现结节和尾状叶肿大等特征性结构改变。门静脉高压的证据也可以在许多方面看到，如静脉曲张、腹水和脾大。在缺乏肝活检的情况下，这些特征可用于肝硬化的诊断。

磁共振成像（MRI）

MRI是肝胆成像的另一项重要技术。利用强磁场使人体组织内旋转的质子出现有序排列，释放出磁化矢量，从而可检测出不同时间间隔释放出来的能量。来自不同组织的特征信号强度大小取决于相对的水分和脂肪的含量。将信号转换成灰阶横断面图像可以提供有价值的肝胆成像。T1和T2信号是指在外加磁场刺激后产生了磁化矢量相位差的质子恢复至某特定磁化矢量状态所需的时间。水在T1图像上是暗的，在T2图像上是亮的，但是对于脂肪来说，暗度和亮度是相反的。使用MRI的T1和T2图像，可以区分许多肝病变，包括囊肿、血管瘤、肝细胞癌和转移性肝癌。另外，还可以为肝硬化和血色素沉着病诊断提供影像依据。增强MRI与CT扫描相似，能进一步显示肝肿瘤的特征。除了标准磁共振成像外，磁共振胆管造影还能提供无需对比剂的有价值的胆管树图像。

妊娠过程中的肝疾病

妊娠期正常的生理变化可能影响肝功能检查的结果，但不能作为诊断肝本身疾病的依据。随着妊娠期的发展，血清白蛋白水平因机体血容量增加而降低，血清碱性磷酸酶水平因胎盘碱性磷酸酶增加而升高，但血清转氨酶通常不因妊娠而出现变化。

妊娠期出现的肝疾病可分为以下三类：①仅在妊娠期出现的肝病；②包括妊娠期在内的、任何时间都有可能出现的肝病；③慢性的潜在肝病在妊娠期被发现。仅在妊娠期出现的肝病有妊娠剧吐、妊娠期肝内胆汁淤积症、先兆子痫／子痫相关性肝病（譬如以溶血性贫血、肝酶升高、血小板低为表现的HELLP综合征），以及妊娠期急性脂肪肝。

妊娠剧吐指在妊娠期出现严重恶心、呕吐的一种症候。它并非肝本身出现疾病，但可引起肝功能的异常。在早孕期，部分病人的肝功能检查可出现异常。异常的程度通常比较轻，但转氨酶水平可偶尔超出正常范围20～30倍。肝活检通常不是必须的，但可提示肝有无轻度脂肪变性或无异常表现。妊娠剧吐引起的肝功能异常通常在控制脱水状态和营养不良后很快恢复。

妊娠期肝内胆汁淤积症（intra-hepatic cholestasis of pregnancy，ICP）是通常在晚孕期出现的胆汁淤积型肝病。该病在分娩后立即消失，但在以后的妊娠过程中或口服避孕药后可能再发。该病的典型表现为瘙痒（必要条件）和胆汁酸增高。瘙痒通常在第28周出现，但也可能更早。肝酶也可轻度升高（尤其是血清转氨酶），以及碱性磷酸酶轻度升高。黄疸少见，但偶有发生。胆汁酸水平升高很有诊断意义，其程度差异较大，可有轻度升高，也可能达到正常值上限100倍的水平。严重瘙痒伴黄疸的病人可出现脂肪吸收不良伴维生素K缺乏，其中少数病人因维生素K缺乏可出现凝血酶原时间（PT）异常。

ICP产生的机制可能是内分泌因素

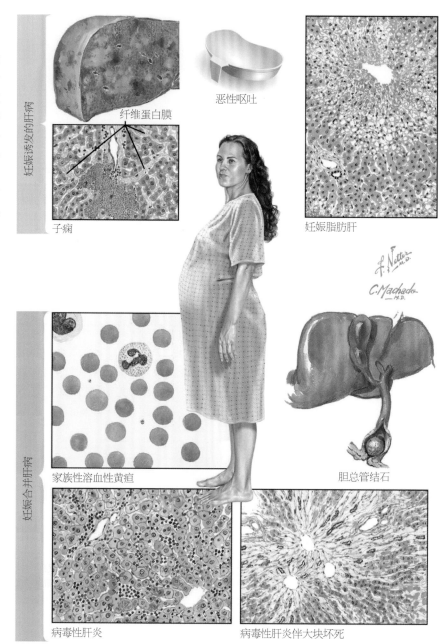

纤维蛋白膜

恶性呕吐

子痫

妊娠脂肪肝

家族性溶血性黄疸

胆总管结石

病毒性肝炎

病毒性肝炎伴大块坏死

和遗传因素的共同作用。在妊娠期，雌激素（孕激素也可能）具有胆汁淤积效应，引起胆汁形成障碍。胆汁形成障碍与一个或多个肝细胞胆汁酸转运体的遗传变异可重叠影响。*ABCB4*（ATP结合盒转运蛋白B4）基因编码肝细胞磷脂转运体MDR3（多药耐药蛋白3），部分病人会被检测到*ABCB4*基因突变。其他调节胆汁酸转运的基因，其突变也被发现，包括*ATP8B1*、*ABCB11*（ATP依赖的毛细胆管胆汁酸转运体）和*NRH1HA*，分别编码家族性肝内胆汁淤积症1型蛋白、胆盐排出泵和类法尼醇X受体。ICP的病理表现

是金黄色至棕色的胆色素贮积在肝细胞以及在成对的肝细胞之间的扩张的毛细胆管内。通常没有炎症和肝细胞坏死，而且门管区的肝内胆管形态正常。该病理表现是任何原因的肝内胆汁淤积的特异性表现，与其他单一妊娠期肝功能紊乱的病理表现有显著区别。

瘙痒可引起母体明显的不适和病态。ICP与母体死亡率增加无关，但这种功能紊乱与新生儿围产期的患病率和死亡率有关，且患病率和死亡率似乎与血清胆汁酸的水平相关。胎儿的合并症的发生率与母体胆汁酸的水平

HELLP 综合征（溶血、肝功能异常、血小板低）

妊娠过程中的肝疾病（续）

平行；大部分合并症发生于母体的胆汁酸超过40 μmol时。

ICP的最佳治疗则是分娩；一旦新生儿娩出，瘙痒通常缓解。如果胎儿很不成熟以致不能分娩，则推荐对症治疗。熊去氧胆酸可用于改善肝功能，缓解母体的瘙痒，而且也可能对胎儿的结局有益。胆汁酸结合剂考来烯胺也曾被试用，但效果不如熊去氧胆酸。因为在重病和维生素K缺乏的女性中有胎儿出血的报道，故所有黄疸或胆汁淤积时间延长的女性均应补充维生素K。

与妊娠剧吐和ICP不同，HELLP综合征和妊娠期急性脂肪肝与子痫前期有关。实际上，HELLP综合征最早被描述为具有严重子痫前期或子痫伴肝病的女性中的其中一部分特殊群体。HELLP综合征罕见但极具破坏性，其诊断依据一组临床症状，包括晚孕期微血管性溶血性贫血、血小板减少、肝功能检查结果升高。尽管发病机制不明，HELLP综合征与子痫前期或子痫的关系提示该病是异常的肝血管内皮反应或破坏。发病机制可能是滋养层细胞植入，引起组织灌注减少和血管内皮异常。血管内皮异常引起血小板激活和聚集。肝活检所见的特征性病变为门静脉周围的肝血窦内的纤维蛋白血栓、肝细胞坏死和门静脉周围出血。

妊娠期急性脂肪肝也与子痫前期有一些关联，但不如HELLP综合征密切。妊娠期急性脂肪肝与胎儿线粒体长链3-羟酰辅酶A脱氢酶（LCHAD）缺陷有显著相关。胎儿LCHAD缺陷可造成长链3-羟基脂肪酰代谢产物积累，这些产物对肝有毒性。有观点认为，长链3-羟基脂肪酰代谢产物积累与晚孕期环境应激之间的一些相互作用可能造成在妊娠期急性脂肪肝的基础上突然肝衰竭发作。患者经常表现出不特异的症状，如恶心、呕吐、右上腹或心口痛、不适、头痛和食欲缺

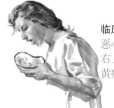

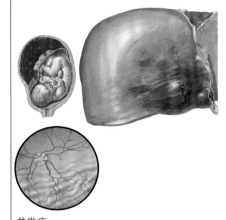

临床症状
恶心，呕吐
右上腹痛
黄疸

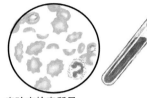

实验室检查所见
· 溶血（外周血涂片可见破碎红细胞）
· 肝酶升高
· 低血小板计数

并发症
· 胎盘早剥   · 急性肾损伤
· 肝被膜下血肿   · 肺水肿
· 视网膜脱落   · 弥散性血管内凝血 (DIC)

子痫

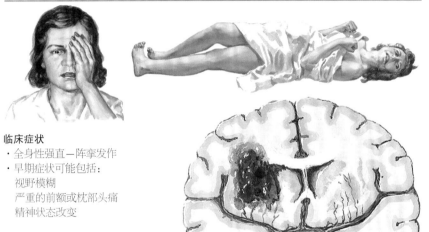

临床症状
· 全身性强直-阵挛发作
· 早期症状可能包括：
  视野模糊
  严重的前额或枕部头痛
  精神状态改变

并发症
· 脑出血

乏。患者出现典型的进行性黄疸，但瘙痒罕见。其后可突然发生急性肝衰竭，并伴随严重的凝血功能紊乱和低血糖。血清转氨酶可升高10～15倍，但在暴发性肝衰竭中，转氨酶升高相比于其他实验室证据则不明显。肝活检的特异性表现为小叶中央微泡脂肪浸润，几乎无炎性表现。

在妊娠期，急性肝病可能同时发生，或者妊娠前已有的慢性肝病在妊娠期被发现。常见疾病（如病毒性肝炎）可能在有危险因素的年轻女性群体中更常见。一些肝疾病如胆囊疾病、疱疹性肝炎和Budd-Chiari综合征，因为妊娠期的病理生理变化而在妊娠期更常见。一些患者在妊娠前

已存在的慢性肝病可在妊娠期出现体征。在这组人群中，肝病的严重程度决定受孕能力；活动性或进展性肝病患者可能无法受孕。

对于已经存在肝病的患者，有一些问题需要考虑。首先，妊娠的风险与门静脉高压的程度相关。门脉压力在妊娠的每个阶段升高；妊娠前已有门静脉高压的患者，消化道出血的风险是患病和死亡的主要原因。没有证据显示妊娠时自身免疫性肝炎缓解期或肝豆状核变性发生加重，但是，最好在妊娠前控制这些疾病，并且不要在妊娠前或妊娠期停止治疗。对于乙型肝炎的患者，需要采取特定的预防措施以减少母婴传播的风险。

穿刺伤

肝挫裂伤和
肝撕裂伤

肝被膜下血肿

右侧结肠旁沟的
游离肝碎片

创伤

肝的形状、部位及固定性导致它很容易遭受外伤，包括锐器伤或钝器伤。肝是仅次于颅脑，经常遭受钝挫伤的器官。不同深度的子弹或锐器伤，造成肝被膜破裂和肝实质出血。超过1/4的胸腹联合伤会波及肝。车祸或坠落等钝挫伤会造成肝大小和数目不等的破裂及撕裂。肋骨骨折端会造成肝撕裂，或者受到胸廓和脊柱的挤压造成肝损伤。在遭遇钝挫伤时，内部挤压或对冲伤会造成被膜下损伤或肝中央破裂；如果外力冲击力小，可能仅会形成肝被膜下血肿。

肝脓肿、肝囊肿、传染性疾病例如疟疾、肝炎和脂肪肝等疾病会造成肝被膜张力增加，肝变得更脆弱，在此基础上，肝遭遇到外部钝挫伤就容易造成肝破裂。与脾不同，轻微损伤造成的自发性肝破裂比较罕见。据报道，餐后肝充血和妊娠期间受伤后更容易导致肝破裂。

除了被膜下血肿和小的撕裂伤所引起的腹腔出血会引起轻微的腹膜刺激症状外，其他临床表现轻微，通常很快痊愈，仅遗留色素沉着和白色被膜下疤痕。如果血肿继发感染，肝内、膈下或肝周的脓肿会使临床结局复杂。肝内小胆管破裂造成胆汁渗漏会形成肝内胆汁湖。罕见并发症是形成门静脉血栓或动脉瘤。有一种争议观点认为急性肝炎，包括爆发性肝炎和肝硬化可能和之前的肝外伤有因果关系。休克可能会造成肝小叶中心坏死。很难证明，肝创伤和其他肝弥漫性病变之间有确切关系。

严重的肝撕裂伤或肝破裂的死亡率战时比平时高。创伤后早期死亡原因是由肝出血引起的，出血凶猛且不容易停止有以下原因：肝静脉管壁薄，没有静脉瓣；肝本身就是血管窦；胆汁和血混合干扰血液凝结；肝随膈肌上下移动。在过去的十年，介入栓塞已经取代外科手术已成为治疗血流动力学稳定的肝出血病人的首选。之后外伤后期胆管破裂引起胆汁性腹膜炎、休克或感染，成为主要的死亡原因。早先"肝肾综合征"用来描述肝外伤后组织代谢产物的毒性作用造成肾衰竭。然而，没有证据表明受伤、坏死甚至完全离断的肝组织会对其他器官造成毒性作用。必须承认肝血流的中断会导致急性重型肝炎。

如果病人存活下来，坏死区域会有分界清楚的纤维组织带包裹。游离的肝组织碎片会贴附在腹腔或结肠旁沟。

肝外伤的实验室检查临床意义不大。黄疸很罕见，并且主要出现于胆囊和胆管破裂，后期可能是由于肝脓肿或创伤性胆管炎会出现黄疸。异物，如子弹，最终会移行到胆管，造成梗阻性黄疸。

肝对外部电离辐射相对不敏感，即使是体内放射性物质（如磷-32）积聚在肝对肝的放射损伤也不严重。

新生儿阶段黄疸

出生后的最初几天出现黄疸是常见现象。通常，皮肤、巩膜黄染由非结合胆红素的积累引起，是自限性的生理过程。生理性黄疸有多种原因，比如红细胞比容高，胎儿红细胞寿命短，以及肠道菌群转化胆红素为尿胆原的程度低，从而造成更多胆红素重新进入血液循环。另外，将非结合胆红素转化为结合胆红素的尿苷二磷酸葡萄糖醛酸转移酶（UGT1A1），其活性低也是原因之一。UGT1A1在出生后7天的足月儿中的活性大约是成人的1%，直到出生后14周才达到成人水平。在出生前，因为胆红素需要在非结合状态下才能通过胎盘，故该酶的活性被下调。出生后，该酶随时间推移逐渐发挥功能。这一过程在早产儿中较慢，因而早产儿的胆红素生理下降耗时更长，程度更重。部分早产儿可观察到肝内严重的胆汁淤积和许多造血灶，但除了肝左叶偶见之外不发生肝细胞变性，肝左叶的这些细胞在胎盘循环被终止后很快失去含氧血供应。

新生儿生理性黄疸一般为良性；但如果血清胆红素水平过高，胆红素可在脑部沉积，沉积部位偏黄色。19世纪后叶的德国病理学家将这种脑受累命名为核黄疸。非结合胆红素对脑有毒性，如不处理可造成脑损伤。基底神经节的细胞核极度染色、变性。海马角的细胞在一些情况下有类似的染色与崩解，皮层细胞的类似变化则罕见。中枢神经系统的这些细胞变化的机制和基底神经节好发的原因尚不能被解释。出生后早期血脑屏障透过性的异常与缺氧造成的损伤导致胆色素易在脑部沉积被认为是重要因素。有关高胆红素血症的程度与核黄疸死后僵直的关系的研究指出，非结合胆红素（或称为间接胆红素，为脂溶性）的水平与脑部改变有关，但其他因素如发育不成熟、缺氧、贫血和黄疸持续时间也会有影响。间接胆红素水平在20 mg/dl以下时核黄疸罕见。

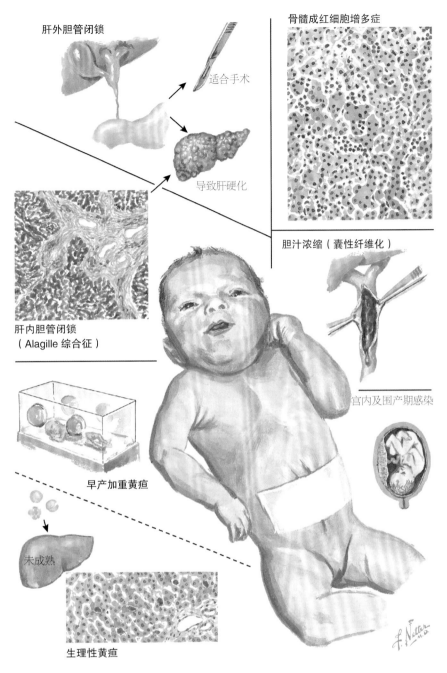

肝外胆管闭锁

适合手术

导致肝硬化

骨髓成红细胞增多症

胆汁浓缩（囊性纤维化）

肝内胆管闭锁（Alagille 综合征）

宫内及围产期感染

早产加重黄疸

未成熟

生理性黄疸

如果不治疗，新生儿黄疸的脑部并发症可在出生后1周内被临床发现。新生儿开始表现出嗜睡、呕吐、拒食。可能观察到呼吸不规律、循环不稳定、肌肉痉挛抽搐、角弓反张。啼哭时尖叫和紧抱反射异常被认为是特征性表现。大多数进展至核黄疸的小儿在短期内夭折，通常在首次出现体征后的1～10天。约25%～30%的少数患儿有永久性脑损伤，患儿心理发育迟缓，开始学会走路的时间延迟甚至永远无法行走，出现言语困难或者肌肉不协调，而且一直处于身体无助的状态。未经治疗的核黄疸是脑性瘫痪的原因之一。因此，通常推荐根据胆红素水平和年龄评估发生严重高胆红素血症的风险，确定一个胆红素阈值，在胆红素超过此阈值时开始光疗法。此过程必须监测体温和体液状态，并保护眼睛不受光照。在严重高非结合胆红素血症的病例中，血浆置换可预防可能发生的核黄疸。

高非结合胆红素血症也可以发生于ABO或Rh血型不相容引起的同种免

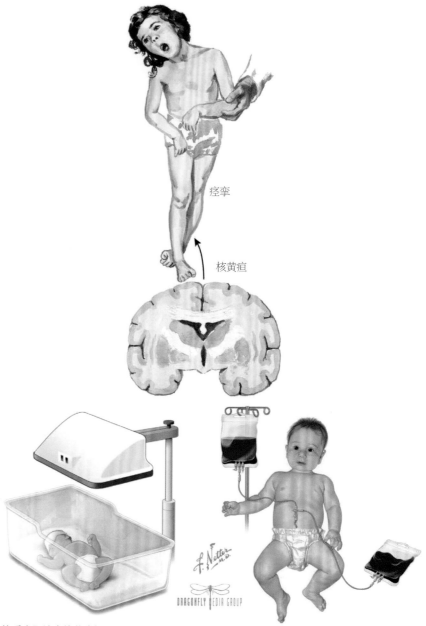

痉挛

核黄疸

接受光照治疗的黄疸新生儿
（戴着眼罩保护眼睛）

接受血浆置换的黄疸新生儿
（通过脐血管导管）

新生儿阶段黄疸（续）

疫介导的溶血。新生儿黄疸的最重要类型与新生儿溶血性疾病相关，该病也被称为胎儿成红细胞增多症。其原因为母体的IgG通过胎盘与胎儿循环中的红细胞反应，从而造成溶血。这种情况可发生于Rh阴性的母亲暴露于继承了父亲Rh因子的胎儿Rh阳性红细胞时。胎儿红细胞通过胎盘引起母体产生抗体，抗体进入胎儿体内，破坏携带Rh因子的红细胞。有妊娠史、胎儿为 Rh 阳性的Rh阴性孕妇，应该于妊娠期和分娩后48小时内予Rh免疫球蛋白以预防致敏。该方法的机制为Rh免疫球蛋白可在母体产生免疫应答、制造抗体之前结合任何携带Rh抗原的胎儿红细胞。

胆汁淤积也可能是新生儿黄疸的原因之一。梗阻、遗传代谢异常、感染、毒性损伤均可导致新生儿期胆汁淤积。梗阻有多种原因，包括肝外胆管闭锁、Alagille综合征、胆汁浓缩／黏液栓，以及胆总管囊肿。胆管闭锁或肝外胆管广泛发育不良是影响肝外胆管的特发性疾病，造成出生8周内的进行性黄疸。其原因为胆管发育的早期临时阶段的实心的胆管原基持续存在，未发育成管腔。胆管或部分胆管应在的位置可能发现不含上皮细胞的纤维索，提示完全性发育不良。多数闭锁发生在原本应发育成胆总管的较下部的位置。早期识别、外科介入可改善胆管闭锁的结局。即使是采取最佳的治疗，胆汁性肝硬化仍可在一段时间后发生，很多病人的长期治疗需要肝移植。除了肝外胆管闭锁之外，Alagillle综合征可出现肝内胆管的异

常。该病有叶间胆管缺乏伴随全身特殊表现，如心脏异常、蝴蝶椎、脸部畸形（经典特征是宽鼻梁、三角脸、深眼窝）。该综合征的大多数病例与JAG-1基因突变有关。

其他造成梗阻的原因包括胆管的囊性改变（胆总管囊肿）、胆结石、胆泥和肿瘤。囊性纤维化的新生儿有胆汁浓缩。

其他造成新生儿慢性胆汁淤积的

原因为感染，包括细菌、原虫和病毒感染。常见的病原体为TORCH（刚地弓形虫、风疹病毒、巨细胞病毒、单纯疱疹病毒和梅毒螺旋体）。细菌感染也可造成黄疸。

代谢因素包括α1-抗胰蛋白酶缺乏症，可表现为新生儿肝炎。半乳糖血症偶尔引起新生儿黄疸。母体营养是另一个可造成黄疸的新生儿胆汁淤积的重要原因。

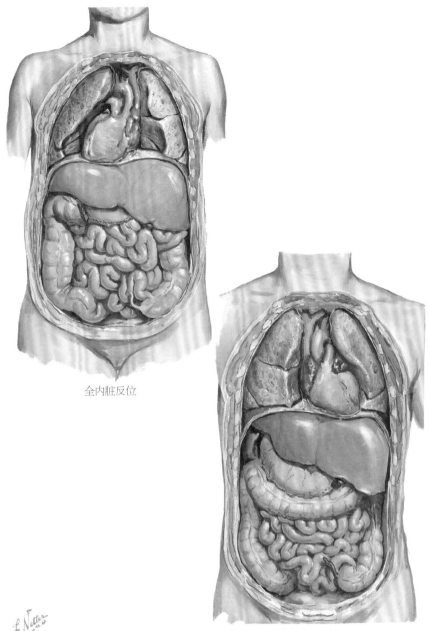

全内脏反位

部分内脏反位

先天性肝错位

先天性肝错位尽管非常罕见，但能够引起一些特殊的问题。肝转位，即肝大叶和胆囊位于左侧而肝小叶相应地位于右侧，其发生通常伴随其他腹膜内器官的转位。在这种情况下，幽门位于中线左侧，胃底、升结肠、乙状结肠和脾位于右侧，而阑尾和盲肠则位于左侧。如果这种位置异常仅限于腹腔内器官，称为部分内脏反位；更常见的类型为全内脏反位，即胸腔内器官也有同样的镜像转位，因而表现出心尖搏动位于右侧，主动脉弓和升主动脉位于右侧，右肺两叶而左肺三叶。在部分病例中，仅胸腔内器官发生转位，但包括肝在内的腹腔器官位置正常。无法叩出正常的肝浊音界可能导致误诊一些疾病，尤其是胆

囊疾病。但X线检查可解决部分或完全内脏反位带来的诊断困难。

内脏反位的原因尚未确定，现有的解释均为假说。在全内脏反位中，左右颠倒一定在胚胎结构形成的早期被决定。部分内脏反位的一种解释是，正常的肠旋转发生改变，且卵黄静脉和脐静脉的宽度差异在这里起到决定性作用。胃从初始时的中部向右

而非向左旋转被认为是肝转位的诱发因素。

其他遗传性错位（未予图示）包括异位肝和肝脐疝。异位肝由腹壁肌肉遗传缺陷引起，肝脐疝则在脐部形成特征性肿物。膈肌薄弱的膜部膨入胸腔可使部分肝疝出；尽管有特征性的影像学表现，但仍可能给胸腔内或膈下肿物的鉴别诊断带来困难。

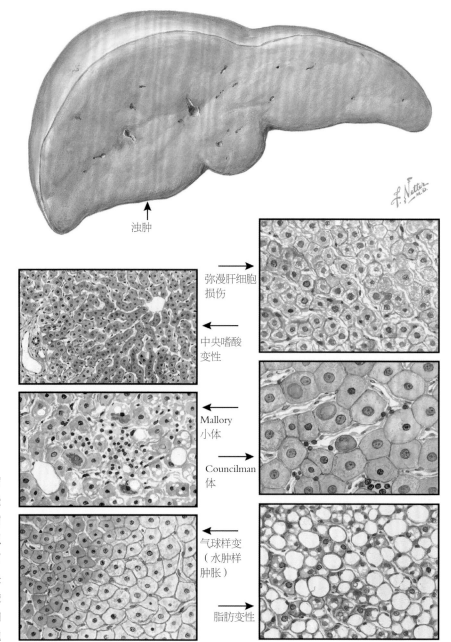

浊肿

弥漫肝细胞
损伤

中央嗜酸
变性

Mallory
小体

Councilman
体

气球样变
（水肿样
肿胀）

脂肪变性

肝损伤的病理特征

营养不良、化学物质、缺氧、病毒和细菌感染以及代谢紊乱都可能导致肝细胞的损伤。不管是什么致病因素导致的，肝损伤可能表现为相似的组织学特征。肝早期损伤形态学可识别的迹象之一最常发生于小叶中央区，细胞失去其嗜碱性，变为嗜酸性。变性程度较重的表现为相邻肝细胞的细胞核大小和染色改变以及细胞质的变化。弥漫性的改变导致为多形性且不规则排列的肝板（紊乱、无序）。

胞质嗜酸变性进展会导致细胞核周边嗜酸性团块物形成。这些小体被称为马洛里小体（Mallory），起初被认为是酒精性肝硬化的特征，但它在多种类型的肝损伤中都可见到。Mallory小体是肝细胞的细胞角蛋白中间丝聚集体；通常由Wilson病或胆汁淤积引起。胞质内弥漫性团块可引起均质性外观；细胞核固缩，最终消失。细胞残余从肝板中排出，以嗜酸性物质或所谓的康斯耳曼体（Councilman body，以一个人名命名的，他在黄热病患者中发现了相

似的结构；这些死亡的细胞也被称为嗜酸性小体或凋亡小体）存在于组织间隙。这些细胞被库普弗细胞清除之前，在人体中只存在几个小时，它们的出现提示肝损伤正在进行中。

肝细胞损伤的另一个组织学表现是水肿或气球样变性。细胞表现为气球样，细胞核居中但核相对较小，胞质淡染，边界清，这一特征让人想起植物细胞。这些可能是细胞膜和（或）线粒体功能缺陷导致的，常见于多种肝损伤，包括酒精性肝损伤和

非酒精性脂肪肝。

肝损伤的另一个表现是肝细胞脂肪沉积或脂肪变性。脂肪可以为小泡或大泡，它的出现提示脂肪代谢或脂蛋白合成障碍，或进入肝的脂肪量或膳食脂肪增加。大泡性脂肪变的最常见原因是酒精性或非酒精性脂肪肝。肝细胞变性的另一种形式是羽毛状变性，一种与胆汁淤积相关的肝细胞死亡方式。进入这种死亡模式的细胞质会出现凝聚物，细胞体积比正常肝细胞大。

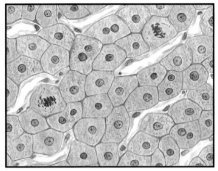
双层细胞的界板

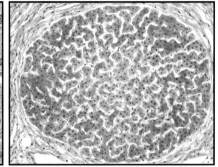
再生性结节

肝再生和萎缩的病理学特征

肝板细胞的不断消失，被有丝分裂或无丝分裂而来的新细胞所取代。双核细胞在正常情况即可见到。如果肝疾病或损伤导致肝细胞丢失，再生活动会更加显著。肝部分切除术后，肝会自我修复，最后重建的重量会远远超过肝失去的这部分重量。再生不仅仅发生在切除或自发性坏死区域附近，也发生在丢失肝组织的远处区域。无论是局灶的或较远的区域，无论何时，肝组织出现变性或坏死都会出现肝再生。再生肝组织可以弥补并掩盖功能损伤，正因如此，即使有广泛的肝病，肝功能检测有时也能出现正常值。肝疾病时，再生的过程也常常引起组织学形态的多样性。

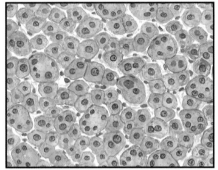
多核巨细胞

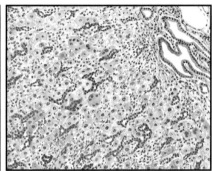
小胆管增生

再生以不同的结构形式和阶段表现出来。肝细胞板丢失的那部分被长入空的网状框架的肝细胞取代。可出现没有核分裂象的单核细胞或双核细胞的有丝分裂，或者完整的肝细胞板的厚度从一个细胞增加到两个细胞，模拟低等动物或胚胎的肝表现。在周围组织出现坏死或硬化的进展过程中，肝细胞或肝细胞群变得孤立，形成独立的再生结节。这些再生活跃的结节通常在周边区域最为显著，相比在中心区域为一个细胞厚度的细胞板，周边可见数个细胞厚度的细胞板。尽管中央静脉通常没有形成，肝细胞板朝向中央聚集，表明有血液从中央引流。

有时，特别在婴儿时期，肝细胞的分裂与细胞核的分裂不同步，以至于形成多核巨细胞，内可见胆汁包涵体。

小胆管增生伴随着变性和坏死的

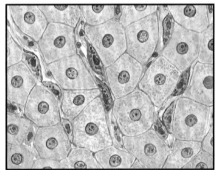
库普弗细胞反应

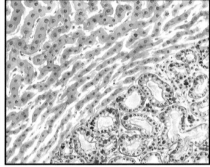
挤压性萎缩（由转移性肿瘤引起）

过程主要但不仅仅发生在小叶的周边。它们往往被解释为来自于胆管和小胆管的尝试性肝细胞再生。电子显微镜和放射自显影的证据提示，小胆管增生是来源于胆管，而不是肝细胞，很显然，与胚胎时发生的情况相反。但是再生肝细胞可能与小胆管相似。

网状内皮系统和Kupffer细胞对损伤的反应比身体其他系统表现出更加广泛的再生。刺激可引起Kupffer细胞的反应而导致损伤，这些刺激包括细菌、肝细胞崩解、中毒或者只引起吞噬现象的药物。肝血窦大部分内皮细胞表现为Kupffer细胞的特征。它们的细胞质突起到腔内，且含有包涵物。

肝细胞萎缩可能是营养缺乏的结果，但它也可能出现在占位性病变的附近，由压力所引起，如肿瘤、脓肿、肉芽肿或淀粉样变性。在此情况下，肝细胞拉伸，最终失去胞质嗜碱性，提示局灶功能不全。整体的肝功能很难反应局灶缺失。

肝坏死的病理特征

坏死不仅仅指细胞的死亡，也指细胞死亡后的现象，也就是细胞消失，接着，出现周围环境反应和死亡细胞消失。损伤最终的不可逆阶段——肝坏死在大多数情况下只涉及肝细胞，而 Kupffer 细胞和间质保持完好无损。对大多数类型肝细胞损伤和坏死，Kupffer 细胞呈反应性增生。血供被阻断时，会抑制 Kupffer 细胞的增生，促进其坏死及结缔组织的崩解。缺氧引起的坏死表现为所有的肝结构呈现一致的嗜酸性。结缔组织成分的细胞核对染色失去亲和力。这种类型的改变见于动脉疾病所致贫血性梗死或创伤后血液供应中断的区域。

更重要的是，坏死仅限于肝细胞，且可由多种病因引起。干扰肝氧化酶系统的化学毒物与缺氧有相同的作用。其他化学物质会增加肝的代谢，在肝内解毒。比如溴苯，需要与半胱氨酸结合成巯基尿酸，从而被排泄；这就会增加半胱氨酸的需求。这种化合物造成代谢产物的相对缺乏，类似于营养缺乏症。感染可能损害肝细胞酶系统，可能增加局灶对氧或代谢产物的需求。通常，在上述提及的一些情况下，肝损伤是区域性的；但感染例外，它会导致更加分散性的损害，这取决于微生物或其产物的播散，引起灶性坏死。小叶内坏死的定位和坏死范围的扩大决定了形态学或结构的表现；肝坏死的病理生理学后果与坏死的位置无关，而主要取决于肝细胞的数量及缺失的功能。

当单个细胞或小群细胞出现损害、消失，被清道夫细胞取代时，坏死可能是局灶性的。清道夫细胞通常是中性分叶核细胞，偶尔，特别是病毒感染时，会是组织细胞和淋巴细胞。清道夫细胞的趋化累积使得病变比弥漫性肝细胞损害要更加醒目。局灶坏死也可能由窦血流局灶阻塞引起，如细胞碎片或纤维蛋白血栓。抑制 Kupffer 细胞的增生可能是以相同的方式进行。在伤寒、霍奇金淋巴瘤或结核中，局灶坏死可能是肉芽肿形成的初始阶段。只有在罕见情况下，才出现局灶坏死扩大，大面积坏死区域融合，这与小叶排列没有特定的联系。

相对于局灶性坏死，区域性坏死具有以小叶分布的特点。在中央型坏死中，损伤发生在中央静脉的周边，向小叶周边延伸。在中央型坏死中，小叶结构增大，肝密度一致性降低，这是与急性淤血的鉴别点，否则很难区分。根据损害强度和时间的不同，仍可见肝细胞碎片或者肝细胞已经完全消失，红细胞充满肝血窦及组织间隙。在进展期，肝框架塌陷，只可见少量清道夫细胞、Kupffer 细胞和红细胞。小叶中央区肝细胞坏死主要由小叶内血液循环障碍引起（如静脉淤血或休克）或者供氧障碍（低气压）引起，或两者共同引起。由于门静脉和肝动脉经过周边和中间区域时，已释放部分氧气，到达小叶中央时血液中氧含量减少，使得缺氧首先且主要发生于中央区。

门管旁区或其周边坏死提示界板和周边区肝细胞的丢失。炎性渗出物沉积在门脉三联管区；胆管和毛细胆管的增生也很常见。门管旁区坏死通常由门脉三联管区炎症引起，延伸到外周区；这一类型的坏死见于感染累及门脉三联管，如慢性胆管阻塞或慢性病毒性肝炎。中间区域的坏死在人类很罕见。

广泛的区域性坏死，主要是中央型坏死，是由化学毒物引起的，也可见于感染或休克。因为它可由心力衰竭引起或加重，有时很难确定肝细胞原发性损害占肝坏死的比例，以及血管因素如循环衰竭有多大程度的影响。因此，许多所谓的中毒性肝坏死可能不是由原发性肝病引起的。

如果中央坏死范围增大，连接中央区和门管区的坏死带形成，后者似乎被坏死的周边包绕。继续进展会出现小叶内肝细胞几乎完全丧失或大块坏死。大块坏死可以由任何一种致病因素引起，但在美国，通常由肝炎病毒、外伤或血管闭塞引起。大面积的肝大块坏死可导致肝功能不全，有时是致命的，以前曾被称为急性黄色肝萎缩或急性红色肝萎缩。在大块坏死中，特别是在暴发型病毒性肝炎中，很难看见肝细胞碎片。肝细胞先被大量的清道夫细胞取代，其中只能看到少量增生的小胆管。接着，清道夫细胞消失，无肝细胞的网状支架塌陷。

在大块网状支架塌陷中，中央区和门管区非常靠近，但是它们的相对位置并未改变。由于每一个肝板的所有肝细胞都已消失，没有再生的肝细胞填充，瘢痕作为大块网状支架塌陷的永久性标志持续存在。在一些病例，肝小叶的绝大多数（但不是所有）肝细胞坏死（亚大块坏死）。残留的肝细胞，有时是一个小叶或几个相邻小叶的组分，再生后可形成大小或形状不一的结节，其中一些仍可见完整的门脉三联管和中央区。塌陷区域周边的肝实质通常也受累，本质上是由于塌陷区周边的裂缝形成引起，塌陷区由结缔组织所填充。

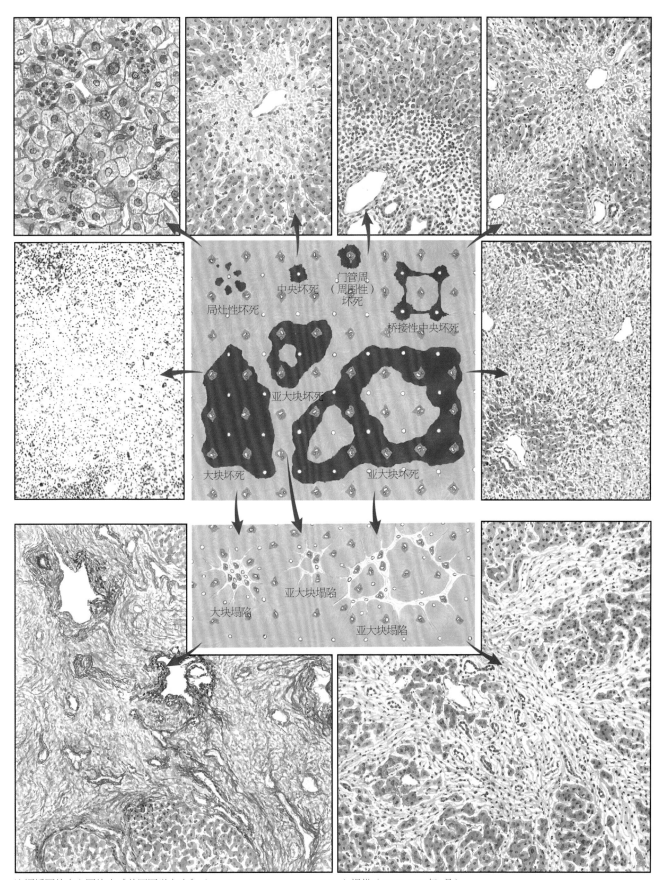

这幅插图的中心图片由《美国医学杂志》（*The American Journal of Medicine*）提供（16:96 1954年1月）

肝硬化：概述

从组织学特点上来说，肝硬化是慢性肝损伤的结果，定义为纤维条索环绕再生结节的形成。肝硬化导致了门静脉高压及相关的并发症。尽管组织学上肝硬化是不可逆的，但根据病因的不同，相应的治疗能够阻止肝硬化的进展甚至逆转与门静脉高压相关的并发症。肝移植是肝硬化及其门静脉高压各种并发症的最终治疗手段。

肝纤维化导致肝脉管系统改变，持续进展的肝纤维化导致肝硬化。当出现肝损伤时，纤维生成作为治愈过程的一部分出现，导致肝纤维化。在正常的肝中，肝血窦由线样排列、带有孔隙的内皮细胞构成，肝血窦内皮细胞和肝细胞之间的疏松结缔组织称为窦周隙，其内有肝星形细胞。星状细胞允许肝发挥代谢的功能。门静脉的血液逐渐流入更小的支流，到达终末门静脉，血液从那里流经肝血窦汇集到终末肝静脉。当慢性肝病进展为肝硬化的时候，星形细胞活化产生胶原纤维，这是肝纤维化最常见的途径及肝细胞外基质的最初来源。细胞外基质是构成肝骨架的一组大分子物质，主要由胶原、非胶原糖蛋白、基质结合生长因子、氨基葡聚糖、蛋白聚糖和基质细胞蛋白构成。当星形细胞活化时，趋化因子和其他白细胞化学趋化物释放，炎症受体的表达上调。最终，窦周隙充满细胞外基质，肝血窦周围的肝细胞被孤立，导致再生结节的产生。肝血窦内皮的孔隙丢失，产生肝血窦毛细血管化和肝内分流。同时出现内皮功能损伤，不能释放扩血管物质——一氧化氮。血管紧张性的增加促进了门静脉高压的形成。

不管什么原因的慢性肝病，通常最终导致结节样肝硬化，但起初纤维化可在不同的部位发生。病毒性肝炎引起门管区纤维化，但淤血性肝病引起中央静脉周围纤维化，它能够导致心源性肝硬化和非酒精性脂肪性肝病。

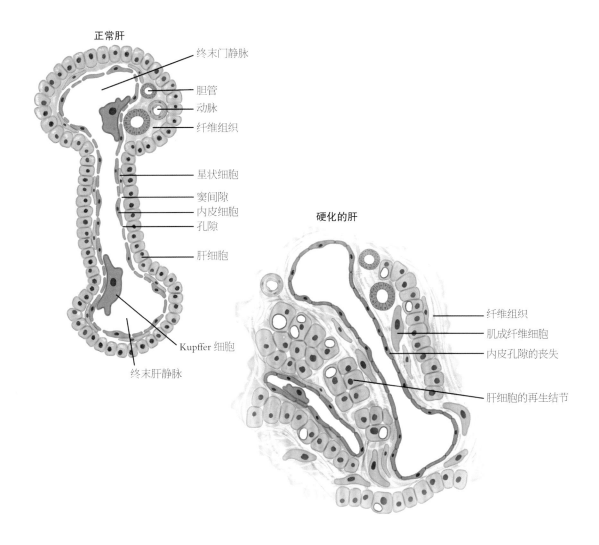

正常肝

终末门静脉
胆管
动脉
纤维组织

星状细胞
窦间隙
内皮细胞
孔隙

肝细胞

Kupffer 细胞

终末肝静脉

硬化的肝

纤维组织
肌成纤维细胞
内皮孔隙的丧失

肝细胞的再生结节

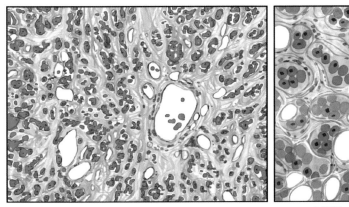

中心性纤维化

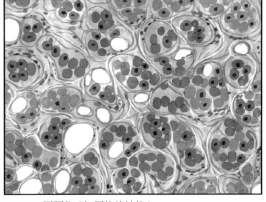

NAFLD 肝硬化（细网格状结构）

肝硬化：血管基本变化

进展期肝硬化使内脏血管扩张逐渐加重，最终累及多个脏器。作为一种适应性的变化，之前描述的肝内血管的改变以及增长的门脉阻力导致了内脏血管扩张，其主要源于扩血管物质如一氧化氮和一氧化碳的增长，平滑肌细胞和内皮细胞发生功能性改变以及血管收缩物质的减少。在肝硬化血管扩张效应的早期，外周血管阻力减少能够被增加的心输出量代偿。内脏血管扩张导致动脉循环的低容量状态，激活压力感受器，释放血管收缩因子，增加心率及心输出量。随着肝硬化进展，内脏血管扩张加重，导致交感神经系统和及肾素－血管紧张素－醛固酮系统的激活及抗利尿激素

的释放，使肾血管阻力的增加，减少肾血流，增加心率和心输出量，导致水钠潴留和循环血量的增加。随着肝硬化的进展，最终导致高动力循环状态，形成恶性循环。

当门脉压力从正常值升高到10 mmHg 或更高的时候，在门脉和腔静脉系统之间开始形成侧支循环。某些部位侧支循环的临床意义很小，而另外一些则具有重要的临床意义。

腹膜后和横膈的静脉逐渐扩张，但通常只在手术或尸检的时候才能被发现。胎儿血循环时期的圆韧带重新开放为脐静脉，血液流入腹壁浅静脉形成腹壁静脉曲张。在Cruveilhier-Baumgarten综合征中这种情况非常显著，脐静脉本身可以持续存在或变得非常明显。胃食管交接部和肛门部

位的静脉扩张发生于胃肠道腺上皮和鳞状上皮的连接处。痔出血在门静脉高压的患者是非常常见的，但更重要的是食管下端和胃贲门的静脉曲张。在内镜和造影检查中明显可见的食管静脉曲张，可以发生在许多肝疾病中，但在各种类型的肝硬化中是发生率最高并且最严重的合并症。这些曲张静脉来自门脉属支的冠状静脉，通常情况下流入奇静脉。食管黏膜下的静脉通过胃短静脉也接受来自于脾的血液，其正常情况下流入脾静脉，但在门脉和其属支压力增高的时候会产生反流。当血流增长超过腔静脉的引流限度，加上静脉壁较薄，会引起血管扩张、食管下1/3和胃贲门部静脉曲张。压力增长导致静脉曲张破裂出血，为门静脉高压最常见的致死原因。

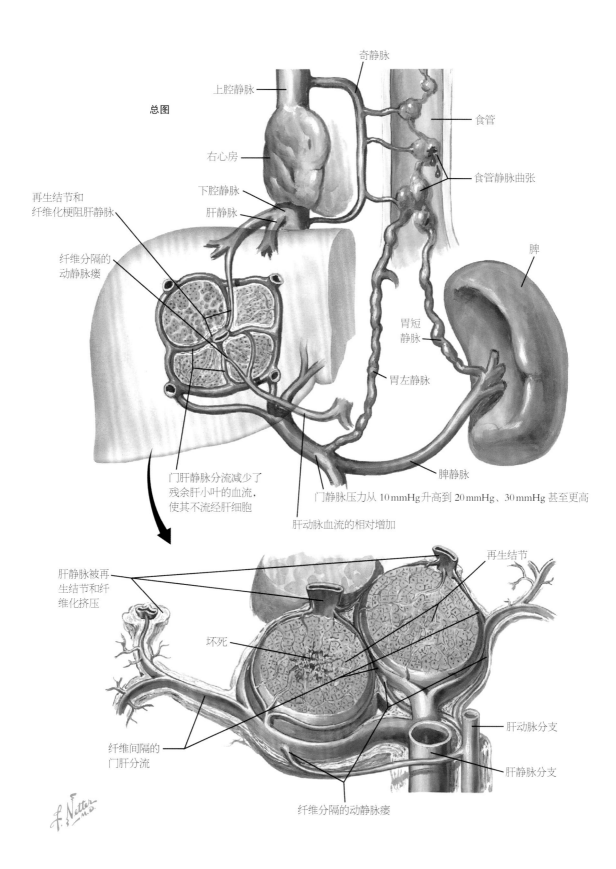

总图

奇静脉

上腔静脉

右心房

下腔静脉

肝静脉

食管

食管静脉曲张

脾

再生结节和
纤维化梗阻肝静脉

纤维分隔的
动静脉瘘

胃短
静脉

胃左静脉

脾静脉

门肝静脉分流减少了
残余肝小叶的血流，
使其不流经肝细胞

门静脉压力从 10 mmHg 升高到 20 mmHg、30 mmHg 甚至更高

肝动脉血流的相对增加

再生结节

肝静脉被再
生结节和纤
维化挤压

坏死

纤维间隔的
门肝分流

肝动脉分支

肝静脉分支

纤维分隔的动静脉瘘

肝硬化：临床表现

早期肝硬化可以没有任何症状，只在影像学检查时偶然发现。当肝硬化进展，门静脉高压的合并症随之出现。门静脉高压可致脾大，脾亢而引起全血细胞减少。由于以上提及的交通支的出现，食管静脉曲张进展、破裂，导致食管静脉曲张破裂出血，病人可表现为呕血或黑便。由于肝功能失常，可能出现肝性脑病，临床表现从轻度的失眠、健忘、乏力到精神错乱、昏迷。如果病人配合查体，体检时可发现扑翼样震颤。由于水钠潴留和低白蛋白血症，可出现下肢水肿和腹水。体检时，侧腹叩诊浊音和移动性浊音提示腹水。与普通人群相比，肝硬化增加了肝细胞癌的发生风险。肝细胞癌可出现肝病失代偿期的表现，如进行性加重的肝功能损害、体重下降或腹痛，也可偶然通过影像学检查发现，或在肝硬化患者的随访监测中发现。由于雌激素水平升高，出现蜘蛛痣、肝掌（大小鱼际的红斑）、睾丸萎缩、男子乳腺发育、女性阴毛分布特征、腋窝脱毛等。蜘蛛痣主要出现在身体的上半部，包括颈部、前臂、背部，有时出现在黏膜上，蜘蛛痣表现为中央小动脉及其周围许多呈放射状的小血管。雌激素过多导致的临床表现主要出现于男性，在女性主要表现为毛发减少和蜘蛛痣，但有时也会出现一些男子化的特征，如多毛症。随着肝硬化的进展和肝功能逐渐恶化，患者会出现黄疸。因原发性硬化性胆管炎出现胆管梗阻的病人，解除梗阻后黄疸减轻；梗阻的病人可能表现为发热和（或）寒战。在酒精性肝硬化的患者中，由于营养的缺乏，外周神经病变可作为神经损伤的并发症出现。

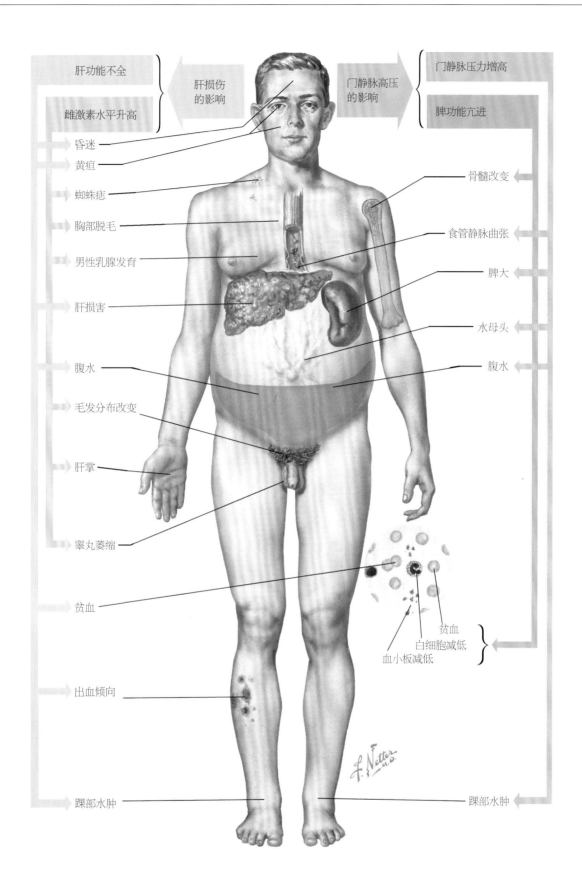

肝功能不全

雌激素水平升高

肝损伤的影响

门静脉高压的影响

门静脉压力增高

脾功能亢进

昏迷

黄疸

蜘蛛痣

胸部脱毛

男性乳腺发育

肝损害

腹水

毛发分布改变

肝掌

睾丸萎缩

贫血

出血倾向

踝部水肿

骨髓改变

食管静脉曲张

脾大

水母头

腹水

贫血
白细胞减低
血小板减低

踝部水肿

门静脉高压：原因

　　门脉压力升高超过正常值约20 cmH₂O，原因考虑以下几种：①肝内门静脉属支的阻塞；②肝内血液流出受阻；③进入肝和肝动脉血流增多；④肝动脉压力传递到门静脉属支。

　　门静脉高压早期出现脾毛细血管窦的扩张，随之出现窦血管壁的纤维增厚和脾小结的萎缩（纤维充血性脾大）。

　　门静脉高压的肝后性原因为心力衰竭充血或肝静脉主支阻塞。心功能不全时，门静脉高压伴随体静脉压力增加，肝受累无特异性表现。在三尖瓣关闭不全或限制性心包炎，特别是累及下腔静脉入口时，肝静脉的流出受损。肝静脉的阻塞，多因肝静脉流入下腔静脉处血栓形成、血管网状改变或肿瘤形成所致，可引起 Budd-Chiari 综合征。迅速进展的紧急情况要与缓慢进展的阻塞相鉴别。在肝后性门静脉高压中，肝体积增大、质地较软，腹水是逐渐出现的，脾为轻到中度肿大。由于门静脉和腔静脉压力同时升高，并不出现食管静脉曲张。

　　最常见的肝内门静脉高压主要由肝硬化或肝本身的疾病引起。脾明显增大，并出现食管静脉曲张。

　　在肝前性门静脉高压中，肝体积正常，脾明显增大，食管静脉曲张显著。肝前性门静脉高压在年轻人多见。最常见的原因是门静脉血栓。肿瘤、炎性肿块或门静脉的先天异常也是致病因素。在罕见情况下，在没有明显解剖异常的儿童中也能发现严重的门静脉高压（如先天性肝纤维化）。尽管孤立的门静脉血栓可导致门静脉高压，但肝硬化和门静脉高压继发门脉血栓较常见。在这种情况下，门静脉血栓进一步加重了门静脉高压。

　　现代用于门静脉压力测定的方法进一步加深了对门静脉高压相关问题的理解。

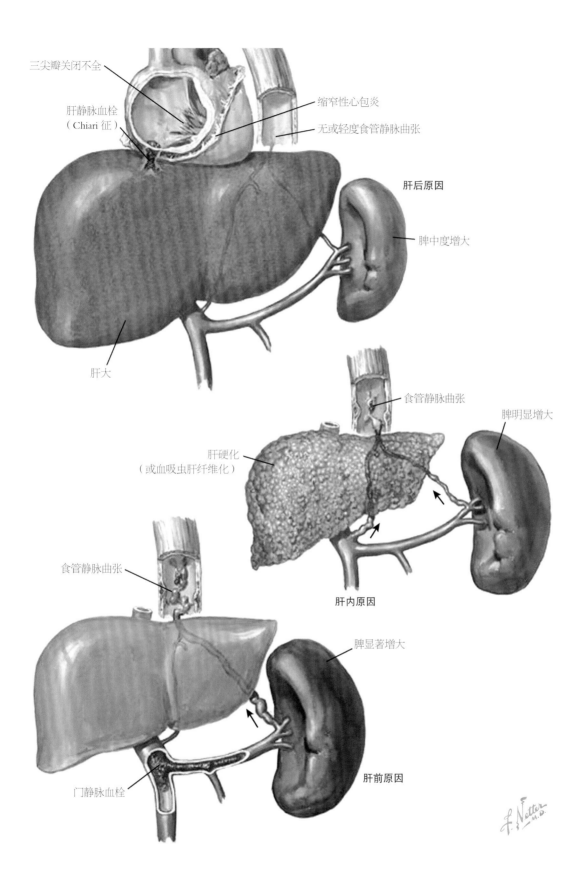

三尖瓣关闭不全

肝静脉血栓
（Chiari 征）

缩窄性心包炎

无或轻度食管静脉曲张

肝后原因

脾中度增大

肝大

食管静脉曲张

脾明显增大

肝硬化
（或血吸虫肝纤维化）

肝内原因

食管静脉曲张

脾显著增大

门静脉血栓

肝前原因

门静脉高压的临床判定

为了明确门静脉高压的病因，评估外科治疗的可能性，准确判断压力升高的程度和血流梗阻的部位是非常重要的。门静脉压力可以通过在肝静脉楔入导管或经皮测量脾内压力而估计。

第一种方法，将不透X线的导管在X线指示下插入颈静脉。导管向下插入下腔静脉直至遇到一支肝静脉属支的阻力。导管的近端通过传感器连接到压力记录装置。使用合适的楔入导管，插入导管的肝静脉属支的血流被阻断，所记录的压力就是肝血窦周围的压力。正常压力值为50～180mmH$_2$O（3.5～13.5mmHg）。在此过程中，未楔入导管的肝静脉压力、下腔静脉压力和右心房压力也同时被记录。

在肝硬化中，再生结节压迫肝静脉属支，楔入压力代表肝血窦压力，肝血窦可以由未插管的相邻肝静脉的属支所引流。楔入压力和脾压力一样高，反映了窦后性门静脉高压，提示肝细胞暴露于升高的压力中。门管纤维化时，肝实质不受累（如血吸虫病或结节病），脾静脉压力升高。但由于肝静脉的引流没有改变，楔入压是正常的。这代表了窦前性门静脉高压，会引起内脏的血流淤滞，但对肝本身的功能没有影响。这种肝内窦前性门静脉高压可能发生在某些类型的肝硬化中，此时，来自于再生结节的压力不如来自于门脉瘢痕或被结节压迫的门静脉属支的压力更有意义。因此，在肝硬化中，脾静脉和肝静脉楔入压的关系是可以变化的。其他肝内窦前性门静脉高压的原因有先天性肝纤维化、发育缺陷、血液病累及肝。肝炎患者中（酒精性或病毒性），会出现一过性的脾压力升高，多数情况下伴有楔入压的升高。

肝外窦前性门静脉高压主要源于门静脉梗阻，但单独脾静脉阻滞也会导致脾髓压升高。

经皮向脾内注入不透射线的物质（造影剂）并立即快速多次摄片可使门静脉系统显影。静脉的初始充盈为"血管像"，随之为"肝像"，其表现为通过肝血窦的对比剂而出现全肝的乳化现象。肝硬化患者静脉充填可正常，但也可见侧支，应重点观察冠状静脉的宽度和弯曲度。此外，食管静脉曲张患者有特征性图像；血栓使门静脉部分或完全梗阻；或有明显的门腔静脉分流。

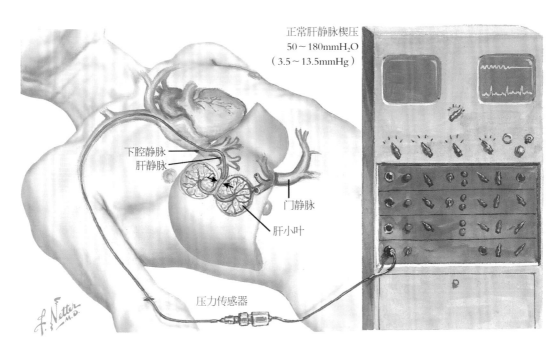

正常肝静脉楔压
50～180mmH₂O
（3.5～13.5mmHg）

下腔静脉
肝静脉

门静脉

肝小叶

压力传感器

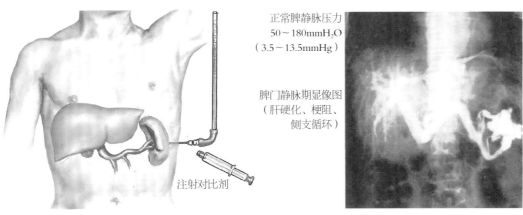

正常脾静脉压力
50～180mmH₂O
（3.5～13.5mmHg）

脾门静脉期显像图
（肝硬化、梗阻、
侧支循环）

注射对比剂

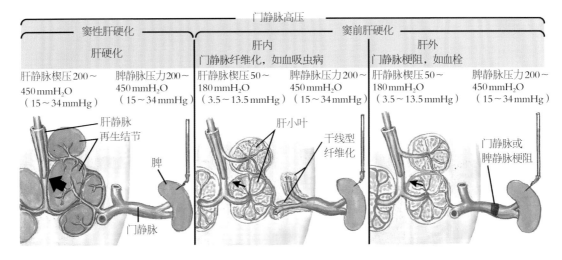

门静脉高压

窦性肝硬化		窦前肝硬化			
肝硬化		肝内 门静脉纤维化，如血吸虫病		肝外 门静脉梗阻，如血栓	
肝静脉楔压200～450 mmH₂O （15～34 mmHg）	脾静脉压力200～450 mmH₂O （15～34 mmHg）	肝静脉楔压50～180 mmH₂O （3.5～13.5 mmHg）	脾静脉压力200～450 mmH₂O （15～34 mmHg）	肝静脉楔压50～180 mmH₂O （3.5～13.5 mmHg）	脾静脉压力200～450 mmH₂O （15～34 mmHg）

肝静脉
再生结节

脾

门静脉

肝小叶

干线型
纤维化

门静脉或
脾静脉梗阻

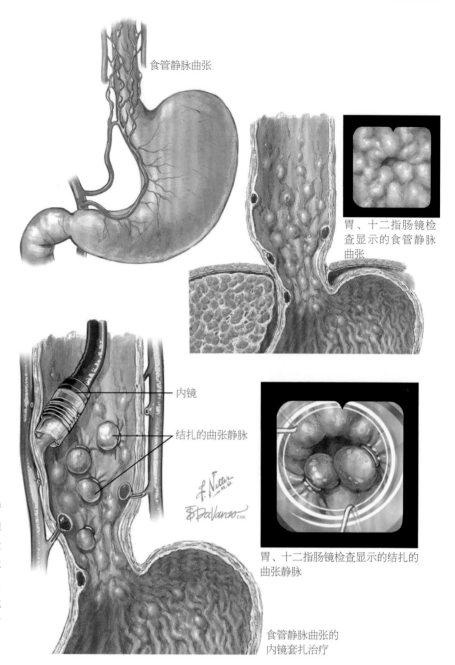

食管静脉曲张

胃、十二指肠镜检查显示的食管静脉曲张

内镜

结扎的曲张静脉

胃、十二指肠镜检查显示的结扎的曲张静脉

食管静脉曲张的内镜套扎治疗

门静脉高压：内镜入路

　　肝硬化病人出现门静脉高压，导致侧支循环形成。侧支循环可以通过影像学或内镜检查观察到。临床最有意义的侧支循环是食管、胃底静脉曲张。食管、胃底静脉曲张可导致出血，为致命的并发症。上消化道内镜检查可以对出血风险进行分级，预防性治疗食管静脉曲张。

　　静脉曲张与肝病的严重程度相关。出现静脉曲张的最强预测因素是肝静脉-门脉压力梯度超过10mmHg。小静脉曲张增大的危险因素是失代偿肝硬化、首次内镜可见红色征、酒精性肝硬化。出现静脉曲张或小静脉曲张发展为大静脉曲张的年发生率为8%。静脉曲张破裂出血的年发生率为5%～15%。最重要的风险因素是静脉曲张的大小。与其他原因的消化道出血比较，静脉曲张破裂出血的死亡率较高。

　　所有肝硬化的患者都应该进行上消化道内镜的检查以确定是否存在静脉曲张。依据危险因素不同，内镜复查的间隔时间为1～3年，初级预防包括药物治疗（主要为非选择性β受体阻滞剂）或内镜套扎治疗。二级预防指食管静脉曲张的套扎治疗直到曲张的静脉被根除，并联合非选择性β受体阻滞剂治疗。

　　在急性静脉曲张破裂出血的患者中，40%的患者可以自发止血。对所有的患者而言，为了减小再出血的风险，给予药物和内镜治疗是非常重要的。药物治疗包括使内脏血管收缩的生长抑素或其类似物（奥曲肽或特利加压素）；此外，短期的抗生素治疗，如氟喹诺酮类或头孢类抗生素，可以减少细菌感染，提高生存率。食管静脉曲张的内镜套扎治疗很重要。如果不能套扎，需考虑硬化治疗。

　　胃静脉曲张出血可以用内镜下组织黏合剂治疗，使曲张静脉闭塞或使用内镜下静脉曲张套扎。当不能行内镜治疗时，可采用经颈静脉肝内门体静脉分流术（TIPS）控制胃静脉曲张出血。

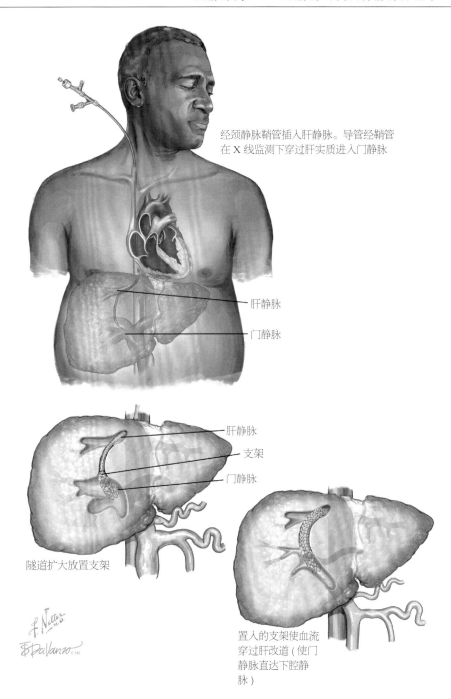

经颈静脉鞘管插入肝静脉。导管经鞘管在 X 线监测下穿过肝实质进入门静脉

肝静脉

门静脉

肝静脉

支架

门静脉

隧道扩大放置支架

置入的支架使血流穿过肝改道（使门静脉直达下腔静脉）

门静脉高压：经颈静脉肝内门体静脉分流术

　　肝硬化引起门静脉高压，出现很多终末期肝病的并发症。经颈静脉肝内门体静脉分流术（TIPS）可以使血液从门静脉流向肝静脉，减轻门静脉高压，在临床上显著减轻肝硬化的并发症。

　　TIPS的适应证是难治性腹水和肝性胸腔积液、难治性急性静脉曲张出血或其二级预防、门静脉高压性胃病、Ⅰ型或Ⅱ型肝肾综合征、Budd-Chiari综合征、静脉闭塞性疾病、肝肺综合征。

　　TIPS的禁忌证包括充血性心力衰竭和严重的肺动脉高压，因为TIPS后心脏的前负荷增加。未控制的感染或未缓解的胆管梗阻也是TIPS的禁忌证。相对禁忌证包括肝肿瘤、门静脉血栓、所有肝静脉的梗阻、严重凝血障碍或血小板减少症。终末期肝病模型（MELD）评分超过15～18分或血清胆红素水平超过4 mg/dl与30天死亡率高相关。施行TIPS前，需进行肝移植的讨论，在无其他方法时进行肝移植。

　　TIPS由介入科医师在病人镇静时施行。TIPS的目的是将门脉压力梯度降至12 mmHg以下，这个水平出血的风险减少。专家意见是将门脉压力梯度降至8 mmHg以下以控制腹水。考虑到肝性脑病的风险，应结合治疗的目的进行选择。

　　TIPS的合并症包括TIPS功能失常或感染、肝性脑病、腹腔内出血、胆管出血、支架移位和肝梗死。

腹水：发生机制

腹腔液体和血浆之间的液体交换与组织间隙和血管内液体交换模式是一样的。在正常情况下，由于动脉血管压力高于间隙压力，血浆的水分通过分支动脉毛细血管壁滤过，而后由于间隙压力高于分支静脉毛细血管的压力，滤过的水分作为间质液被重吸收入静脉血。这种机制的紊乱导致水肿，或组织液的积聚。如果进入腹腔的液体超过重吸收的液体，就会产生腹水（和外周区域产生水肿一样）。

静脉压力升高引起水肿。同样的，尽管门静脉高压不一定都产生腹水，但门静脉高压能够促进腹水的形成。部分实验性的阻塞门静脉不引起腹水，手术降低门静脉高压并不一定减少腹水。门静脉高压仍然存在时，腹水可以消失。

血清蛋白水平下降，尤其是白蛋白（由于分子量最小，渗透性高），减少了血液的胶体渗透压，渗出毛细血管壁的水分增多而组织液的重吸收减少引起水肿和（或）腹水的形成。低蛋白血症合并门静脉高压，可加速腹水形成（如食管静脉曲张破裂出血后）。在所有类型的肝硬化中，腹水均与白蛋白合成减少相关，白蛋白漏入腹水中加重低蛋白血症，形成恶性循环。

钠潴留被认为是腹水形成的一个主要因素。门静脉高压和内脏血管舒张引起有效循环血量的减少，触发肾素-血管紧张素-醛固酮系统和压力感受器，导致钠潴留。随着肝硬化的进展，抗利尿激素引起水潴留，引起腹水和低钠血症。

腹水也可以是其他疾病的合并症，包括充血性心力衰竭、肾功能不全、感染和肾病综合征。大多数腹水的成因可以分为与门静脉高压相关的和与其他情况有关的原因。腹水穿刺可以用来鉴别腹水的原因并检查是否存在感染，如自发性细菌性腹膜炎。血浆-腹水白蛋白梯度超过1.1被认为是门静脉高压性腹水。

1. 门静脉高压

2. 肝损伤

A —低蛋白血症

B —肾素-血管紧张
素-醛固酮系统激
活，血管加压素分泌，
水钠潴留

C —淋巴改变

D —毛细
血管通透性增加

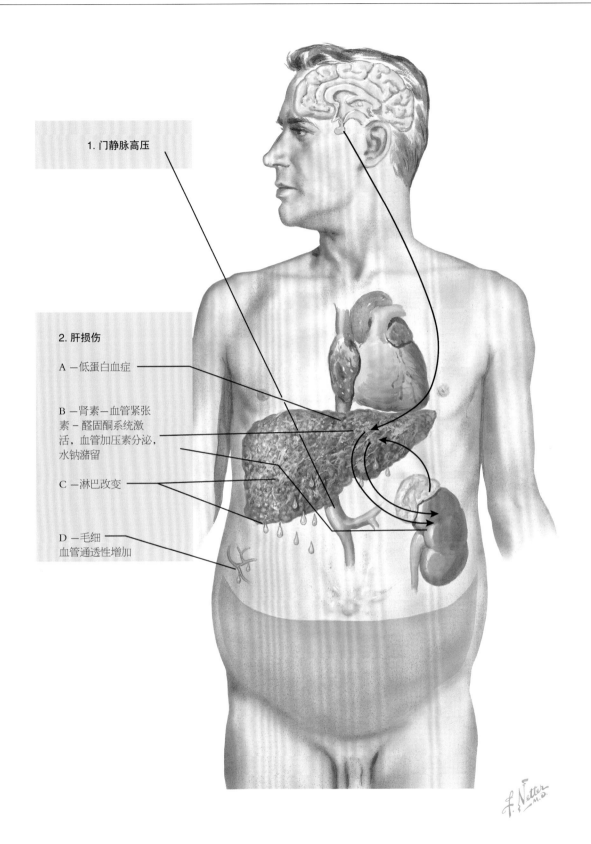

肝疾病的肾合并症

肝肾综合征（HRS）是晚期肝硬化的合并症，是在正常肾结构情况下的功能性肾衰竭。其原因是源于肾血管的收缩而导致的低灌注。

在失代偿肝硬化中，内脏血管扩张，引起肾血流减少。心输出量和血浆容量增加，以恢复有效的动脉循环血量。一旦病人进展为失代偿肝硬化，则出现严重的血管扩张和明显的有效动脉血流量的减少。肾素－血管紧张素－醛固酮系统和交感神经系统被激活。在终末期，还存在血管加压素（抗利尿激素）的高分泌状态。这会增加有效循环血量，但同时钠水潴留也会增加，从而引起腹水和容量负荷过重。此外，也会引起肾血管收缩和肾低灌注。肝硬化腹水患者合并细菌感染、消化道出血或严重钠潴留时，可能出现肾功能损伤。

HRS可以随着肝病的进展自行发生或可能被消化道出血、大量放腹水或使用过多的利尿剂而诱发。HRS是排他性诊断，需要除外其他肾功能不全或肾衰竭的潜在因素，如肾后性的梗阻、原发性肾病或低容量。有时确实很难诊断。最常需要鉴别的是肾衰竭是由肝肾综合征、肾前性因素（如低血容量），还是由肾本身的因素（如急性肾小管坏死）引起的。低血容量可能是因为出血或过度的利尿剂应用。急性肾小管坏死是多种因素作用的结果，包括感染。

在肝肾综合征的患者中，尿检结果符合低血容量状态。尿渗透压及血尿肌酐水平升高，尿钠水平减低，尿沉渣检查正常。肝肾综合征与肾前性氮质血症不同，输注白蛋白和静脉输液引起的容量扩张不能改善肾功能。1型HRS指在不到2周的时间内血清肌酐水平倍增至2.5 mg/dl以上。2型HRS与1型HRS相比病程进展相对缓慢。1型HRS预后差，中位生存期为1个月（2型HRS为6个月），可能需要将血液透析作为肝移植的桥梁。治疗主要是尽可能给予血管收缩药物如特利加压素、奥曲肽、去甲肾上腺素或米多君，以减少内脏血管收缩。给予白蛋白可以提高血管收缩治疗的获益。

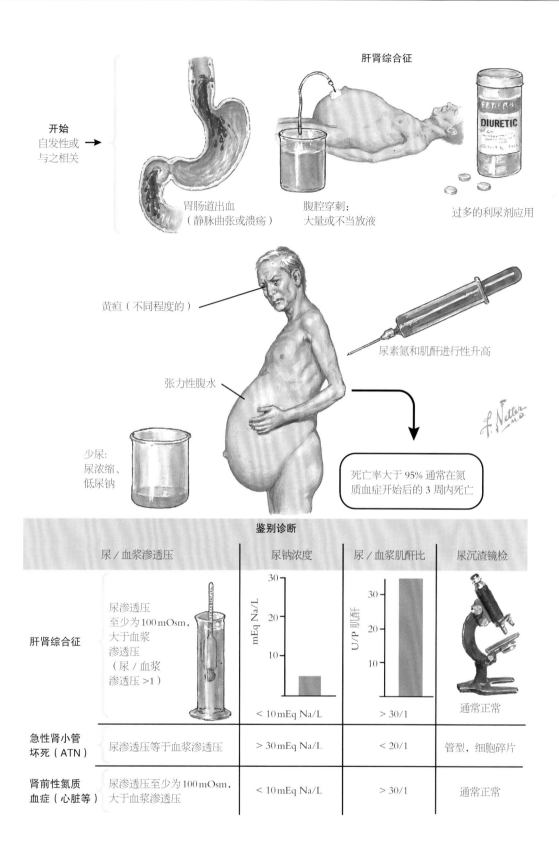

肝肾综合征

开始
自发性或
与之相关

胃肠道出血
（静脉曲张或溃疡）

腹腔穿刺：
大量或不当放液

过多的利尿剂应用

黄疸（不同程度的）

尿素氮和肌酐进行性升高

张力性腹水

少尿：
尿浓缩、
低尿钠

死亡率大于 95% 通常在氮
质血症开始后的 3 周内死亡

鉴别诊断

	尿/血浆渗透压	尿钠浓度	尿/血浆肌酐比	尿沉渣镜检
肝肾综合征	尿渗透压至少为 100 mOsm，大于血浆渗透压（尿/血浆渗透压 >1）	< 10 mEq Na/L	> 30/1	通常正常
急性肾小管坏死（ATN）	尿渗透压等于血浆渗透压	> 30 mEq Na/L	< 20/1	管型，细胞碎片
肾前性氮质血症（心脏等）	尿渗透压至少为 100 mOsm，大于血浆渗透压	< 10 mEq Na/L	> 30/1	通常正常

个性改变
眼神茫然

昏睡、扑翼样震颤、肌肉颤搐

吵闹、
秽语、
有暴力倾向

肝臭

膝阵挛

踝阵挛

巴宾斯基征（＋）

昏迷

脑电图改变

肝性脑病

　　进展期肝病随时间的进展最终可以导致深昏迷，如果不给予恰当的治疗，会导致病人死亡。肝性脑病是在进展期肝病和（或）门体静脉分流基础上的脑功能异常。临床表现多变，可以是亚临床的轻度异常到昏迷。显性肝性脑病在失代偿肝硬化的发生率约为16%～21%。在行经颈静脉肝内门体静脉分流术的患者中，约10%～50%发生肝性脑病。

　　晚期失代偿肝衰竭和其神经系统并发症（或称为肝昏迷），可能存在一些诱因。可能因为肝功能的慢性或急性恶化。最常见的诱发因素为出血，通常来自于食管静脉曲张出血或消化性溃疡出血。对肝硬化出血的病人来说，任何部位的大量出血都没有其他患者的耐受性好。感染，有时甚至是轻度的感染，可以加速急慢性肝病的病程，诱发肝昏迷。在一些看起来状态很好的患者中，单纯的蜂窝织炎可以突然加重病情。使用吗啡或其他阿片类制剂、巴比妥类，甚至更缓和些的镇静剂都可能加重肝昏迷，可能因为肝不能代谢和灭活这些药物。最近的研究发现，高蛋白饮食或氮源性物质的摄入，可能引发昏迷。当减少蛋白或其他氮源性物质的摄入以降低血氨水平时，昏迷征象消失。

　　尽管血氨和特定的有机酸可能参与肝昏迷的发生，但在生化层面上很难准确定义。在大多数情况下，很难预测哪个病人会出现肝昏迷。肝性脑病的发生与肝功能不全和门体分流的严重程度相关。

　　轻微肝性脑病是肝性脑病中最轻的一种类型。病人在评估精神运动速度的实验中有精神和神经心理的改变，但没有精神状态改变的临床表现。在肝性脑病四期的第一期，病人可能表现为认知和行为迟钝，定向力改变，睡眠节律改变，注意力下降。第二期表现更明显，嗜睡更突出，病人失去时间和空间的定向力，发生了性格改变，并出现扑翼样震颤，特别是双手，偶尔也出现全身的扑翼样震颤。在第三期，病人嗜睡更显著或半昏迷，对刺激有反应，精神错乱，绝对不合作，吵闹、谩骂，这时患者通常需要被约束。在第四期，病人失去意识，不能被唤醒，可引出膝和（或）踝阵挛，出现条件反射亢进及巴宾斯基征阳性。

　　有明显肝性脑病的患者除了药物治疗，还要识别和处理诱发因素。一旦需要气道保护，病人应进入监护室。药物治疗包括不可吸收的双糖（乳果糖），根据排便的情况而决定药物剂量。与不可吸收双糖比较，抗生素利福昔明有相等或更好的效果，其他的抗生素如甲硝唑或新霉素也常常被用于治疗肝性脑病。

非酒精性脂肪性肝病

非酒精性脂肪性肝病（NAFLD）包括从单纯性脂肪肝到非酒精性肝炎（NASH），最终发生肝硬化。是指在无明显的酒精摄入的情况下出现脂肪变性或脂肪性肝炎。组织学的改变与酒精性肝病是非常相似的，可以看到气球样变性甚至马洛里小体。已知NAFLD的危险因素包括肥胖（特别是向心性肥胖）、2型糖尿病、脂代谢紊乱和代谢综合征；病人的年龄、男性以及西班牙裔的白种人也是危险因素。随着肥胖发生率的增长，NAFLD目前是美国最常见的慢性肝病。

在肥胖和胰岛素抵抗情况下易发生NAFLD，在这些情况下，游离脂肪酸在肝聚集，引起脂肪变性，在一些情况下，可直接导致肝损伤。游离脂肪酸经β-氧化或被酯化形成甘油三酯，造成肝内脂肪聚集。损伤的二次打击是氧化应激，引起NASH。成熟肝细胞复制以弥补死亡的肝细胞，而氧化应激则抑制此过程。这导致肝祖细胞的扩张，可能是疾病进展和原发性肝细胞癌的发生因素之一。

NAFLD患者通常是无症状的。可能有乏力及右季肋区的钝痛主诉，超声偶然发现肝回声的异常或检查发现肝生化指标的异常，从而促使进一步检查。当怀疑患者患有NAFLD时，应仔细询问病史、用药史和（或）保健品的应用史。了解NAFLD的危险因素，同时应除外引起脂肪变性和肝生化指标异常的其他原因。药物如胺碘酮、甲氨蝶呤、他莫昔芬、激素、丙戊酸和抗反转录病毒的治疗能够引起脂肪变性。此外，先天性代谢缺陷、HELLP综合征（溶血、肝酶升高、血小板减少）以及Reye综合征能够引起脂肪变性。应该评估慢性肝病原因的影像学和血清学检查。超声检查脂肪变性的敏感性为73%～90%，特异性为69%～85%。CT及MRI检查提高了脂肪变性的敏感性和特异性。CT检查使用脾肝衰减率和Hounsfield单位来明

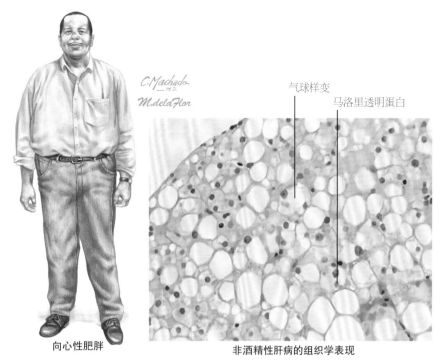

向心性肥胖

气球样变
马洛里透明蛋白

非酒精性肝病的组织学表现

正常肝

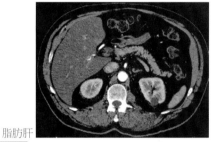

脂肪肝

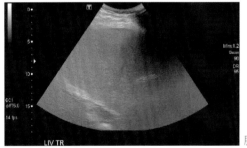

脂肪浸润超声

影像图片由
Jonathon Willatt
医生惠赠

确是否存在脂肪变性。MRI 技术可进行脂肪定量。肝活检是NAFLD诊断的金标准。病理检查能够区别单纯性脂肪肝和NASH，并明确间隔纤维化的程度或是否存在肝硬化。NASH的特点除了脂肪变性外还存在炎症和肝细胞气球样变。NAFLD的病理表现与酒精性肝炎相似。

治疗主要基于生活方式的调整。限制卡路里的摄入或在饮食中减少碳水化合物和脂肪，可改善脂肪变性和

NASH的表现。当控制饮食时，无论是否进行锻炼，基线体重下降5%，就会使脂肪变性得到改善。基线体重减少7%～9%与NASH病理变化改善相关。锻炼身体，无论是否减轻体重，都能改善肝脂肪变性和胰岛素抵抗。短期的研究显示，维生素E可改善无糖尿病的NASH患者肝病理表现。尽管缺乏有关长期安全性和有效性的数据，但噻唑烷二酮类的药物可用于治疗NASH。

酒精性肝病

近20%的美国人受酗酒影响，近几年来该比例一直保持稳定。1793年酒精和肝毒性之间的关系首次被认识到，2009年的所有肝硬化相关死亡事件中酒精几乎起到一半的作用。可致死亡的酒精摄入量在男性估测为每周超过14杯，女性为每周超过7杯。在美国，一杯标准酒精饮料含有12g酒精。酒精相关性肝病可从脂肪变性进展为脂肪性肝炎，并导致肝硬化和肝细胞癌。每天规律摄入超过60g酒精，经过约10～20年，90%的患者可进展为脂肪性肝病，尽管在饮酒量更少的个体中也会发生脂肪性肝病。酒精导致肝损伤的预测因素包括酒精饮用量、持续时间、饮酒的方式、性别以及共存的肝疾病，包括伴随的病毒感染、铁过载或肥胖。急性酒精性肝炎是一种独特的疾病，表现为急性起病、肝重度炎症及黄疸，典型病例发生在大量饮酒（>100g/d）达数十年的患者中，与死亡率增高显著相关。

由脂肪变性、脂肪性肝炎和纤维化组成的酒精性疾病谱并不完全独立，疾病往往共存。乙醇通过减少肝脂肪酸的氧化和促进脂肪生成来诱导

脂肪变性。在组织学研究中，大泡性脂肪通常蓄积在3区和2区。并非所有患者都会发展为脂肪性肝炎，但细胞因子、氧化应激和有毒代谢物均促成这一过程。组织学特征性表现为气球样变性、有颗粒状胞质的肿胀的肝细胞、Mallory-Denk小体、细胞内细胞器聚集分布，提示细胞被破坏。星状细胞激活后发生纤维化，主要在3区。

临床表现取决于肝疾病的严重程度。脂肪肝通常无症状，而酒精性肝炎可出现发热、黄疸和轻度肝大。酒精性肝硬化患者常有各种原因引起的慢性肝病的表现（手掌红斑、蜘蛛痣和男性乳房发育症）。

目前尚无酒精性肝病的诊断性检测方法，但生化检查经常显示氨基转移酶升高，很少高于300IU/L，AST∶ALT水平高于2∶1，以及由于骨髓毒性引起的巨红细胞血症。诊断酒精性肝病需排除其他原因导致的肝疾病和适当饮酒史。肝活检通常不用于诊断，但有助于疾病的分期。在大量饮酒患者中，高达20%肝活检发现有其他肝疾病共存。脂肪肝的鉴别诊断包括Wilson病、丙型肝炎（尤其是基

因型3）、非酒精性肝病、饥饿、使用肠外营养及某些药物（胺碘酮、甲氨蝶呤、丙戊酸、他莫昔芬、糖皮质激素）。

酒精性肝病的治疗关键在于戒酒。完全戒酒后6～12个月肝功能可有所改善。脂肪肝通常无症状，经常在戒酒4～6周时逆转；然而，尽管戒酒，仍有5%～15%的患者发展为进展性肝病。持续饮酒可使纤维化进展为肝硬化的风险增加近40%。一旦发生失代偿性肝硬化，戒酒者预期5年无移植生存率为60%，而持续饮酒者为30%。在美国，因酒精相关性肝病而行肝移植的患者人数占肝移植总数的20%～30%，肝通常移植给那些已经戒酒至少6个月的患者。5年生存率与其他肝疾病相似，约为70%。

酒精性肝炎的严重程度通过判别式函数公式来衡量，该公式结合凝血酶原时间和总胆红素水平进行计算，以判断预后。公式计算结果≥32时为重度疾病，短期死亡率高。在没有全身感染的情况下，用糖皮质激素治疗急性重度酒精性肝炎，可显著改善30天死亡率。

脂肪肝和肝脂肪变性的组织学表现

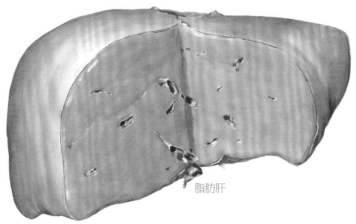

脂肪肝

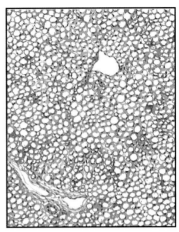

伴有黄疸的急性酒精性肝炎

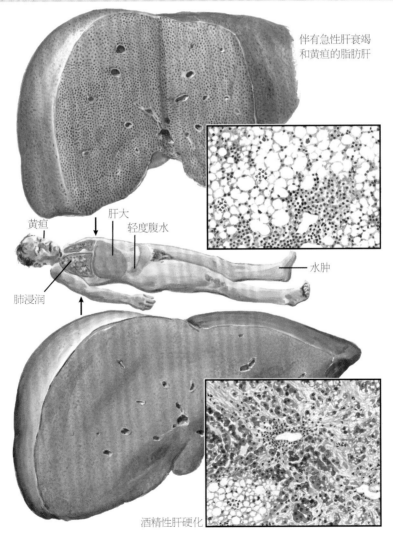

伴有急性肝衰竭
和黄疸的脂肪肝

黄疸　　肝大　　轻度腹水

水肿

肺浸润

酒精性肝硬化

含铁血黄素沉着症、血色素沉着病

铁过载综合征分为遗传性、获得性和罕见的兼有两者特征的混合型。绝大多数具有遗传性铁过载或遗传性血色素沉着病的患者都有 HFE 基因突变。患有慢性肝病或各种血液学疾病的患者通常会发生继发性铁过载或含铁血黄素沉着。任何原因引起的肝铁沉积过多会损害肝细胞，并通过氧化应激和星状细胞活化来刺激纤维化。

平均每日饮食中含有 $10\sim20\,mg$ 的铁，其中约 $1\sim1.5\,mg$ 被吸收，这取决于身体总铁存储量。人体通过汗水、皮肤细胞脱落和胃肠道丢失铁约 $1\,mg/d$。三价铁（Fe^{3+}）通过饮食摄取，在小肠中维生素 C 或铁还原酶的作用下还原成二价铁（Fe^{2+}），在二价金属离子转运蛋白-1作用下主动吸收到十二指肠。二价金属离子转运蛋白-1的表达受细胞内铁含量的调节。铁通过铁转运蛋白从肠细胞的基底外侧膜排出，进入循环用于组织运输。铁吸收主要由机体总铁含量决定。当总铁含量足够时，从肝释放的铁调素是关键的铁调节激素。肠细胞和巨噬细胞上的铁转运蛋白与铁调素结合，从而减少小肠对铁的吸收并使铁从循环的细胞中释放。铁需求的增加导致铁调素表达

降低，允许铁蛋白从肠道中运出铁，并由巨噬细胞释放到循环中。一旦释放，铁与转运蛋白转铁蛋白结合运送到各种组织。铁被转铁蛋白受体1和受体2带到许多不同的细胞中，以 Fe^{2+} 的形式用于合成血红蛋白和呼吸酶。转铁蛋白还向肝运送铁，在肝以铁蛋白的形式储存，然后根据需求将其动员回循环。正常情况下人体总铁含量约为 $4\,g$，其中大部分（$3\,g$）以血红蛋白、肌红蛋白和呼吸酶的形式存在。储存铁约 $0.5\,g$，其中一半以上在肝中储存。

从肠道吸收的铁主要以铁蛋白形式储存于肝中。铁蛋白在 Kupffer 细胞和肝细胞中聚集，表现为局限性膜密封结构，该结构对应于溶酶体被称为含铁小体，含铁小体在传统显微镜下表现为铁反应的棕色颗粒。在正常肝组织中，传统显微镜下 Kupffer 细胞中少量的铁颗粒经普鲁士蓝染色表现为阳性，但更广泛的染色被认为是铁过量。

铁过载发生在以下情况：在正常铁摄入下肠道铁吸收增加（如在遗传性血色素沉着病中所见）、医源性铁治疗增加（通常源于多次胃肠外铁输注或输注红细胞，在血液系统疾病多见，如重型地中海贫血、铁粒幼细胞

性贫血或慢性溶血性贫血）和较少见的长期口服铁剂。

过量铁治疗导致组织学表现为铁弥漫且显著，主要在 Kupffer 细胞中。在铁水平正常情况下，铁以铁蛋白形式储存；然而，更多的铁将沉积在 Kupffer 细胞中，有时以含铁血黄素的形式沉积于肝细胞中。在网状内皮系统中也存在广泛沉积，在一种称为含铁血黄素沉着的疾病中，铁沉积除了肝外还累及脾、淋巴结，甚至一定程度上累及骨髓。

遗传性血色素沉着病（HH）是由铁调素缺乏或功能障碍所致的疾病，可导致过量铁吸收及在肝、胰腺、心脏和性腺中铁沉积。HH 主要与 HFE 基因突变有关：$80\%\sim90\%$ 的病例为 C282Y 纯合子突变，约 5% 为 C282Y/H63D 杂合子突变。只有 H63D 突变的患者不会发生临床铁过载，而杂合子突变仅在合并其他肝疾病时才发生铁过载。北美白人和北欧人等位基因 C282Y 突变的频率约为 $6\%\sim10\%$，使其成为该群体中最常见的遗传性疾病。约 $1:200$ 至 $1:250$ 的白人有 C282Y 纯合子突变；然而，HH 的外显率低于既往认知，并非都进展为显著的铁过载。大规模人群研究发现，仅有 75% 的 C282Y

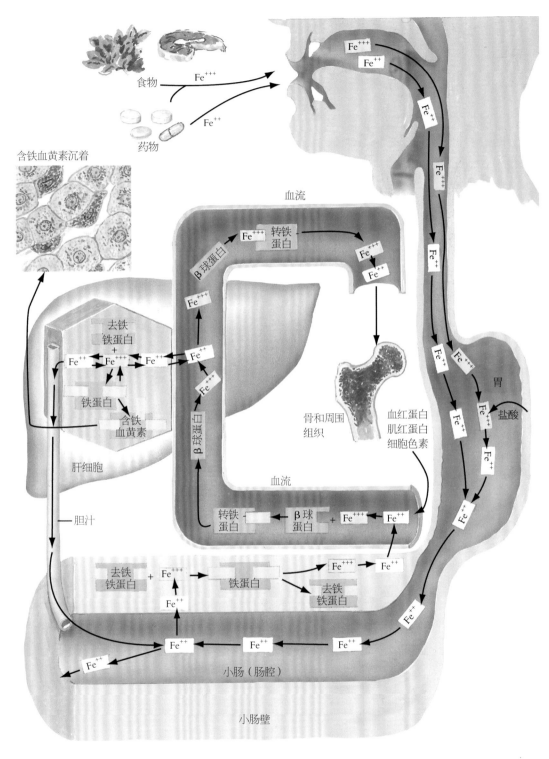

含铁血黄素沉着症、血色素沉着病（续）

纯合子突变患者铁的指标升高，仅28%的男性和1%的女性有超过12年的疾病相关症状。其余10%～15%的患者无HFE相关疾病。这些疾病包括了幼年型血色素沉着病，该病是一种铁调素或铁调素调节蛋白缺陷、铁转运蛋白或其他参与铁代谢的蛋白质如转铁蛋白受体的突变引起的严重疾病。

在HH中，铁沉积的模式很独特，与网状内皮系统相反，过量的非转铁蛋白结合的铁将被肝、心脏、胰腺和垂体的实质细胞摄取。在HH早期阶段，铁仅沉积在门管区的肝细胞中，随之纤维间隔包绕小叶，最终导致大结节性肝硬化。

任何原因导致的铁过量沉积可通过铁诱导的脂质过氧化来损伤肝组织，导致细胞损伤和死亡，继而Kupffer细胞和星状细胞活化，最后发生胶原沉积。

临床表现为肝酶升高、肝大、皮肤色素沉着、扩张/限制性心肌病、心律失常、糖尿病，当勃起功能障碍时，也应考虑HH可能。通过提高对疾病的认识和对家庭成员进行筛查，75%的患者在无症状时经实验室检查可做出诊断，而并未发生为终末期疾病。然而，该病通常在轻度或无炎症反应的情况下出现进行性纤维化；因此，高达12%的男性和3%的女性仍会出现肝硬化。HH的筛查是间接检测铁存储、血清转铁蛋白饱和度（TS）和铁蛋白。在铁过量情况下，TS首先升高；随着铁在组织中的累积，铁蛋白逐渐升高。铁蛋白水平在男性中高于300 ng/ml，在女性中高于200 ng/ml和（或）TS超过45%支持诊断。TS超过45%的临界值提高了筛查的敏感性，但检查的阳性预测值仅约2%。铁蛋白水平高于1000 ng/ml与肝硬化风险增加相关（患病率为20%～45%），而铁蛋白水平低于1000 ng/ml时肝硬化患病率小于2%。在急、慢性炎症下，铁蛋白和TS水平都可以升高，因此在这种情况下，应考虑检测的时机和对结果的解释。

HFE基因检测推荐用于任何有铁过载临床表现者和C282Y纯合子突变者的一级亲属。发现有C282Y/C282Y或C282Y/H63D的HH患者，应评估铁过载程度。如果铁蛋白水平升高但低于1000 ng/ml，转氨酶水平正常，患者可直接开始每周放血治疗。如果铁蛋白水平超过1000 ng/ml或肝酶水平升高，肝活检有助于确定肝铁含量和纤维化程度。

尽管缺乏安慰剂对照试验，放血疗法仍为首选的治疗方法。放血1个单位（500 ml）可以去除约250 mg的铁。按照耐受程度，开始每1～2周放血500 ml；一旦铁蛋白处于正常范围，治疗频率就会下降。而后，放血疗法的目的是维持铁蛋白水平在50～100 ng/ml（通常每年3～4次）。在终末器官损伤前开始治疗的患者生存率与一般人群相似。即使初始治疗在症状出现后开始也可获益。治疗通常能改善乏力、皮肤色素沉着、心肌病、腹痛和轻度肝纤维化；关节炎、糖尿病和肝硬化不可逆转。

去铁治疗可改善13%～50%的肝纤维化，并可逆转近30%的静脉曲张，但肝硬化患者去铁治疗后仍需继续监测肝细胞癌的发生。

在继发性铁过载和遗传性血色素沉着病中铁沉积的模式

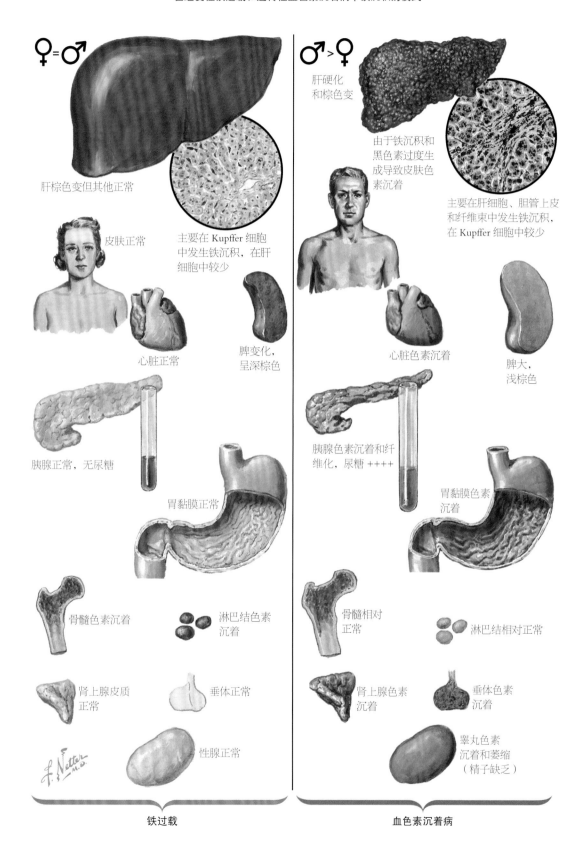

♀=♂

肝棕色变但其他正常

皮肤正常

心脏正常

胰腺正常，无尿糖

胃黏膜正常

骨髓色素沉着

淋巴结色素沉着

肾上腺皮质正常

垂体正常

性腺正常

主要在 Kupffer 细胞中发生铁沉积，在肝细胞中较少

脾变化，呈深棕色

铁过载

♂＞♀

肝硬化和棕色变

由于铁沉积和黑色素过度生成导致皮肤色素沉着

主要在肝细胞、胆管上皮和纤维束中发生铁沉积，在 Kupffer 细胞中较少

心脏色素沉着

脾大，浅棕色

胰腺色素沉着和纤维化，尿糖 ++++

胃黏膜色素沉着

骨髓相对正常

淋巴结相对正常

肾上腺色素沉着

垂体色素沉着

睾丸色素沉着和萎缩（精子缺乏）

血色素沉着病

Wilson病

　　Wilson病（Wilson disease，WD，规范名词为威尔逊氏症）或肝豆状核变性，是一种少见的常染色体隐性遗传病，铜转运异常导致铜在肝、角膜、脑部病理性沉积，引起肝、神经和精神的疾病。通过临床表现、实验室检查和组织学共同做出诊断。普遍认为WD是致死性疾病，但螯合剂治疗或肝移植可使患者的寿命与正常人相同。

　　WD是由13号染色体上编码膜结合铜转运蛋白的*ATP7B*基因突变引起的。这个基因的产物主要沉积于肝细胞的反面高尔基网上，根据细胞内不同的铜水平，在高尔基网上将铜结合成血浆铜蓝蛋白或直接排入胆汁中；因此，*ATP7B*突变导致肝内铜堆积过多。一旦铜的沉积超过肝的储备能力，铜会释放入血，沉积在其他器官，如脑、肾和角膜。铜离子促进活性氧的产生，损伤细胞膜，特别是线粒体。

　　病人发病年龄为5～35岁，由于疾病的严重程度不同，可表现为从轻度实验室检查或影像学异常到急性肝衰竭不等。急性肝衰竭与溶血性贫血、凝血障碍和急性肾衰竭相关。由于非肝移植治疗的患者死亡率几乎达100%，因此迅速的诊断十分重要。轻度转氨酶升高伴碱性磷酸酶正常或降低是诊断的依据。大多数儿童因肝疾病首诊，也有很多患者儿时无症状，后来出现肝硬化合并症。随着年龄增长，神经系统的表现更常见，症状范围从轻度的行为改变到严重者出现椎体外系症状（如震颤、发音困难和痉挛状态）不等。

　　疾病早期肝脂肪变性（微泡的和大泡的）、肝细胞核糖原累积和坏死很常见。随疾病进展，出现的肝细胞灶状坏死与自身免疫性肝病类似。肝硬化一般出现在20岁左右，大多数病人伴发急性肝衰竭。周围性铜沉积在角膜后弹力层引起典型的金棕色Kayser-Fleischer环（K-F环），通常需要裂隙灯检查方可发现。95%有神经系统症状者会出现K-F环，但其中仅有40%～50%的病人出现肝疾病。

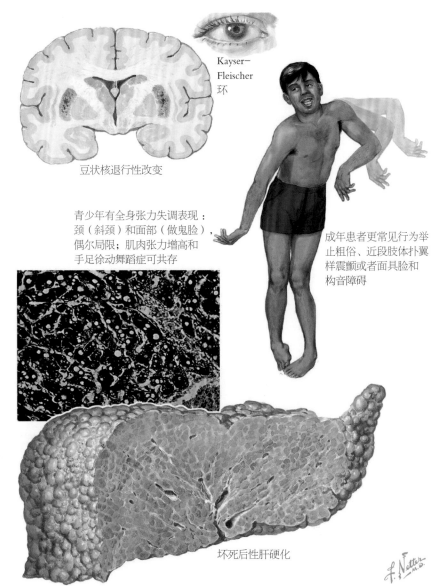

豆状核退行性改变

Kayser-Fleischer环

青少年有全身张力失调表现：颈（斜颈）和面部（做鬼脸），偶尔局限；肌肉张力增高和手足徐动舞蹈症可共存

成年患者更常见行为举止粗俗、近段肢体扑翼样震颤或者面具脸和构音障碍

坏死后性肝硬化

　　诊断WD的筛查项目包括血浆铜蓝蛋白水平、是否有K-F环和尿铜含量，随后对疑诊病人行肝活检和基因检测。血浆铜蓝蛋白是诊断WD最好的筛查试验，90%的病人血浆铜蓝蛋白水平低（<20 mg/dl）。血浆铜蓝蛋白水平低于5 mg/dl是诊断WD的强有力证据，而大于30 mg/dl的病人可以排除诊断。诊断需要证实铜负荷过多。若无K-F环，需行24小时尿铜排泄试验，如尿铜超过100 μg/24 h，有症状者可以诊断；尿铜介于40～100 μg/24 h的患者，需要进一步检查。肝活检组织中铜含量的检测仍然是证实铜过载的金标准，但鉴于肝硬化患者的肝中铜沉积变化较大，结果可能受到取样误差的限制。干重≥250 μg/g可诊断WD；一般情况下，干重<50 μg/g可排除该病。

　　一旦有病人确诊，其一级亲属行*ATP7B*基因多态性的单体型分析是有价值的。除了用于诊断WD外，*ATP7B*基因直接测序也可用于一级亲属检查。两条染色体均出现突变是有诊断价值的，而单条染色体突变也可辅助诊断。没有染色体突变并不能排除诊断，因为该病有500多种突变需鉴定。

　　螯合剂曲恩汀和D-青霉胺可促进肾排出铜，锌可通过诱导肠道金属硫蛋白来抑制铜吸收。报道显示，所有的治疗均会加重神经系统症状，这可能是动员了铜储存的结果，而D青霉胺的发生率最高。典型病人经6～12个月的治疗，75%～90%病人的症状会改善或趋于稳定。中断治疗的患者可能在2～3年内进展为急性肝功能失代偿或暴发性肝衰竭。遵医嘱定期监测非常重要。

α1-抗胰蛋白酶缺乏症

α1-抗胰蛋白酶（Alpha-1 antitrypsin，AIAT）缺乏症是一种儿童和成人均可发病的常染色体显性遗传性疾病，可导致慢性肝病，合并肝硬化和肝细胞癌。已发现超过100个不同的等位基因，而Z等位基因主要和肝疾病相关。纯合子ZZ等位基因在北美和北欧人群中发生率约1/5000～1/2000。该病的临床表现非常多样，既与疾病的严重程度有关，又因年龄、遗传学结果和环境所致的基因修饰的不同而表现不同。进展期肝病除肝移植外别无他法可治。

A1AT是一种肝产生的蛋白质，分泌入血抑制中性粒细胞蛋白酶。与A1AT缺乏性肺部疾病一样，突变蛋白在肝细胞的累积导致肝疾病的发生，不是抗蛋白酶功能不足。非聚合异常Z蛋白的部分被内质网相关降解机制破坏。其余Z蛋白自发地在肝细胞聚合，不能经分泌途径排出。这些聚合物的出现可触发细胞死亡，导致肝纤维化和肝癌。聚合的Z蛋白比非聚合蛋白的抗损伤能力强，但是部分蛋白可以被细胞内自噬体所降解。个体蛋白降解率的差异可以解释ZZ纯合子的临床表型不同。两个Z等位基因与肝疾病独立相关，而一个Z等位基因可能增加其他原因所致的肝疾病进展的风险。

A1AT缺乏的肝疾病年龄分布呈双峰状态。遗传性肝疾病在儿童很常见，可表现为新生儿肝炎和胆汁淤积性黄疸。有新生儿黄疸的患儿约80%在长至18岁就没有慢性疾病的表现了，仅5%有胆汁淤积的患儿进展为致命性的肝疾病。流行病学上第二高峰出现在成年期，临床表现从很轻微到慢性肝炎甚至导致肝硬化和肝癌。一个瑞典病例对照研究显示，ZZ纯合子等位基因的成人发展为肝硬化的风险达8倍，进展为肝细胞癌的风险为20倍。A1AT杂合子很少引起肝疾病。如果AIAT杂合子者患有肝硬化或慢性肝炎，约80%～90%的患者有其他引起肝疾病的原因。

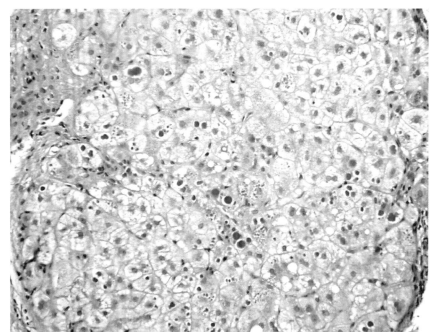
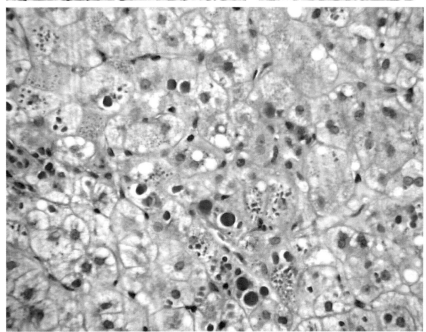

组织学可见过碘酸–希夫染色阳性的肝细胞（图片来自于 Rebecca W.Van Dyke 博士）

诊断需要行血清电泳A1AT表型检测，不是血清含量检测，只有ZZ等位基因与肝疾病有关。用过碘酸-希夫（PAS）染色并用淀粉酶处理肝活检组织后，在门静脉周围区域和再生结节周围经常可见典型的球形红紫色胞内包涵体。

A1AT缺乏症无特异性治疗。推荐失代偿期肝硬化或肝细胞癌患者行肝移植手术。A1AT缺乏症是最常见的肝代谢性疾病，需要在儿童时期行器官移植术。器官移植可以治愈代谢缺陷：A1AT表型变成供体的表型，肝病不会复发。肝移植是否可以阻止肺疾病的发生和进展尚不清楚。小鼠模型中显示，基因治疗很有前景，可抑制突变基因转录或翻译，外源性mRNA合成野生型A1AT蛋白。一些结果很有趣，但并未完全成功：小分子物质可抑制Z蛋白的异常折叠，抑制多聚体形成，促进其分泌或降解，目前正在进行人体试验。

其他遗传代谢性疾病（von Gierke病、半乳糖血症、Niemann-Pick病）

在糖原贮积症中，先天代谢缺陷导致过量的糖原累积在肝细胞，肝细胞增大，有位于中央的细胞核、空泡化或颗粒状的细胞质。肿大的肝表面光滑、呈粉棕色。脂肪含量较正常人高。过多的糖原也沉积在其他器官，特别是肾和心脏。糖原沉积的原理和机体死亡后糖原长时间的存在可以用某种碳水化合物代谢酶的缺陷来解释。对糖原贮积症 I 型或von Gierke病来说，葡萄糖-6-磷酸酶缺失，而它是糖原转化为葡萄糖的必需酶。另一种情况，糖原脱支酶——淀粉-1，6-葡糖苷酶缺失，导致糖原结构改变。分支酶缺陷比较少见。还有一种情况，糖原结构是正常的（Hers病），肝磷酸化酶缺失。从肝中释放出来的糖原减少，肝摄取碳水化合物的功能受损，血糖水平不稳定。儿童早期发病，可导致生长发育迟滞，显著的肝、脾大，无黄疸。患儿因感染夭折。只有少数可活到青春期。葡

萄糖耐受曲线表现为糖尿病倾向，可能出现尿糖。如果控制饮食会加重酮症。肝功能检测不一定异常，但是肝活检有特征性改变。

半乳糖血症是另外一种先天碳水化合物代谢异常性疾病，由三种不同的酶缺陷引起，最常见和最严重的情况是由半乳糖-1-磷酸化尿苷酸1转移酶缺陷所致，该酶可转化半乳糖-1-磷酸酯为尿苷二磷酸葡萄糖。过量的半乳糖不能转化成为葡萄糖和（或）糖原，从而在体内累积，损伤晶体（引起白内障），也可能损伤大脑（引起精神发育迟滞）和肾（导致氨基酸尿）。尽管没有证据提示半乳糖有肝毒性，但因血糖水平下降引起肝内源性营养不良，从而导致脂肪肝，继而发生脂肪性肝硬化和门静脉高压性脾大。由于在美国广泛推行新生儿早期筛选计划，大多数病人不会有这些临床表现。

Niemann-Pick病也是一种少见的、几乎仅在犹太儿童出现的脂代谢

异常性遗传病。磷脂特别是鞘磷脂在肝、脾和其他组织的网状内皮细胞中过度储存。Kupffer细胞明显变大，数量增多，常变为有中央细胞核的泡沫细胞。偶尔在变大的细胞中发现两个细胞核。过度增殖变大的Kupffer细胞会破坏肝结构，但并不引起纤维化及肝功能不全。出生后3个月内即可出现临床症状，主要为贫血、恶病质和精神发育迟滞。这些儿童失明、耳聋，很难活过2岁。眼底黄斑上可见樱桃红色斑点是该病的特点，也可在Tay-Sachs病中出现，与痴呆表现相关，不累及肝。

脑苷脂贮积病或Gaucher病的特点是角苷脂累积在网状内皮系统，肝中度增大。肝小叶结构因Gaucher细胞而轻度扭曲变形，Gaucher细胞是大的多边形细胞，内有小的偏心细胞核和不透明的均一细胞质。这种家族性疾病只有在急性婴儿型中才有生命威胁，慢性成人型表现为巨脾、突发骨折和血液系统异常，并不影响寿命。

糖原贮积症

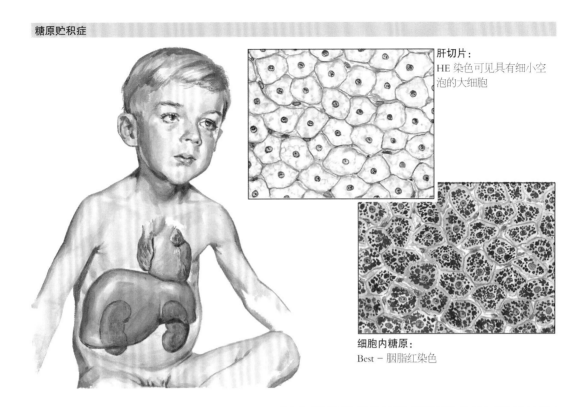

肝切片：
HE 染色可见具有细小空泡的大细胞

细胞内糖原：
Best – 胭脂红染色

半乳糖血症　　　　　　　Niemann-Pick病

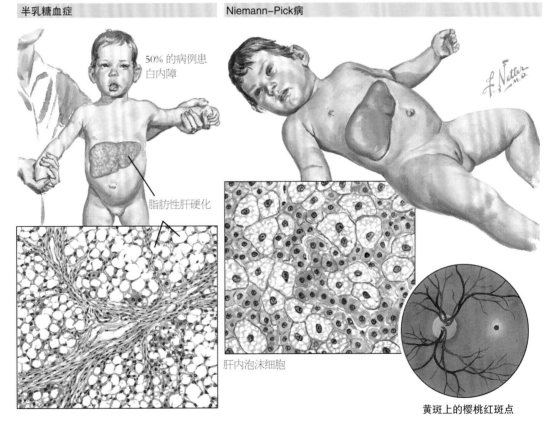

50% 的病例患白内障

脂肪性肝硬化

肝内泡沫细胞

黄斑上的樱桃红斑点

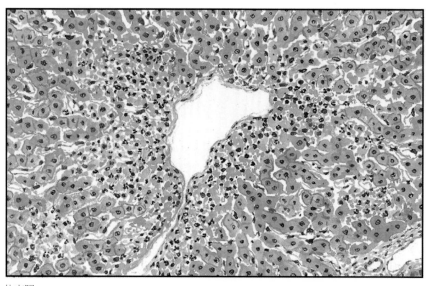

休克肝

低氧：休克和镰状细胞贫血

继发于机体其他部位的疾病引起的肝血流或肝供氧减少可引起肝显著改变。典型的例子发生在心源性休克或急性心肌梗死。"休克肝"或缺血性肝炎是肝供氧不足的结果。临床上的典型表现为肝损伤的指标（AST和ALT）快升快降。组织学发现局部血液渗出至组织间隙和局灶性坏死。如果低氧血症非常严重且持久，中央坏死区进展伴或不伴肝细胞的消失，多在中性粒细胞浸润后出现。病人的预后不仅取决于肝损伤情况，也取决于引起肝损伤的系统性疾病的严重程度。

镰状细胞贫血是一种好发于亚裔美国人的遗传性疾病，主要由于血液中出现异常的血红蛋白S（与正常的血红蛋白A不同）引起，肝胆系统合并症很常见。氧分压降低时，血红蛋白S较血红蛋白A更容易结晶。血红蛋白S的特点是使红细胞发生镰刀样改变，使其变得易脆、易凝集且寿命短。结果导致血栓形成，出现血管栓塞和典型的溶血性贫血。肝内镰刀样改变进程的直接影响或溶血性贫血发生频繁，均可导致肝胆疾病。由于需要输血，病人有发生病毒性肝炎、铁过载和形成色素结石的风险，这些都可能影响肝功能。此外镰状细胞性肝病也是镰状细胞阻塞血管的结果。镰状细胞血栓在肝血窦腔存留可引起肝肿胀、包

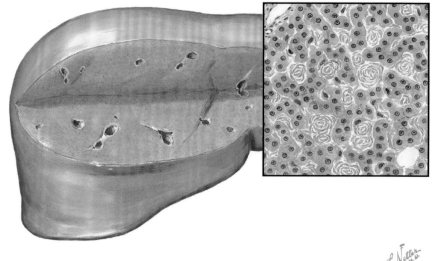

镰状细胞贫血

膜张力高和紫色变。由于所有肝血窦因新月形红细胞填充引起扩张，肝小叶的正常结构几乎消失。肝板受挤压、频繁被破坏，呈现灶性变质和坏死改变。Kupffer细胞肿胀，富含铁色素和吞噬的红细胞。大约10%镰状细胞贫血的病人出现急性镰状细胞肝危象，表现为肝大、右上腹疼痛、恶心、低热和血清转氨酶增高（反映了肝缺血）。包括水化和控制疼痛在内的支持治疗可使症状在几天内缓解。而一些病人可出现不同的症状，可能与明显的黄疸和肾衰竭有关。晚期患

者死亡率非常高，可表现为显著的肝缺血损伤，出现肝细胞气球样变和小胆管内胆汁淤积。急性镰状细胞淤滞在脾和肺很常见，在肝很少见。但是大量镰状细胞在肝淤滞可导致肝快速肿大和血红蛋白水平快速下降。在这种情况下，应该避免过度输血。如果太多淤滞的有活力的细胞突然释放入血，可引起高黏滞综合征，因此自体输血可能是致命的。在既可以形成正常成人的血红蛋白也可形成血红蛋白S的患者中，肝变化轻微，病程进展缓慢，这被称为镰状细胞特征。

药物性肝损伤

由于大量使用各种复杂的化学药品，药物性肝损伤的发病率正在迅速增加。因药物不良反应散在发生，且肝对损伤反应的形式有限，因此在服药后往往很难确定肝损伤是基础疾病的表现，如病毒性肝炎或肝外胆管梗阻，还是合并了药物损伤。

为方便起见，药物性肝损伤可分为可预见性药物和特异反应性药物引起的损伤。可预见药物是指已有明确肝毒性的药物，具代表性的药物有：驱虫药四氯化碳、麻醉剂氯仿以及意外服用的含磷化合物。近年来，可预见的肝损伤多见于因自杀或意外服用过量的对乙酰氨基酚所致。坏死区域在肝内分布有规律性，通常呈带状分布，伴或不伴有脂肪变性。肝损伤是否发生取决于所应用的药物剂量，大部分都使用了大剂量的药物。酗酒患者更容易出现肝损伤。以对乙酰氨基酚为例，易感性增加的理论基础是：当对乙酰氨基酚经细胞色素P450代谢时，出现毒性代谢产物，长期酒精摄入会上调这一通路。此外，谷胱甘肽可保护肝细胞不受活性代谢产物的毒性作用，其在酗酒者中已被耗尽。病死率取决于反应物的剂量。这种类型的肝损伤并不神秘，其面临的主要问题是对暴露药物的检测。

异质性反应导致的药物性损伤是临床面临的挑战。损伤类型可以分为肝细胞性、胆汁淤积性或混合性；可以表现为急性、慢性。在组织学表现上，有许多不同的特征，包括肝炎、胆汁淤积和脂肪变性。胆汁淤积性损伤可能出现黄疸，出现类似肝外胆管阻塞的临床表现和实验室检查。组织学上，可见小叶中央胆汁淤积，伴有

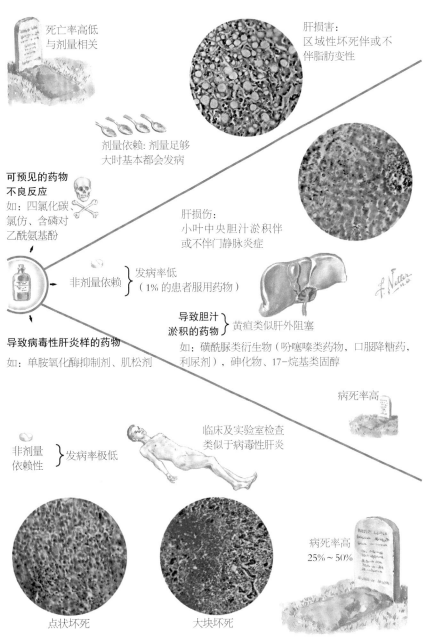

死亡率高低与剂量相关

肝损害：区域性坏死伴或不伴脂肪变性

剂量依赖：剂量足够大时基本都会发病

可预见的药物不良反应
如：四氯化碳、氯仿、含磷对乙酰氨基酚

肝损伤：小叶中央胆汁淤积伴或不伴门静脉炎症

非剂量依赖} 发病率低（1%的患者服用药物）

导致胆汁淤积的药物} 黄疸类似肝外阻塞
如：磺酰脲类衍生物（吩噻嗪类药物，口服降糖药，利尿剂）、砷化物、17-烷基类固醇

病死率高

导致病毒性肝炎样的药物
如：单胺氧化酶抑制剂、肌松剂

非剂量依赖性} 发病率极低

临床及实验室检查类似于病毒性肝炎

病死率高
25%～50%

点状坏死

大块坏死

肝损伤类似病毒性肝炎

或不伴有门静脉炎症。使用合成类固醇或口服避孕药时可仅见胆汁淤积而无明显炎性改变。淤胆型肝炎的特点是门静脉炎症、胆汁淤积、肝细胞损伤，常合并胆管增生，这种损伤可以在使用阿莫西林-克拉维酸、中草药、红霉素和血管紧张素转换酶抑制剂的病人中发生。另一种异质性药物不良反应的类型是急性肝炎，类似于病毒性肝炎。在形态学方面，急性点状坏死性肝炎、急性大块或亚大块坏死都可以看到，某种程度上看，组织结构损害甚至比预期的临床表现还要严重。由于其与病毒性肝炎的相似性，很难明确用药与肝炎的因果关系。通常，在怀疑药物性肝炎、明确用药与肝炎之间的关系前，需要有很多相关病例报道。所涉及的药物包括苯妥英、甲基多巴、异烟肼、双氯芬酸。再者，这种药物损害的剂量依赖性不太明确，虽然肝炎表现的发生率极低，但病死率较高。因此，如果药物与肝损伤反应有关，尤其是可能发生在过敏基础上，切勿尝试再次使用该药。

急性病毒性（甲型和戊型）肝炎

甲型肝炎病毒

甲型肝炎（甲肝）病毒归为（微）小核糖核酸病毒科嗜肝病毒属。无包膜，基因组为一条7.5 kb的单正链RNA。单个开放读码框产生大蛋白，病毒蛋白酶将其切割成衣壳蛋白和几种不同形式的非结构蛋白。甲型肝炎病毒在受感染的肝细胞胞质中复制，通过胆管运送，从粪便中排出。

甲肝病毒通过粪-口途径通过污染的水传播，也可以通过密切的身体接触传播。人是主要宿主，该病在世界各地均有发生。与其他病毒性肝炎不同，甲肝病毒不会引起慢性肝病。全球有140万例甲型肝炎，可以散发，也有暴发流行。甲肝病毒是食源性感染的常见病原体。在卫生条件差的发展中国家，90%的儿童在10岁之前就感染了甲型肝炎病毒。暴发流行不太常见，因为人群中大部分年龄较大的儿童和成年人已经具有免疫力。在卫生条件良好的发达国家，甲型肝炎病毒感染率较低，这些国家的甲肝往往发生在使用静脉注射毒品的青少年和成人、男-男性行为和去过流行地区的人群中。

临床表现与诊断

急性甲型肝炎感染的表现取决于感染时的年龄。75%以上的成年人有黄疸、恶心等症状。70%的6岁以下儿童感染者无症状。

潜伏期平均为14～28天，随后出现恶心、黄疸、腹痛、发热和乏力。疾病呈自限性，症状持续数周至数月。偶尔可再度恶化，导致急性肝衰竭和肾衰竭等严重并发症。在美国，每年有100例患者死于重症甲型肝炎感染。

临床上很难把急性甲型肝炎与其他病毒性肝炎感染区别开来。急性感染时，血中可以检测出抗甲肝免疫球蛋白M（anti-HAV IgM），所有曾经感染过甲肝病毒的人抗甲肝免疫球蛋白G（anti-HAV IgG）都是阳性的。

治疗和预防

主要是支持治疗。甲型肝炎可以通过提供安全用水和恰当的污水处理改善卫生状况来预防。用安全的水洗手改善个人卫生可以减少甲型肝炎的传播。

甲肝疫苗是在20世纪90年代中期发展起来的。第一次接种后，94%的人获得免疫力，通过第二次疫苗接种，所有人都获得免疫力。甲肝疫苗是儿童计划免疫的一部分。未接种过疫苗者去世界上高流行区旅行前应接种疫苗。甲肝免疫球蛋白已经用于暴露后预防，如果在暴露后的前2周内给药，85%以上的病例可以预防。如果在暴露后2周后给予，症状的持续时间和严重程度也会降低。2岁以下的儿童去甲肝感染率高的国家前，也需应用免疫球蛋白。

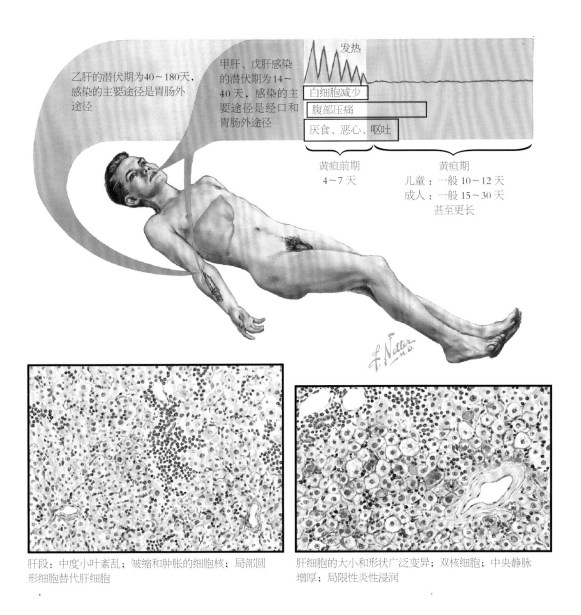

乙肝的潜伏期为40～180天，感染的主要途径是胃肠外途径

甲肝、戊肝感染的潜伏期为14～40天，感染的主要途径是经口和胃肠外途径

发热

白细胞减少

腹部压痛

厌食、恶心、呕吐

黄疸前期
4～7 天

黄疸期
儿童：一般 10～12 天
成人：一般 15～30 天
甚至更长

肝段：中度小叶紊乱；皱缩和肿胀的细胞核；局部圆形细胞替代肝细胞

肝细胞的大小和形状广泛变异；双核细胞；中央静脉增厚；局限性炎性浸润

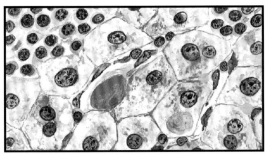

高倍镜：肝细胞变化；双核细胞、浸润、嗜酸性小体

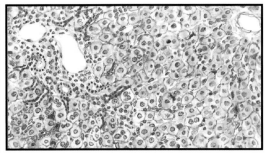

恢复期：库普弗细胞脂褐素沉积；毛细胆管胆栓；双核细胞增多；偶见三核细胞

急性病毒性（甲型和戊型）肝炎（续）

戊型肝炎病毒

戊型肝炎（戊肝）病毒（HEV）属于戊肝病毒科戊肝病毒属，是无包膜、单正链RNA病毒，基因组长7.2kb，有4个主要的基因型。在发展中国家，HEV1（亚洲）和HEV2（非洲和墨西哥）通过粪-口途径传播，仅感染人类。HEV3（世界性分布）和HEV4（主要在东南亚）感染人、猪和其他哺乳动物，为发达国家和发展中国家散发戊肝病例的主要亚型。虽然戊型肝炎感染在美国并不常见，但以人群为基础的调查结果显示，21%的美国成年人有戊型肝炎病毒抗体，比乙型肝炎或丙型肝炎患者高出一个百分比，抗体阳性率随着年龄的增长而增高。

戊型肝炎病毒感染是全球急性肝炎和黄疸最常见的原因。据估计，全世界每年有2000万例戊型肝炎感染。在发展中国家，有因HEV导致的急性肝炎暴发流行。另外，发达国家的小规模暴发与食用未煮熟的猪肉或野味或接触猪有关。此外，部分病例与食用贝类和输血有关。在发达国家，发生急性戊型肝炎感染时，二代传播很罕见。危险因素是年龄和男性。据

称，在发达国家，大部分感染是亚临床感染和轻症感染。

临床表现和诊断

戊型肝炎病毒常常引起急性肝炎。潜伏期为3～8周。症状包括黄疸、尿色加深、腹痛、恶心、呕吐、发热、肝大及厌食，暴露6周后发病，随即出现ALT增高，持续1～2周。病死率约为5%，与妊娠期重型肝炎并发症有关。据报道，在孕晚期，发生急性戊型肝炎感染的妇女的病死率为16%～20%。在美国，由戊型肝炎引起的成人急性肝衰竭的发病率不到1%。

戊型肝炎曾被认为只是一种急性自身限制性感染，但现在已经认识到，在免疫受损的患者中，戊型肝炎可以是慢性的。戊型肝炎病毒RNA可以持续多年在血清和粪便中检测到，这可能与血清转氨酶水平异常相关，并可进展为纤维化和肝硬化。戊型肝炎病毒感染的肝外表现包括关节炎、胰腺炎、再生障碍性贫血、多发性神经病、吉兰-巴雷综合征、特发性面神经麻痹、周围神经病、共济失调和意识模糊。神经系统症状随着戊型肝炎好转

而缓解。

戊型肝炎的诊断较为困难，因为其临床表现与其他类型的病毒性肝炎相似，即使抗戊型肝炎病毒抗体检测已经有商业化产品，但尚未得到FDA的批准。HEV-IgM的峰值出现得早，在恢复期就已消失了。HEVIgG出现较晚，可持续较长时间。潜伏期可以在血清和粪便中检测到HEV RNA；血清HEV RNA水平随着症状的改善而降低，但即使在症状缓解后，这种病毒也能在粪便中检测到。

治疗和预防

急性戊型肝炎通常是自限性的，慢性戊型肝炎常发生在实体器官移植患者中，1/3的患者在免疫抑制剂减量过程中发生病毒自发性清除。小规模的研究表明，聚乙二醇干扰素和利巴韦林单独或联合治疗可用于清除感染。

由于HEV感染是一种人畜共患病，在发达国家预防该病（特别是免疫功能低下的人或孕妇），应该做到烹调猪肉（160°F加热）20分钟或更长时间、避免食用贝类。中国研制的疫苗保护有效率为95%。

美国历年甲型肝炎发病率，1980 — 2007年

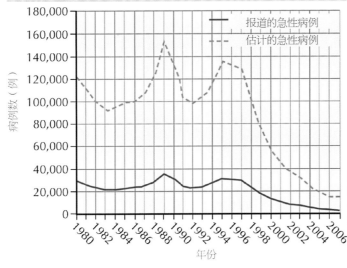

数据来源于美国疾病预防控制中心（CDC）。http://www.cdc.gov/hepatitis/HAV/StatisticsHAV. htm#section3

按种族和民族划分的美国历年甲型肝炎发病率，1990 — 2007年

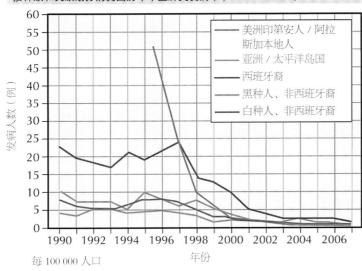

数据来源于美国 CDC。 http://www.cdc.gov/mmwr/preview/mmwrhtml/ss5803a1.htm

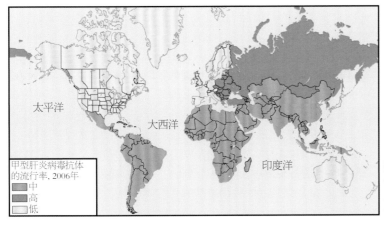

数据来源于美国 CDC。CDC2010 年国际旅行健康信息。亚特兰大，美国卫生与人类服务部的公共卫生服务，2009年

乙型肝炎和丁型肝炎

乙型肝炎病毒

乙型肝炎（乙肝）病毒（HBV）是嗜肝病毒科的双链、部分环状、小的（42 nm）DNA病毒。由包裹病毒DNA和DNA多聚酶（反转录酶）的核衣壳组成。其核衣壳蛋白质可以促进病毒结合和进入肝细胞。

病毒膜与宿主细胞的膜结合，将DNA和核心蛋白质释放到胞质中。病毒核衣壳进入细胞核并提供病毒基因组，在细胞核内完成第二链DNA的合成，形成共价闭合环状DNA（cccDNA）。cccDNA是四种病毒RNA的模板。最大的RNA形成新的基因组拷贝、核衣壳蛋白和病毒DNA多聚酶。经过进一步的加工，四种病毒RNA转录形成子代病毒，从细胞中释放或返回到核内产生更多的拷贝。

乙型肝炎病毒感染的自然史

据估计，全球有2亿4千万人感染慢性乙型肝炎。世界上流行地区最常见的传染途径是母婴垂直传播。在急性感染HBV的婴幼儿中，30%~90%将进展为慢性HBV感染。而在青春期

或成年期感染的病人中，只有不到5%会发展成慢性乙型肝炎。通过垂直传播感染的患者将进展到免疫耐受期，HBeAg阳性，血清HBV-DNA和ALT水平正常。免疫耐受期为10~30年；感染20年后，15%的患者清除HBeAg。随后，患者将进入免疫清除期，其中自发HBeAg清除率每年增加到10%~20%。在这一阶段，经常有转氨酶升高伴血清HBV DNA的升高。患者通常无症状，很少有患者出现肝功能失代偿和肝衰竭。如果患者抗-HBe持续阳性且HBV DNA低滴度或检测不出，就认为是非活动性病毒携带阶段。患者可以保持在这一阶段或发展成HBeAg阴性或HBeAg阳性的慢性乙型肝炎。一旦HBsAg阴性，感染就被清除了。西方患者每年HBsAg的清除率高达2%。感染清除且无肝硬化的患者预后良好，但肝硬化和肝细胞癌的风险仍然存在。

临床表现及诊断

一旦有乙肝病毒暴露，潜伏期为60~150天（平均90天），然后出现乏力、恶心、呕吐、不适、腹痛和黄

疸症状，有时病人会出现关节炎和皮疹。临床表现因年龄而异，5岁以下儿童和免疫功能低下的成人急性HBV感染可无症状；在5岁以上患者中，30%~50%有急性HBV感染症状。暴发性肝衰竭罕见，但可在急性感染或慢性乙肝患者免疫抑制再激活时发生。

慢性乙型肝炎可导致肝硬化和终末期肝病，伴有肝并发症，包括腹水、水负荷过重、肝性脑病和静脉曲张破裂出血。肝癌可能是慢性乙型肝炎病毒感染伴或不伴肝硬化患者的表现。

通过对乙型肝炎特异性标志物进行血清学检测可以确诊感染，并可通过这些试验确定感染的阶段。

治疗、管理和预防

不是所有的HBV感染者都会从治疗中获益。HBeAg阳性或HBeAg阴性的慢性乙型肝炎者伴ALT升高、HBV DNA高、中到重度炎症、肝活检发现明显纤维化的患者应考虑治疗。暴发性肝衰竭或急性感染引起的肝功能不全的患者也应口服核苷（酸）类似物治疗。

急性乙型肝炎病毒感染血清学恢复典型过程

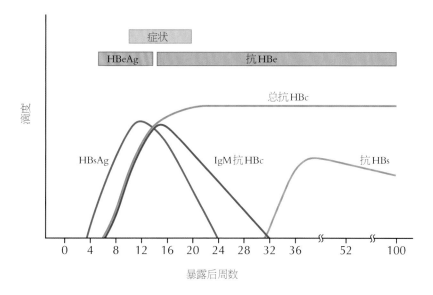

注：HBV 感染的血清学标志物变化取决于感染是急性的还是慢性的。

最先出现的血清标志物是 HBsAg，最早可在感染 HBV 后 1~2 周就能检测出来，持续 11~12 周（一般 30~60 天）。平均 3 个月后，恢复期病人血清中不再能检出 HBsAg。HBeAg 在急性感染患者中一般可检出；血清中 HBeAg 的存在与较高的 HBV 滴度和更强的传染性有关。急性 HBV 感染可根据血清乙型肝炎核心抗原的 IgM 类抗体（抗 HBc IgM）的检测来诊断，抗 HBc IgM 一般在临床发病时能检测出来，6 个月内逐渐下降，最终检测不出。抗 HBc IgG 持续存在，为既往感染的标志。在未进展到慢性感染的患者的恢复期，随着 HBsAg 的消失，可以检测到抗 HBs。急性感染后抗 HBs 的出现表示病情恢复并产生免疫力。

来源：CDC。

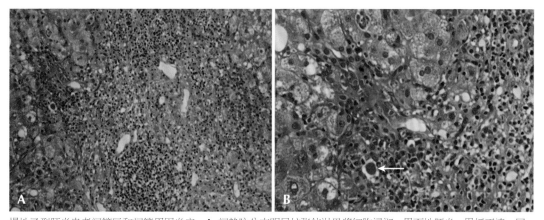

慢性乙型肝炎患者门管区和门管周围炎症。A. 门静脉分支明显扩张伴淋巴浆细胞浸润。界面性肝炎、界板不清，同时出现淋巴滤泡（中下）。B. 高倍镜显示界面性肝炎区域有肝细胞肿胀、嗜酸性小体（箭头所指），也可看到轻度胆管反应（引自 Hytiroglou P. Practical Hepatic Pathology: A Diagnostic Approach, 17, 215–224, F17–1.)

乙型肝炎和丁型肝炎（续）

此前，一定时间内经外周给予α干扰素是唯一的治疗方式。但α干扰素禁用于肝硬化失代偿期患者和孕妇。现在有几种口服核苷和核苷酸类似物的疗法，可以口服一种药物达到特定的治疗终点。治疗的目的是抑制HBV复制或使肝病缓解。新的核苷类似物具有很强的抗病毒活性，并且具有很高的耐药性；这些特性使得药物能够在不产生耐药的情况下长期使用。在治疗过程中，病人需要密切监测实验室检查，以观察是否产生耐药，其首先表现为HBV DNA升高。

准备化疗或使用免疫抑制剂的慢性乙型肝炎患者或病毒携带者应在免疫抑制治疗开始之前，给予预防性治疗，以防止HBV复发。治疗应持续到免疫抑制治疗完成后6个月或达到HBV治疗的终点，这取决于化疗前病毒的状态。HBc-IgG抗体阳性的患者不需要在化疗或免疫抑制治疗前常规进行HBV预防性治疗，但应密切监测；一旦HBV DNA检测阳性，应立即开始治疗。

妊娠期乙型肝炎患者和孕晚期的安全妊娠孕妇，如果病毒DNA水平高，应开始核苷类似物治疗以减少垂直传播的可能性。当慢性病毒感染的母亲生下婴儿时，应立即给新生儿注射乙肝免疫球蛋白并启动乙肝疫苗接种计划，应在出生后立即给予首剂乙肝疫苗接种，这非常重要。被动和主动免疫能有效预防95%的垂直传播。

乙肝疫苗于1982年开始应用，1991年列入儿童计划免疫。完成三次的疫苗接种后，95%的患者产生具有保护性的抗HBs抗体，这种保护被认为是终生的。经常输血或有血液暴露的人（比如血液透析病人、实体器官移植受者）、囚犯、静脉注射毒品者、家庭成员中有慢性乙肝患者或与慢性乙肝患者有性接触的人、多个性伴者、医护人员和去乙肝流行地区旅行的人，需要接种乙肝疫苗。应对乙肝患者进行乙肝病毒传播方式的教育，并对其同居的所有家庭成员进行乙肝检测和免疫接种。性伴侣应使用避孕套防止性传播，除非双方接种肝炎疫苗，并通过血清学检测证实获得免疫

力。患者不可共用剃须刀、指甲钳和牙刷。如果有血液污染，污染区域应该用漂白剂清洗，应包扎伤口。非洲裔年轻人患肝细胞癌（HCC）的风险较高，因此建议在20岁时对这些病人进行筛查。在有肝癌家族史的患者中，家族成员的癌症筛查应于比患者确诊年龄小10岁时开始。否则，男性HCC的监测应在40岁开始，女性在50岁时开始。

丁型肝炎病毒

丁型肝炎病毒（HDV）的复制有赖于乙肝病毒的包膜蛋白，只出现在乙肝病毒感染的病人中。HDV有两种感染类型。同时感染通常发生在地中海地区和南美洲部分地区。临床上，同时感染的患者表现为重度急性肝炎，预后比单纯HBV感染者差。慢性感染罕见。第二种类型是重叠感染，即慢性乙肝患者感染HDV。HBV感染者病情恶化或HBV携带者急性发病，可以导致两种病毒的慢性感染。慢性HBV和HDV同时感染引起的肝硬化和失代偿性肝病比单独HBV感染发生得早。

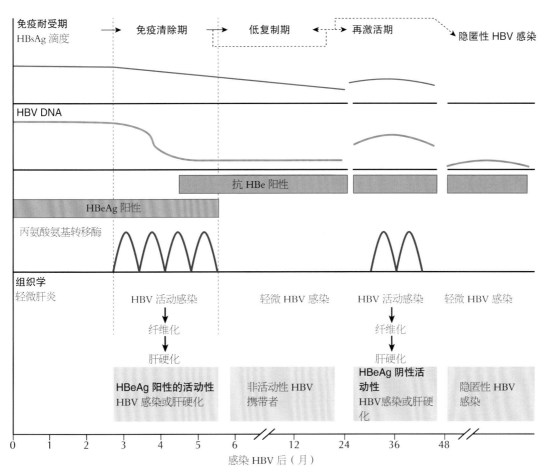

慢性 HBV 感染自然阶段示意图
HBV= 乙型肝炎病毒

	定义
免疫耐受期	慢性 HBV 感染，HBeAg 阳性，HBV DNA >20 000 IU/ml, 转氨酶持续正常
HBeAg 阳性的慢性 HBV 感染	慢性 HBV 感染，HBeAg 阳性，HBV DNA >20 000 IU/ml, 转氨酶异常或波动
非活动性 HBV 携带者	慢性 HBV 感染，HBeAg 阴性，抗 HBe 阳性，HBV DNA 检测不出或 <2000 IU/ml, 转氨酶持续正常
HBeAg 阴性的慢性 HBV 感染	慢性 HBV 感染，HBeAg 阴性，HBV DNA >2000 IU/ml, 转氨酶持续性或间歇性升高
慢性 HBV 感染急性加重	转氨酶突然上升到正常上限的 5 倍和基线浓度的 2 倍以上
乙肝病毒感染痊愈	既往 HBV 急、慢性感染，现 HBsAg 阴性、血清 HBV DNA 检测不到、转氨酶正常伴有抗 HBc 和抗 HBs 阳性

HBV = 乙型肝炎病毒

慢性 HBV 感染的分期

（引自：Trepo C, Chan HLY, Lok A. Hepatitis B virus infection. Lancet. 2014; 384:2053-2063.）

丙型肝炎

丙型肝炎病毒（HCV）感染呈全球性流行，据估计，全球HCV的感染率为3%。在远东、地中海国家以及非洲和东欧的一些地区患病率较高。在美国，20%的急性肝炎由HCV引起。注射吸毒者和血友病患者抗HCV的阳性率最高。

丙型肝炎病毒是一种有包膜的、直径50 nm的单链正链RNA病毒；分类为黄病毒科的丙型肝炎属。它有一个长的开放读码框，编码一个大的多聚蛋白，经过翻译后的裂解产生结构蛋白（核心、E1和E2）和非结构蛋白（NS2至NS5）。NS3和RNA依赖的RNA聚合酶是病毒复制所必不可少的，也是HCV治疗的靶点。核心蛋白形成病毒核衣壳，与细胞蛋白相互作用，影响宿主细胞功能。包膜糖蛋白（E1和E2）高度糖基化，在病毒进入细胞过程中起重要作用。E2有两个高变区，它们不断变异；通过这一过程可以逃脱宿主免疫监视。HCV感染肝细胞，引起宿主免疫介导的细胞毒性反应的损伤，直接导致细胞病变。已知的导致疾病进展的危险因素是共同感染和酒精摄入。在HCV/HBV共同感染的患者中，肝细胞癌的风险高于单一病毒感染者。

急性感染的潜伏期为6～10周。大部分病人无症状。20%～25%症状隐匿，表现为腹部不适、食欲减退、恶心、呕吐、乏力和黄疸。HCV感染导致的急性肝功能衰竭罕见。在80%～90%的急性丙型肝炎感染中，病毒血症超过6个月仍未清除，将变为慢性丙型肝炎感染。

慢性丙型肝炎患者通常无症状，伴长期波动的肝酶异常。病毒暴露20年以上会出现失代偿期肝病或肝细胞癌的症状。高达20%的慢性丙型肝炎会发展成为肝硬化。大约20%～25%的肝硬化患者会进展为肝衰竭而死亡。在美国，丙型肝炎病毒是肝移植的主要适应证。丙型肝炎肝硬化也与肝细胞癌有关，肝细胞癌的年发病率为3%～5%。

HCV的诊断可通过ELISA法检测抗HCV。抗HCV在肝损伤后2～8周阳性，在症状出现后6～9个月即检测不出。急性感染恢复后抗HCV仍可能被检测到。用反转录聚合酶链反应检测HCV RNA可以在暴露后几天内确定感染。由于HCV RNA只会在活动性感染时检出阳性，在既往感染或感染消退后检测呈阴性，故可用来检测病毒血症。患丙型肝炎的母亲所生的婴儿应在12个月（最好是在18个月）后再进行检测，因为早期有母体循环抗体的干扰，可能出现假阳性结果。

HCV感染的肝外表现包括冷球蛋白血症、淋巴瘤、膜增生性肾小球肾炎、坏死性血管炎、关节炎、迟发性皮肤卟啉症。

以前，α干扰素联合利巴韦林的治疗方案疗效有限，且副作用较多。新型直接抗病毒药物（DAAs）能抑制病毒复制，大幅度提高病毒清除率，使得绝大多数患者可以治愈。这些新药为口服给药，不含干扰素，可治疗所有阶段的肝疾病，副作用极小。决定病毒清除最重要的因素是HCV基因型，这也是影响治疗方案和治疗时间的因素。DAAs包括NS3/4A蛋白酶抑制剂、NS5B聚合酶抑制剂和NS5A抑制剂，其他的治疗靶点包括宿主因素。

HCV通过血液传播。在1992开始对血液制品进行该病毒筛查之前，患者主要通过输血感染病毒。由于有一个短的窗口期，急性感染后不能立即检测到HCV RNA，因此除非有指征，最好避免输血。这种病毒可以通过静脉注射吸毒者共用污染的针头传播，现在已经有针具交换项目以帮助减少HCV的传播。尽管性传播不是常见的传播途径，已经有关于高危性行为者经性传播的报道。垂直传播可发生（5%）HCV感染。一旦母亲同时感染HCV/HIV，由于高HCV病毒血症，垂直传播的风险较高。

HCV感染者不应共用剃刀、牙刷或指甲剪，所有滴落的血液都应用漂白剂清洗。现在尚没有疫苗可用来保护家庭成员。

丙型肝炎感染的临床图片

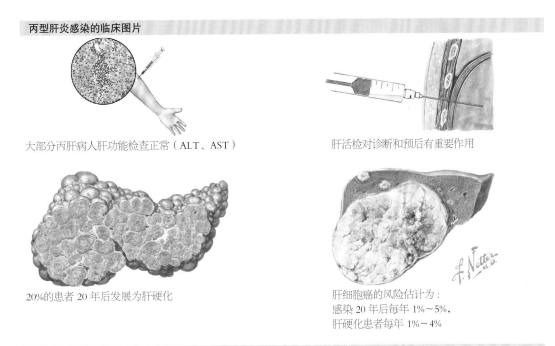

大部分丙肝病人肝功能检查正常（ALT、AST）

肝活检对诊断和预后有重要作用

20%的患者 20 年后发展为肝硬化

肝细胞癌的风险估计为：
感染 20 年后每年 1%～5%，
肝硬化患者每年 1%～4%

HCV 基因组编码的蛋白

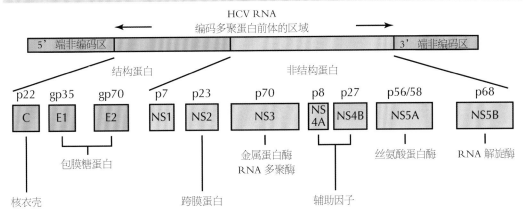

LDL 进入

HCV 是由一个 9.6 kb 的正链 RNA 包被硬壳形成的颗粒。基因组携带一个长的开放读码框（ORF）编码含 3010 个氨基酸的多聚蛋白前体。HCV 的 ORF 翻译是以一个长 340 个核苷酸的 5' 非翻译区（NTR）来引导，作为内部核糖体进入位点靠近 ORF 的起始密码子直接结合核糖体。丙型肝炎病毒在剪切中被细胞和病毒蛋白酶裂解为十种不同的产物，包括 3'N 端结构蛋白 [核心（C）、E1 和 E2] 和留下的非结构复制蛋白 (NS 2–5)。图示标出了裂解产物的假定功能
（引自 Ashfaq UA, Javed T, Rehman S, et al. An overview of HCV molecular biology, replication and immune responses. Virology, 2011; 8:161, F1.）

疱疹病毒所致的肝炎

疱疹病毒是一组DNA病毒，包括单纯疱疹病毒1型和2型、巨细胞病毒、EB病毒和水痘-带状疱疹病毒。疱疹病毒的共同特点是，初次感染后，病毒终身潜伏在体内。当患者由于疾病或服用药物（如使用免疫抑制剂或化疗药）存在严重的免疫功能缺陷时，或者患临床疾病时，病毒可以再激活出现症状。

单纯疱疹病毒

在免疫功能正常的成人群体中，肝炎不是单纯疱疹病毒（HSV）感染的常见临床表现。孕晚期的孕妇和免疫抑制的患者最易罹患肝炎。该病毒感染可导致急性肝功能衰竭，但在美国急性肝衰竭的病例中所占的比例<1%。

暴发性肝坏死的临床表现不一，并非所有的患者都有皮肤黏膜病变。在妊娠的病人中，只有30%会有皮损，高度怀疑本病时需尽早开始治疗，以防止疾病进展至需肝移植或致死。血清转氨酶水平是正常的100～1000倍，病人有肝细胞损伤的表现。肝活检可见坏死区和透明晕包围的核内包涵体。确诊有赖于PCR检测HSV DNA。治疗用阿昔洛韦或伐昔洛韦。

巨细胞病毒

巨细胞病毒（CMV）通过人-人直接接触传播，暴露于含有CMV的体液或接触污染物时会发生感染。当免疫功能正常的健康人感染病毒时，症状很轻，且没有感染的长期并发症。症状包括发热、轻度肝炎和单核细胞增多症样综合征，持续3～6周。宫内感染或分娩期间感染的婴儿（引起新生儿肝炎）或免疫功能低下的患者会出现严重的并发症。免疫力低下的患者可表现为肝炎，伴非特异性的全身症状及转氨酶升高。高度怀疑时需要进行病毒检测，肝活检有助于诊断。

CMV可以通过PCR检测或体液病毒培养来确诊。活动性感染时CMV-IgM阳性。IgM不仅在新发感染中呈阳性，而且在既往感染再激活或近期接触有CMV感染史的病人中，都可以检测为阳性。也有可能假阳性结果。因此，不应单独使用CMV-IgM来诊断感染。肝组织学可见巨细胞核内包涵体（透明晕包围的核内包涵体；呈猫头鹰眼睛样外观）和巨细胞包涵体（嗜碱性或嗜双性的大小不一的颗粒），也可见肝坏死。

对于健康人不推荐抗病毒治疗。免疫功能低下的患者出现危及生命的CMV感染或CMV感染累及器官可能导致并发症时，需要抗病毒治疗（更昔洛韦）。

EB病毒

EB病毒（EBV）也称为人类疱疹病毒4。它是一种常见的病毒感染，遍及全世界。EB病毒通过体液传播，尤其是唾液。潜伏期数周。这是一种常见的儿童期感染，其临床表现与常见的儿童疾病相似。青少年或成年人感染EB病毒时，一般引起传染性单核细胞增多症，症状为发热、颈部淋巴结肿大、喉炎、乏力、肝脾大及皮疹。症状可以持续2～4周，疲乏可以持续数月。

症状典型的患者可以通过临床表现来诊断。当临床表现不典型时，检测血液中病毒衣壳抗原（IgG或IgM）、早期抗原或EB病毒核抗原有助于诊断。治疗以对症支持为主。

水痘-带状疱疹病毒

水痘-带状疱疹病毒（VZV）由呼吸道飞沫通过结膜传播。最初，该病毒在鼻咽或局部淋巴结复制。4～6天后，病毒播散到其他器官并复制，引起继发性病毒血症，导致皮肤感染。初次的感染是水痘，感染消退后，病毒留在感觉神经神经节内。潜伏的病毒再激活时，出现带状疱疹。VZV感染很少有严重并发症，引发肝炎也很少见。免疫功能低下的病人VZV感染可能危及生命。在移植患者中，皮肤病变不典型，且临床表现延迟。VZV肝炎为肝细胞型损伤，转氨酶水平很高。

感染5天到皮疹出现后1～2天，通过检测血或单核细胞培养液中的病毒DNA，可以确诊本病。治疗用阿昔洛韦。

水痘 – 带状疱疹病毒感染的临床表现

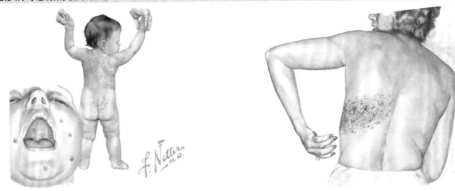

单纯疱疹病毒

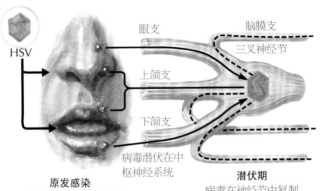

HSV

眼支

脑膜支

上颌支

三叉神经节

下颌支

病毒潜伏在中枢神经系统

原发感染
病毒通过皮肤或黏膜表面进入，感染感觉或自主神经末梢，并运输到神经节中的细胞元

潜伏期
病毒在神经节中复制建立潜伏期

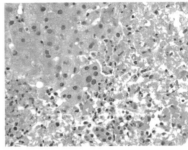

疱疹性肝炎
(来自 Rebecca W. Van Dyke,MD.)

巨细胞病毒

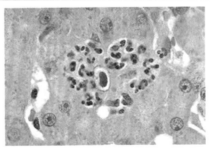

巨细胞病毒
(由 Dr. Appleman. 提供)

螺旋体感染（Weil病、梅毒）

Weil病是一种由致病性黄疸出血型钩端螺旋体引起的严重的钩端螺旋体病。该病在全世界范围内均有分布，但美国发病率很低。啮齿动物是最重要的中间宿主，野鼠（次要地位）和小鼠为带菌的传染源。二者将含钩端螺旋体的尿排入不流动的水中，钩体可以在这种水中存活数月。人类可通过擦伤的皮肤或口腔发生感染。钩端螺旋体病的临床表现多种多样，大多数病例为轻度、亚临床和自限性的。然而，严重的、潜在致命性的疾病可发生在少数严重的Weil病患者中，其特点是黄疸和肾衰竭。潜伏期（6～12天）后，出现高热、头痛、腹痛、极度虚弱、肌肉疼痛和结膜充血。在本期，钩端螺旋体可用动物接种或暗视野显微镜在血液中观察到。大约10天后，发热消退，进展到

毒性期，出现肾损害，部分进展为尿毒症、脑膜炎、心肌损害、皮肤和结膜出血点、鼻出血及明显皮疹。大约50%的病例有肝受累。当黄疸加重时，可能很难与病毒性肝炎鉴别，除非出现氮质血症、蛋白尿或肌活检见到坏死，方可明确诊断。在这一时期，钩端螺旋体在尿液中比在血液中更容易发现。发热可能反复。3周后，开始缓慢进入恢复期，免疫学检查呈阳性。

尽管Weil病肝受累的风险不高，但肝只表现为非特异性改变，如中央或局灶性坏死、肝细胞板的排列不规则、严重门静脉炎症浸润以及Kupffer细胞的肿胀。肾组织学表现主要为急性间质性肾炎和急性肾小管坏死。黄疸的程度可能与肝衰竭的程度不成比例，部分胆红素升高是由于溶血所致。肝酶轻至中度增高。治疗以支持对症为主，死于肝衰竭罕见，抗菌药

物只有在疾病初期使用才有效。

由于早期诊断和有效抗梅毒治疗，梅毒引起的肝损伤正在迅速减少。此外，大多数以前认为是梅毒引起的肝疾病，现在被认为是由更常见的嗜肝病毒如乙型或丙型肝炎病毒引起的。目前普遍认为，大多数梅毒患者的肝硬化可能是由其他疾病引起的，如非酒精性脂肪性肝病。梅毒引起的肝损害的特点是由广泛的特异性凝固性坏死形成的瘢痕（树胶肿），这导致了局灶性肝组织缺失。肝不规则变形形成奇异的形状，即分叶肝。"硫黄"肝多见于深黄疸的新生儿，与梅毒其他的表现一起作为先天性梅毒的特征，现在几乎消失了。镜下的特征是小粟粒坏死（树胶肿）、弥漫性间质性肝炎、肝细胞板分离变形、小叶间结缔组织增加、炎症细胞富集和银染后可见大量螺旋体。

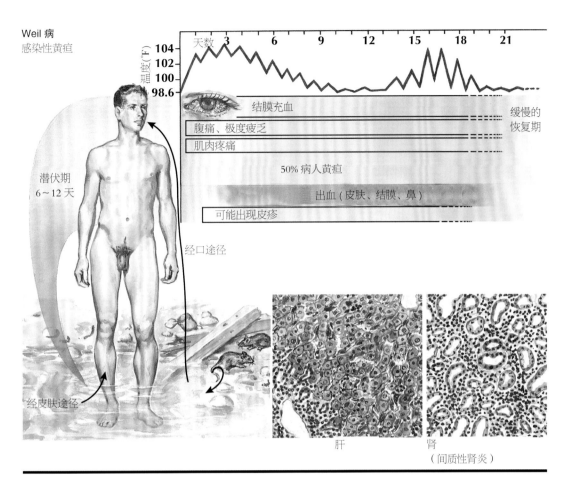

Weil 病
感染性黄疸

潜伏期
6～12 天

经口途径

经皮肤途径

结膜充血

腹痛、极度疲乏

肌肉疼痛

50% 病人黄疸

出血（皮肤、结膜、鼻）

可能出现皮疹

缓慢的
恢复期

肝　　　肾
（间质性肾炎）

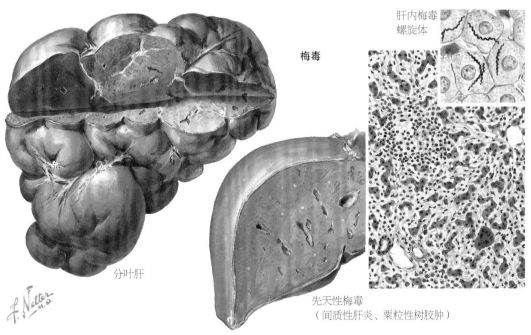

梅毒

肝内梅毒
螺旋体

分叶肝

先天性梅毒
（间质性肝炎、粟粒性树胶肿）

肉芽肿性肝病

　　肝肉芽肿是局灶性病变，被认为起源于巨噬细胞，巨噬细胞受细胞因子刺激后转化为上皮样细胞。常常在肝活检时见到，肉芽肿为一种特殊的炎症反应过程，是对感染的反应、药物性肝损伤的表现、对自身免疫过程的反应。在美国，肝肉芽肿的最常见原因为结节病、结核、原发性胆汁性肝硬化或药物反应。

　　结节病是一种病因不明的肉芽肿性疾病，全身受累。可能为免疫功能紊乱所致，类似于结核肉芽肿，聚集的组织细胞转化为上皮样细胞结节，其中一些变为含各种胞质包涵体的巨细胞。该肉芽肿不同于结核，是典型的非干酪性肉芽肿（即，并不显示为奶酪样外观的中央坏死）。虽然肉芽肿中心为非干酪样的，有时中心区会显示模糊不清，其本质是纤维蛋白样变性。结节病累及多个器官，包括肺、肝以及其他部位，包括淋巴结、皮肤、骨骼、脾、鼻黏膜、咽和扁桃体；还可能累及葡萄膜和唾液腺（葡萄膜腮腺炎）。无论累及哪种器官，肝中常可见肉瘤样滤泡，肝活检具有很大的诊断价值，特别在缺乏浅表淋巴结肿大或皮肤损害症状时。

　　肝肉芽肿也可由感染引起。最常见的是细菌感染（结核分枝杆菌或鸟-胞内分枝杆菌引起）、布鲁菌病、李斯特菌病或兔热病。在布鲁菌病中，肉芽肿不规则地散布于全肝，大小和扩散的程度不一，并伴有局灶性坏死和门管区炎症。在充血期，通常其病理表现比其他肉芽肿性疾病更具多形性，尤其是局灶性坏死变得大而不规则，散在分布。已有发展为肝硬化的病例，但似乎并不常见。穿刺活检标本培养阳性可以确立诊断。

　　组织胞浆菌肉芽肿类似于结节病，与Kupffer细胞弥漫性增殖同时出现，胞质内有时可见夹膜组织胞浆菌，碘酸-无色品红染色可以很好地显示这部分病变。因为仅表现为肉芽肿的情况并不少见，穿刺物培养有助于诊断。有时，Kupffer细胞极度肿大阻塞了肝血窦循环，随后出现中央坏死甚至肝硬化。其他真菌性疾病，如芽生菌病、球孢子菌病，非特异性反应性肝炎远比肝肉芽肿更常见。兔热病、麻风病、铍中毒也可能与肝肉芽肿相关。

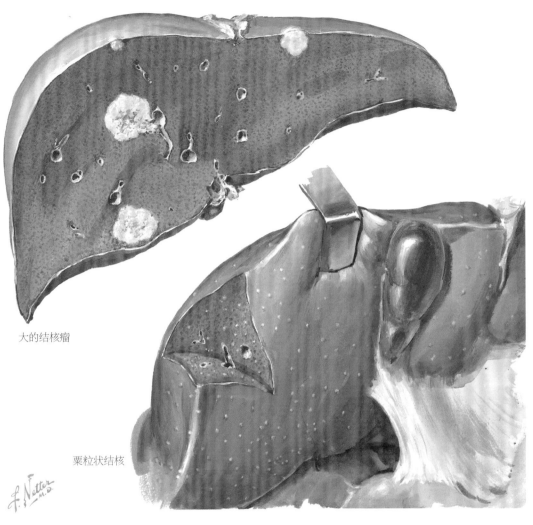

大的结核瘤

粟粒状结核

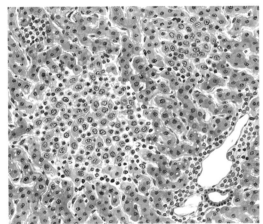

急性粟粒性肉芽肿
（软结节－主要是组织细胞）

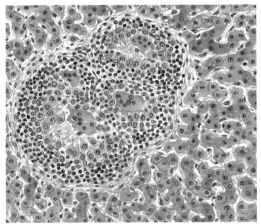

亚急性融合性结节
（巨细胞、干酪样坏死、组织细胞、淋巴细胞和纤维化
包绕）

肉芽肿性肝病（续）

原发性肝结核非常罕见，大部分继发于粟粒性结核。粟粒性肺结核（或播散性结核），特点是小粟粒性肉芽肿（结节）分散在肝和其他器官（如脾、肺）。肉芽肿起始于局灶性增殖的Kupffer细胞，形成小的组织细胞结节贯穿于整个实质。随后，被巨噬细胞包裹的肝细胞发生坏死，肝细胞坏死灶大小不一，间质细胞反应轻微。结节内部分细胞增大，演变成上皮细胞，其中细胞核可进行无细胞质分裂，变成大的巨核细胞（朗格汉斯细胞）。在肉芽肿周边，淋巴细胞与肝实质形成分界。随着结节增大，形成中央干酪样坏死。最终，巨噬细胞转化为成纤维细胞，形成结节周围的

包膜。最后，整个病灶变成胶原结缔组织的结节。这种球状疤痕无法明确其成因。几乎无法确证有抗酸杆菌，即使有广泛的坏死，通常也不能从肝活检标本中培养出结核杆菌。

结节的形态学改变呈非特异性，因为其他肉芽肿性疾病都可以产生类似的病变。然而，在其他情况下，粟粒性肉芽肿很少出现在小叶中心区或中央静脉壁。结核肉芽肿遍布全小叶，且经常靠近门脉三联管呈融合趋势。

粟粒性结核的结节密集分布，很容易在大体检查时发现，表现为帽针头大小白色结节，在肝左叶包膜下易见。在血行播散的早期，结节软且边界不清晰；随着播散感染的时间延

长，结节变大、变硬、边界清晰，最大的直径可达2 mm。临床诊断为粟粒性结核的病人，肝功能多不正常。如果相关的非特异性反应性肝炎严重，则黄疸可能出现。大部分情况下，活动性肺结核会通过血行播散，将结核杆菌从其他脏器带到肝。因此依靠肝穿刺活检来鉴别脏器结核与全身粟粒性结核是最不可靠的。因为这很大程度上取决于散播的程度，而这很难靠活检标本确定。

有些有趣的病例报道显示，肝粟粒性结核发病早于肺结核，或者肺没有累及。在这种情况下，发热可能持续较长时间，胸部X线检查可为阴性，只有肝活检能明确诊断。

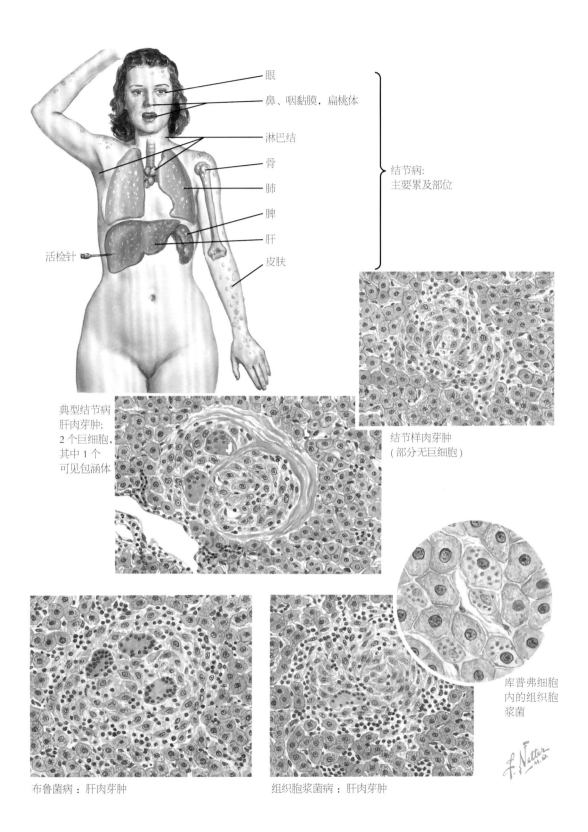

眼

鼻、咽黏膜，扁桃体

淋巴结

骨

肺

脾

肝

皮肤

结节病：
主要累及部位

活检针

典型结节病
肝肉芽肿；
2 个巨细胞，
其中 1 个
可见包涵体

结节样肉芽肿
（部分无巨细胞）

库普弗细胞
内的组织胞
浆菌

布鲁菌病：肝肉芽肿

组织胞浆菌病：肝肉芽肿

阿米巴病

阿米巴病是由原生动物寄生虫溶组织阿米巴引起的，主要引起肠道病变，但也可有肠外并发症，最常见的是阿米巴肝脓肿。溶组织阿米巴感染可无症状，也可能引起阿米巴痢疾。通过粪-口途径传播。感染性的原虫包囊（可在被粪便污染的食物或水中存活）经口摄入肠道，通过胃，并在小肠脱去囊壁，释放出滋养体。与能在体外环境存活数日至数周的包囊不同，滋养体不能在体外生存，如果滋养体被吞入，也不能在胃的环境里生存。滋养体释放出来后，排入结肠。滋养体或阿米巴原虫可附着于肠壁（主要的病变部位），穿透和入侵肠黏膜屏障，导致组织破坏和肠炎，其表现类似于炎症性肠病。此外，滋养体可以经血行播散，经门静脉循环入肝，形成肝脓肿。阿米巴肝脓肿在成年男子中的发病率比普通人群高7～10

倍，尽管实际上肠道疾病并没有这样大的性别分布差异。在发达国家，阿米巴肝脓肿通常多见于来自疫区（如印度、非洲、墨西哥和部分中部或南部美洲）的移民或旅行者。在男-男同性性行为者、收容人员和免疫抑制人群中也较为常见。

病人常表现为右上腹痛及发热。同时发生腹泻罕见，尽管有些病例在数月前有痢疾病史。体格检查可见发热的同时有肝大和压痛。黄疸少见，碱性磷酸酶常升高。血清转氨酶常轻度增高，白细胞增多不伴嗜酸性细胞增高。脓肿最常见于右叶，约70%～80%的脓肿为单发。诊断依据临床症状、影像检查和血清学或抗原学检测。超声显示囊性病变，CT显示低密度肿块，边缘增强。MRI上T1加权像呈低信号，T2加权像呈高信号。枸橼酸镓和锝标记的硫胶体放射性核

素扫描显示，阿米巴脓肿为"冷"结节，而化脓性脓肿是"热"结节。大多数患者血清学检查呈阳性，但在流行区，血清学检查不能区分活动性感染和既往感染，在这种情况下，溶组织阿米巴特异性抗原的检测可能会更有帮助。基于其颜色和质地，对病变抽吸物经典的描述为"果酱样"，是坏死的肝细胞来源的无细胞蛋白质碎片。滋养体或阿米巴原虫约出现在1/5的病例中；抗原检测和（或）聚合酶链式反应检测可以更好地鉴定病原体。

感染性或非感染性脓肿穿孔到膈下或肝下，最后导致弥漫性腹膜炎。最典型的并发症是肝脓肿通过横膈进入胸腔，先形成脓胸，最后变成肺脓肿或肝肺脓肿，甚至有时形成肝支气管瘘。肺脓肿也可直接从肠道或肝经血源性途径发展而来。血源性脑脓肿也可由此发生。

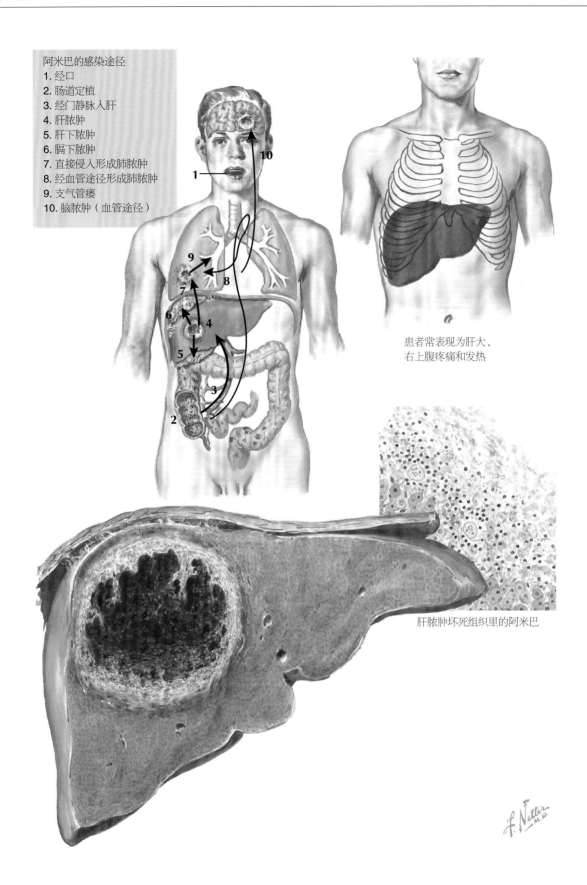

阿米巴的感染途径
1. 经口
2. 肠道定植
3. 经门静脉入肝
4. 肝脓肿
5. 肝下脓肿
6. 膈下脓肿
7. 直接侵入形成肺脓肿
8. 经血管途径形成肺脓肿
9. 支气管瘘
10. 脑脓肿（血管途径）

患者常表现为肝大、右上腹疼痛和发热

肝脓肿坏死组织里的阿米巴

棘球蚴（包虫病）

细粒棘球绦虫是带状绦虫，成虫只有5 mm长，生活在狗及其他犬科类动物的小肠，这些动物吞食含头节的其他动物（主要是羊）的内脏后被感染。在犬科动物的肠道中，头节成为成虫，头节略呈梨形，有4个吸盘和无数小钩，颈节短，只有数片，其终端（节片）释放虫卵。虫卵被幼虫的宿主或中间宿主摄入，宿主有羊、牛和猪，也可能是人（主要是儿童）。在中间宿主的小肠中，幼虫从虫卵孵化出来后，移行到肝（一般很少移行到肺、脑和其他脏器），在肝中，幼虫发育成棘球蚴，外层为角皮层，内层为生发层，环形形成胶原组织囊。来自于生发层的细胞形成头节，直接或先形成内陷（育囊）后，最终形成内

生子囊。随着连续的内陷和随后囊世代的发展，单房的母囊最终充满了成百上千的子囊，大小不一。母囊生长多年，直到它长到直径20 cm以上后才有症状。子囊常从胚壁上脱落下来，漂浮在含囊液的囊腔内，囊液几乎不含蛋白质，但抗原性极强。囊液还含有棘球蚴砂，显微镜下可见头节。子囊可能被看做母囊囊壁的外延，或在周围的肝组织中，偶尔会种植在肠系膜上。当这种头节在囊内的无性繁殖中止后，囊腔内陷，囊的内侧面由原来的颗粒状变得光滑，囊壁纤维化甚至钙化。

包虫病在牧羊区发病率最高，发病没有特定的气候偏好。在世界各地流行，包括地中海国家、中东、南美洲南部、冰岛、澳大利亚、新西兰、

中亚和非洲南部。由于在儿童时期获得初次感染通常无症状，发病前可潜伏50年以上。棘球蚴囊可能在影像检查时偶然发现，通常病变在肝右叶。囊肿大小大于10 cm时，症状显著，此时可出现右上腹疼痛等非特异性症状。临床上很少出现囊肿破裂。进入循环的包虫液可产生过敏表现，特别是过敏性休克。子囊破裂进入胆管或压迫主肝管引起黄疸。囊肿继发的细菌感染引起发热、寒战和白细胞增多。嗜酸性粒细胞增多是非特异性的，但发生在1/4的病例中。血清学检测细粒棘球绦虫抗体有多种方式，但酶联免疫吸附试验（ELISA）和间接血凝试验是很好的初筛方法。影像学检查（如CT扫描）可发现子囊，有助于鉴别阿米巴肝脓肿和化脓性肝脓肿。

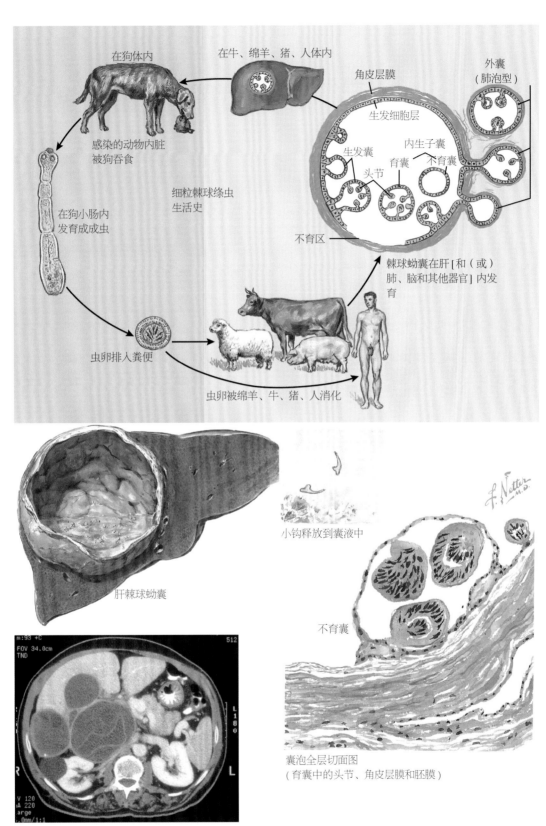

在狗体内

在牛、绵羊、猪、人体内

角皮层膜

外囊
（肺泡型）

生发细胞层

感染的动物内脏
被狗吞食

内生子囊

生发囊

育囊

不育囊

细粒棘球绦虫
生活史

头节

在狗小肠内
发育成成虫

不育区

棘球蚴囊在肝[和（或）
肺、脑和其他器官]内发
育

虫卵排入粪便

虫卵被绵羊、牛、猪、人消化

肝棘球蚴囊

小钩释放到囊液中

不育囊

肝棘球蚴囊
（由 Rebecca W. Van Dyke, MD 提供）

囊泡全层切面图
（育囊中的头节、角皮层膜和胚膜）

血吸虫病

　　血吸虫是指一大类吸虫类寄生虫或血吸虫，包括曼氏裂体吸虫、日本血吸虫和埃及血吸虫，是人类重要的致病病原体。曼氏裂体吸虫主要分布在撒哈拉以南的非洲地区、部分南美洲地区和一些南加勒比岛屿。日本血吸虫分布在中国长江流域、菲律宾和印度尼西亚部分地区。在撒哈拉以南的非洲地区、中东和阿拉伯半岛南部发现有埃及血吸虫。这三个品种的血吸虫生命周期相似，但埃及血吸虫主要累及膀胱的血管。曼氏血吸虫和日本血吸虫的虫卵皆从人类携带者的粪便中排出，埃及血吸虫的虫卵随尿液排出。曼氏血吸虫虫卵落入淡水后就开始孵化。幼虫或毛蚴仅能存活几个小时，除非它们能吸附并进入钉螺体内。在钉螺消化腺内，幼虫经过几个阶段（胞囊）发育成为尾蚴，尾蚴用分叉的尾巴离开螺体。它们在阳光照射下的浅水中最活跃，可以附着在涉水或游泳的人身上，通过未破损的皮肤和黏膜进入人体，最终到达门静脉的肝外支和肝内支。在这里，它们发育至完全的性成熟期，排出受精卵，其中有一些透过血管壁进入肠腔，从粪便中排出，从而维持生命周期。其他的卵被带到肝门静脉最小的分支，在那里可能引起血吸虫肝病或血吸虫病的临床表现。

　　尾蚴穿透皮肤通常不引人注意，但有些人在流行地区的淡水中游泳后出现发痒的皮疹（尾蚴性皮炎，游泳者瘙痒症）。急性血吸虫病综合征（也称为钉螺热）可以发生在一些人身上，其原因是对血吸虫抗原的全身性过敏反应，这通常发生在感染后3~8周，最常见于无免疫力的宿主（如旅行者）。慢性感染多发生在流行区的慢性暴露人群中。主要的病理改变为虫卵沉积在肝内窦前和门管周间隙，引起的非纤维性肉芽肿反应。一般没有明显的肝功能异常，但窦前性纤维化可导致门静脉高压。肝活检显示肉芽肿，证实有虫卵及其残留物，为其特定的致病原因。伴有肝疾病（如乙型肝炎和丙型肝炎）的患者预后更差，病情更严重。

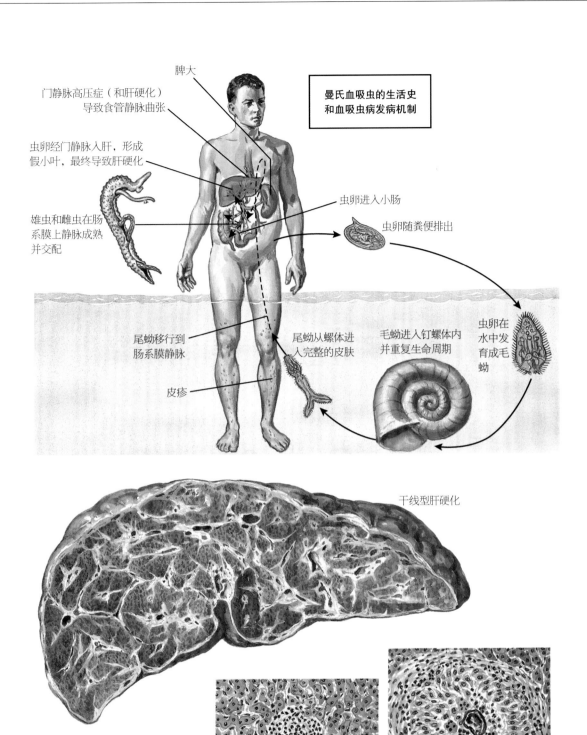

脾大

门静脉高压症（和肝硬化）
导致食管静脉曲张

曼氏血吸虫的生活史
和血吸虫病发病机制

虫卵经门静脉入肝，形成
假小叶，最终导致肝硬化

虫卵进入小肠

虫卵随粪便排出

雄虫和雌虫在肠
系膜上静脉成熟
并交配

虫卵在
水中发
育成毛
蚴

尾蚴移行到
肠系膜静脉

尾蚴从螺体进
入完整的皮肤

毛蚴进入钉螺体内
并重复生命周期

皮疹

干线型肝硬化

虫卵周围肉芽肿（巨细胞、上皮样
细胞、淋巴细胞、嗜酸性粒细胞、
纤维化）

肝对虫卵的炎症反应

原发性胆汁性肝硬化

原发性胆汁性肝硬化（PBC）是一种自身免疫性疾病，根据地域差异每年发病率为2/1 000 000～49/1 000 000。大约95%的PBC患者为女性，中位发病年龄为50岁。PBC的特征是T细胞介导的小叶内胆管上皮的炎症反应，导致上皮损伤及丢失。胆汁淤积导致毒性胆汁酸残留，最终导致肝硬化。

PBC的病因尚未可知，但与其他自身免疫性疾病一样，与遗传和环境因素有关。一级亲属的患病率比普通人群高50～100倍，先天性和适应性免疫系统的等位基因变异与敏感性增加相关。潜在的环境暴露包括各种细菌、病毒和有毒化合物，但均没有明确。抗线粒体抗体（AMA）为本病高度特异性抗体，但其在发病机制中的作用尚不清楚。AMA直接作用于参与线粒体膜上氧化磷酸化的四种相关酶。体外试验结合AMA而失活。这些抗体是否是该疾病的标志物或是否积极参与到发病机制中仍不明确，因为AMA阴性与阳性的患者的病程相同，且AMA滴度与疾病严重程度无相关性。

以前认为患者通常会出现乏力和瘙痒，但随着认知增加，现在认为患者在诊断时可能无症状。然而，约80%的患者将在10年内出现症状。乏力严重损害患者的生活质量，并与生存率降低相关。很多PBC患者出现多种皮肤症状，包括瘙痒、黄色瘤和色素沉着（非黄疸引起，与黑色素沉积有关）。约40%～65%的患者会出现干燥综合征的症状，在PBC症状之前发生。典型的类风湿关节炎、炎性关节炎、皮肤硬皮病和甲状腺功能减退的发生也与PBC相关。

实验室检查显示为胆汁淤积引起的碱性磷酸酶和 γ−谷氨酰转肽酶显著升高，转氨酶中度升高。应早期进行应影像学及超声的评估，以排除肝外胆管梗阻。其他实验室异常包括免疫球蛋白升高，主要是IgM。AMAs阳性是该疾病的特征，约95%的PBC患者可有AMAs阳性。碱性磷酸酶水平升高与AMAs阳性的阳性预测值约95%，因此并不需要肝活检来明确诊断。

肝组织学检查可发现局部严重的胆管内炎症和坏死病灶，称作旺炽性胆管病变。炎症浸润由淋巴细胞和巨噬细胞组成。通常存在非干酪样肉芽肿，小门静脉可因为严重的炎症或结节性再生性增生而闭塞。组织学分类包括 I 期（炎症，有或无旺炽性胆管病变，局限于门脉三联管）、II 期（延伸到肝实质的炎症，即具有导管增生的界面性肝炎）、III 期（桥接纤维化）和IV期（有再生结节的肝硬化）。

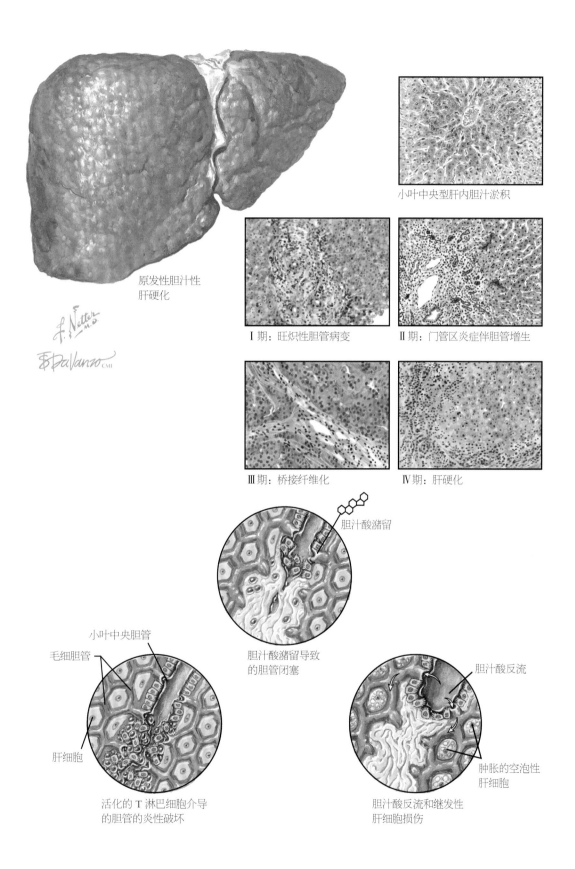

原发性胆汁性
肝硬化

小叶中央型肝内胆汁淤积

I 期：旺炽性胆管病变

II 期：门管区炎症伴胆管增生

III 期：桥接纤维化

IV 期：肝硬化

胆汁酸潴留

胆汁酸潴留导致
的胆管闭塞

小叶中央胆管

毛细胆管

肝细胞

活化的 T 淋巴细胞介导
的胆管的炎性破坏

胆汁酸反流

肿胀的空泡性
肝细胞

胆汁酸反流和继发性
肝细胞损伤

原发性胆汁性肝硬化（续）

熊去氧胆酸是美国食品和药物管理局（FDA）批准用于治疗PBC的唯一药物，其剂量为13~15mg/kg/d，分为2~4次。治疗有效与生存率增加和肝移植率降低有关，特别是在长期随访的早期患者中。熊去氧胆酸的有效作用包括能刺激胆管分泌、防止毒性胆汁酸的损伤、并下调B细胞和AMA的生成。通过碱性磷酸酶和胆红素水平来评价治疗反应。半数以上的患者5年内肝检查结果正常。诊断年龄30岁以上的女性比年轻患者或男性患者治疗反应更好。熊去氧胆酸不能缓解瘙痒或乏力。

有效的治疗还包括对PBC伴随的并发症的治疗。近1/3的患者患有骨质疏松症，比年龄和性别匹配的对照组多出4倍以上。骨质疏松的机制尚不清楚；一种可能的机制是胆汁淤积降低成骨细胞活性并减少骨形成。高脂血症很常见；但患者心血管并发症的风险并未增加，与高密度脂蛋白和低密度脂蛋白不成比例地升高有关。长期胆汁淤积和胆汁酸分泌减少，导致脂肪吸收不良，可加重脂溶性维生素缺乏。当患者出现重度黄疸和等待肝移植时，临床上容易出现显著的维生素缺乏。临床上，门静脉高压的出现可先于肝硬化；因此，在没出现肝硬化时就应该进行静脉曲张筛查。研究表明，血小板计数低于140 000/μl的患者应进行静脉曲张筛查。患者还需要每年检测甲状腺刺激激素水平来密切监测甲状腺疾病。

原发性胆汁性肝硬化的预后取决于出现的症状和对治疗的反应。有症状患者的中位生存时间明显低于无症状者，分别为7.5年和16年。Mayo模型使用简单的实验室检查值、患者年龄和水肿程度来确定PBC的生存时间，还可以帮助确定肝移植的最佳时机。

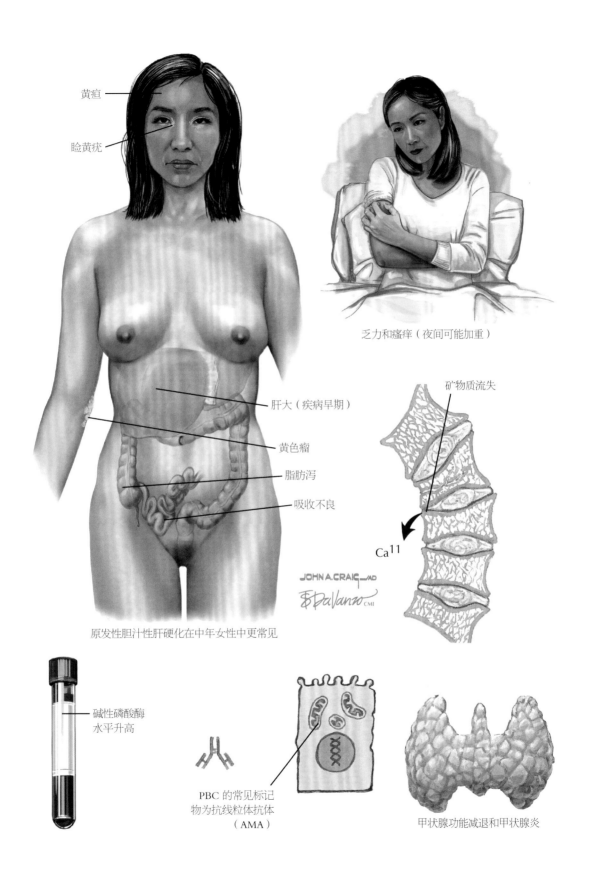

黄疸

睑黄疣

乏力和瘙痒（夜间可能加重）

矿物质流失

肝大（疾病早期）

黄色瘤

脂肪泻

吸收不良

Ca^{11}

原发性胆汁性肝硬化在中年女性中更常见

碱性磷酸酶
水平升高

PBC 的常见标记
物为抗线粒体抗体
（AMA）

甲状腺功能减退和甲状腺炎

原发性硬化性胆管炎

原发性硬化性胆管炎（PSC）是一种慢性、进行性胆汁淤积性肝疾病，以炎症后肝纤维化和肝内、外胆管狭窄并导致肝硬化及其并发症为特征。发病率估计为1/10万人年，并有上升趋势。小胆管PSC定义为存在疾病的组织学变化，但胆管造影结果正常，发生于10%的PSC人群。该疾病男性更常见，确诊中位年龄为41岁。PSC和炎症性肠病（IBD）之间有密切相关性；北美和北欧的研究报道显示，PSC中IBD的患病率为60%~80%，溃疡性结肠炎较克罗恩病多见，分别为约75%和13%。另外，约3%~8%的IBD患者会合并PSC。

PSC没有有效的治疗方法，诊断后无移植的中位生存时间为10~12年。

PSC的确切病因未知，但考虑到患者的合并疾病，病因可能涉及免疫和炎症因素。除IBD外，PSC还与其他自身免疫性疾病相关，如2型糖尿病、乳糜泻和类风湿性关节炎。PSC无特异性自身抗体，但70%~80%的患者具有抗核抗体、抗中性粒细胞胞浆抗体（pANCA）或平滑肌抗体水平的升高。

还有几种关键的人类白细胞抗原，要么增加PSC的易感性，要么防止PSC的发生。鉴于与IBD的强相关性，一些理论认为，细菌和炎症细胞可缓慢地透过破损的肠道黏膜，通过门静脉进入肝，引起炎症反应。

患者通常无症状，多在评估胆汁淤积性肝病（碱性磷酸酶水平升高伴或不伴胆红素水平升高）时诊断PSC。但患者可有非特异性症状，如乏力、体重下降和瘙痒。少数人出现PSC的感染并发症或失代偿期肝硬化。该病的瘙痒认为与胆汁酸和内源性阿片类物质滞留相关，顽固性瘙痒有时可能是肝移植的适应证。诊断通常由胆管造影证实（磁共振胰胆管成像优于内镜下逆行胰胆管造影术），造影显示特征性胆管改变，为多发性、短、环形狭窄，累及正常的肝内和肝外胆管，形成经典的串珠样表现。胆管造影发现典型表现时，不需要行肝活检明确诊断，但诊断小胆管PSC或PSC-自身免疫性肝炎重叠综合征时需要进行肝活检。在疾病早期，通常为胆管炎非特异性表现。仅有约25%的病例表现为特征性洋葱皮样病变或具有同心性纤维化的小胆管闭塞。如果患者尚未诊断IBD，则在诊断PSC时应进行结肠镜检查并活检以排除共存疾病。诊断

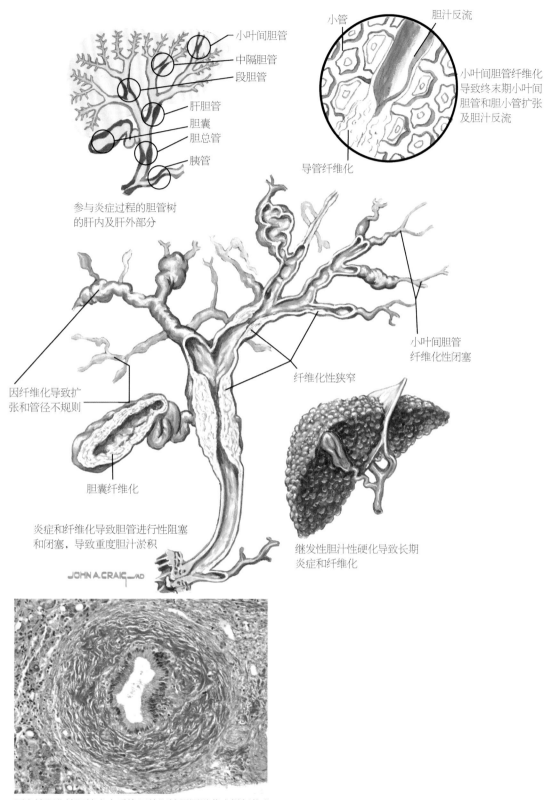

小管　　　　胆汁反流

小叶间胆管

中隔胆管

段胆管

肝胆管

胆囊

胆总管

胰管

小叶间胆管纤维化
导致终末期小叶间
胆管和胆小管扩张
及胆汁反流

导管纤维化

参与炎症过程的胆管树
的肝内及肝外部分

小叶间胆管
纤维化性闭塞

纤维化性狭窄

因纤维化导致扩
张和管径不规则

胆囊纤维化

JOHN A.CRAIG—AD

炎症和纤维化导致胆管进行性阻塞
和闭塞，导致重度胆汁淤积

继发性胆汁性硬化导致长期
炎症和纤维化

原发性硬化性胆管炎中受挤压的胆管周围洋葱皮样纤维化

原发性硬化性胆管炎（续）

PSC需要排除硬化性胆管炎的继发性原因，如慢性细菌性胆管炎、胆总管结石、胆管癌、缺血性胆管病和IgG4相关性胆管炎等。

　　PSC没有有效的治疗方法。使用大剂量的熊去氧胆酸实际上与肝移植和死亡率的增加相关；因此，治疗应包括相关并发症的治疗。内镜治疗适用于胆管显著狭窄的患者，胆管显著狭

窄包括胆总管狭窄（直径≤1.5 mm）或肝内胆管狭窄（直径≤1 mm），占该病的60%。内镜检查可以排除恶性肿瘤，并应用括约肌切开术和球囊扩张（伴或不伴支架置入）缓解胆管系统压力，防止肝功能或胆管炎恶化。患者发生胆管癌的终生风险为10%～15%；但常规筛查方法并未改善PSC的预后。PSC中胆囊癌和肝细胞癌的发病率也有所上升。反复发作细菌性胆管炎的患者可从长期预防性应用抗生素中获

益。长期的胆汁淤积导致脂肪吸收不良及脂溶性维生素缺乏（维生素A、维生素D、维生素E和维生素K），需要补充维生素。PSC病人患骨质疏松症者较年龄、种族和性别均匹配的对照组高24倍。

　　肝移植是晚期PSC的唯一有效的治疗方法。术后第5年约10%～20%的患者复发，且在移植后早期需要大剂量类固醇治疗的患者中更常见。移植后5年生存率为75%～80%。

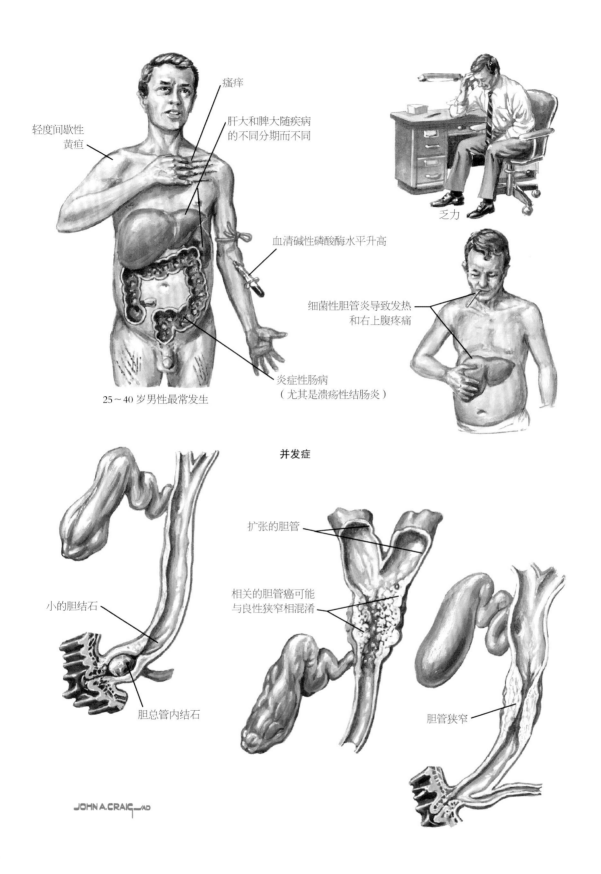

瘙痒

肝大和脾大随疾病的不同分期而不同

轻度间歇性黄疸

血清碱性磷酸酶水平升高

乏力

细菌性胆管炎导致发热和右上腹疼痛

炎症性肠病（尤其是溃疡性结肠炎）

25～40 岁男性最常发生

并发症

扩张的胆管

小的胆结石

相关的胆管癌可能与良性狭窄相混淆

胆总管内结石

胆管狭窄

JOHN A. CRAIG—AD

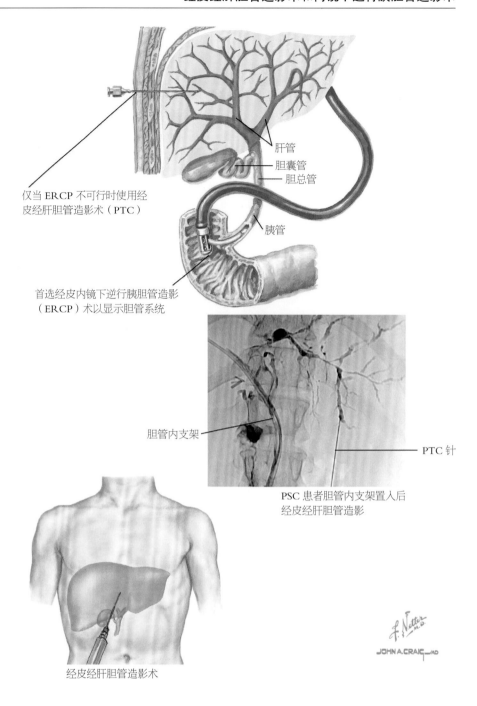

仅当 ERCP 不可行时使用经皮经肝胆管造影术（PTC）

肝管
胆囊管
胆总管
胰管

首选经皮内镜下逆行胰胆管造影（ERCP）术以显示胆管系统

胆管内支架

PTC 针

PSC 患者胆管内支架置入后经皮经肝胆管造影

经皮经肝胆管造影术

经皮经肝胆管造影术和内镜下逆行胰胆管造影术

　　为了评估胆汁淤积和黄疸的原因，可能需要使胆管系统直接显影，尤其是在需要用介入方法去除梗阻原因的时候。两种常用的方法是经皮经肝胆管造影（percutaneous transhepatic cholangiography，PTC）和内镜下逆行胰胆管造影（endoscopicretrograde cholangiopancreatography，ERCP）。行 PTC 术时，经皮进针插入肝实质，注射射线不穿透的物质，这样就可填充肝内胆管，从而胆管系统可在 X 线透视下显影。如果找到梗阻原因，比如肝移植后可能出现的胆管狭窄，可以通过置入支架以减轻梗阻。因为该操作用体外支架，故相比于不留体外支架的 ERCP，该操作通常较少被采用。

　　ERCP 使用特殊的侧面可视的十二指肠镜通过肝胰腺壶腹进入胆管系统。除了通过注射染料以显示胰胆管系统外，可在镜下行多种治疗操作，包括肝胰壶腹括约肌切开后取石或扩张狭窄的胆管，置入支架以减轻梗阻等。

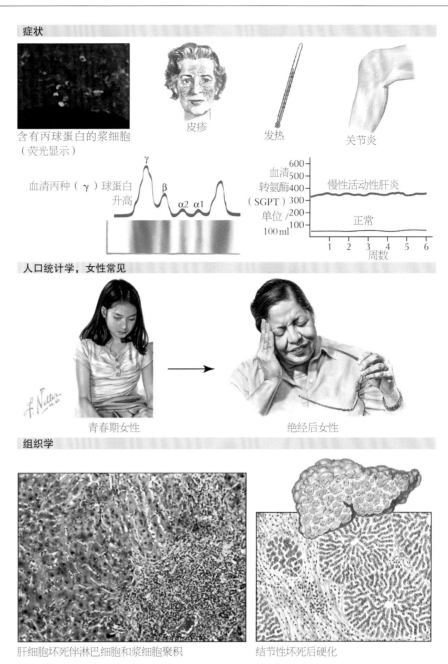

症状

含有丙球蛋白的浆细胞
（荧光显示）

皮疹

发热

关节炎

血清丙种（γ）球蛋白
升高

慢性活动性肝炎

血清
转氨酶
（SGPT）
单位/
100 ml

正常

周数

人口统计学，女性常见

青春期女性

绝经后女性

组织学

肝细胞坏死伴淋巴细胞和浆细胞聚积

结节性坏死后硬化

自身免疫性肝炎

　　自身免疫性肝炎，既往称之为慢性活动性肝炎，是一种自身免疫性肝疾病，首先在有慢性肝炎、高丙种球蛋白血症和一些肝外症状，包括关节痛、发热、皮疹和闭经的年轻女性中发现。随时间的推移，已经明确这种疾病可发生在所有年龄段，男性和女性均有，但女性居多，男女比例为1:4。自身免疫性肝炎没有单一的诊断方法，诊断依靠一系列的临床特征，包括女性居多、肝炎而不是胆汁淤积性肝损伤、丙种球蛋白血症伴自身抗

体阳性（特别是抗平滑肌抗体、抗核抗体、抗肝微粒体抗体或抗可溶性肝抗原）。在除外其他病因（包括药物性肝损伤、酒精性肝炎、代谢或遗传性肝病和病毒性肝炎）的情况下，这些特征提示自身免疫性肝炎的诊断。此外，肝组织学检查发现门管区以浆细胞为主的单核细胞的炎性浸润，可支持诊断。另外，肝细胞损伤而无胆管细胞损伤，表现为界面性肝炎和肝重构，也支持诊断。自身免疫性肝炎患者有自身免疫性疾病的遗传倾向，因此与人白细胞抗原基因表型相关，

有自身免疫性疾病的个人史或家族史。为了找到更好的方法诊断自身免疫性肝炎，国际自身免疫性肝炎研究组提出了几种基于这些特征的分类系统。根据自身抗体的种类，将自身免疫性肝炎分为1型、2型和3型，其中1型是最常见的类型，以抗核抗体或抗平滑肌抗体阳性为特征。

　　自身免疫性肝炎的临床表现多种多样，从慢性肝炎到肝硬化，至急性暴发型肝炎或亚急性暴发型肝炎。大多数患者对类固醇反应良好，通常需要长期的免疫抑制剂治疗来维持缓解。

血管异常：动脉

由腹腔动脉分支的肝动脉提供肝1/3的血液，门静脉提供2/3的血液。肝动脉阻塞的影响很大程度上与阻塞的时间与部位相关。缓慢的阻塞比急性阻塞更耐受。门静脉的自发阻塞可以是致命的。阻塞部位也有重要影响，其程度取决于侧支循环向肝提供足够含氧血的能力。不幸的是，无法在某个体中预测侧支循环的存在和效率。解剖学研究证实了不同部位阻塞引起结果的巨大差异。其规律为，肝动脉阻塞部位在腹腔干和胃十二指肠动脉起始部（A）之间是相对安全的。胃十二指肠动脉和肝门（B）之间的阻塞，其影响不确定，但在这种情况下通常伴随小叶中央区的扩大，因为小叶中央区比周围区对缺氧更敏感。肝动脉肝内分支（C）的阻塞几乎都会造成缺血性坏死和梗死，因为这些血管（除了紧靠被膜下的部分）没有足够的侧支循环。

脾动脉的血液可通过胃网膜动脉、胰动脉、网膜动脉进入胃十二指肠动脉，肠系膜上动脉的血液通过胰十二指肠动脉也可进入脾动脉。胃左动脉、胃短动脉（脾）、膈下动脉或食管动脉吻合支的血可分流进入胃右动脉。膈下动脉可以直接向肝发出分支进入静脉导管陷窝和肝裸区；肋间动脉和膈右上动脉（胸廓内动脉的分支）的血液通过膈和肋间肌内存在的吻合支可分流进入膈下动脉。镰状韧带和肝圆韧带内的动脉可与肝左动脉和肝中动脉的分支吻合，接受胸廓内动脉和腹腔动脉的血液。胆总管的动脉、胆囊动脉和被膜下血管丛也可给一些肝区供血。血管畸形或副动脉也可能给肝提供重要的侧支动脉血供。肝右动脉或肝总动脉可能从肠系膜上动脉（1）发出，或者从该血管发出副动脉。肝左动脉或对应的副动脉可能从胃左动脉发出，反之亦然（2）。此外，肝右动脉的替代动脉或副动脉可能由胃十二指肠动脉（3）发出，甚至从十二指肠后动脉发出；胆囊动脉的畸形或替代动脉（4）也可能以类似形式发生。异常的吻合支，比如胃左动脉和肝左动脉的吻合支（2），膈下动脉和肝左动脉的吻合支（5），或者肝右动脉和肝左动脉的吻合支（6），也可能在肝的动脉血供中有重要作用。

应该注意，肝动脉在胆管周围形成的毛细血管丛是血供的主要来源。肝动脉阻塞一般会引起胆管缺血，这尤其好发于肝移植后。缺血可出现胆管狭窄，这是肝移植后的主要问题。

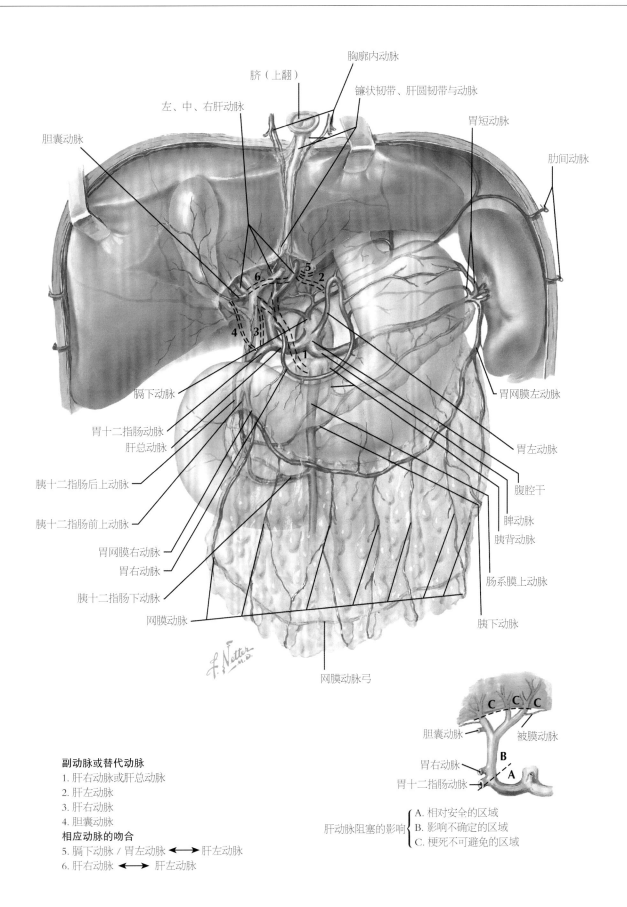

胸廓内动脉

脐（上翻）

镰状韧带、肝圆韧带与动脉

左、中、右肝动脉

胆囊动脉

胃短动脉

肋间动脉

5

6

2

4

3

1

膈下动脉

胃十二指肠动脉

肝总动脉

胰十二指肠后上动脉

胰十二指肠前上动脉

胃网膜右动脉

胃右动脉

胰十二指肠下动脉

网膜动脉

胃网膜左动脉

胃左动脉

腹腔干

脾动脉

胰背动脉

肠系膜上动脉

胰下动脉

网膜动脉弓

副动脉或替代动脉
1. 肝右动脉或肝总动脉
2. 肝左动脉
3. 肝右动脉
4. 胆囊动脉
相应动脉的吻合
5. 膈下动脉 / 胃左动脉 ⟷ 肝左动脉
6. 肝右动脉 ⟷ 肝左动脉

C C C

胆囊动脉

被膜动脉

B

A

胃右动脉

胃十二指肠动脉

肝动脉阻塞的影响 { A. 相对安全的区域
B. 影响不确定的区域
C. 梗死不可避免的区域

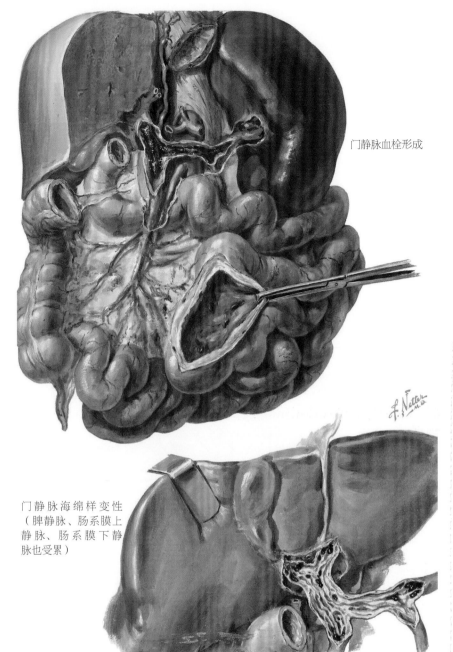

门静脉血栓形成

门静脉海绵样变性
（脾静脉、肠系膜上
静脉、肠系膜下静
脉也受累）

血管异常：门静脉

肠系膜上静脉和脾静脉会合成门静脉进入肝。门静脉及其属支可在血栓形成后迅速出现完全阻塞，特别是在已发生肝硬化或有高凝体质的情况中。临床表现取决于阻塞的时间和程度。门静脉全段以及延伸至肠系膜上静脉的急性阻塞可引起非常明显的临床表现：呕血、腹泻伴黑便、腹水迅速增加、腹痛、腹膜炎体征后肠梗阻，最终数日内发生昏迷和死亡。黄疸非常少见。小肠壁增厚、水肿、出血；蓝紫色浆膜被新形成的小片状纤维素覆盖。脾一定会增大；但无肝硬化时，肝仅有很少的非特异性改变。血栓可在门静脉主干内形成，或者在脾静脉或肠系膜上静脉内形成后延伸进入门静脉，也可来源于门静脉肝内属支。种种观察提示，门静脉自身的阻塞不产生严重的表现，这与肠系膜上静脉局部血栓阻塞相同。所以临床表现和病程是源于门静脉、肠系膜静脉和脾静脉的同时阻塞。

与急性阻塞相反，门静脉循环被逐渐阻断时，因侧支循环的存在而耐受良好，常见于已经存在肝硬化的病人，这些病人常常无症状。血栓可引起门静脉条索样皱缩或海绵样变性，后者由血栓再通而产生，血流能通过其进入肝，但是一些研究者认为这种改变属于畸形或者血管瘤。肝在缓慢进展的门静脉阻塞中仅有少量的小叶中央性纤维化，有时可出现萎缩。病人常无症状，病变可能在腹腔的影像学检查中被偶然发现；病人也可能表现出门静脉高压的体征，如脾大、食管胃底静脉曲张、腹水和其他体征。

治疗针对原因和门静脉高压的后遗症。在无肝硬化的病人中，应诊断其有无高凝状态。对于急性血栓栓塞的病人，可考虑溶栓和抗凝治疗。

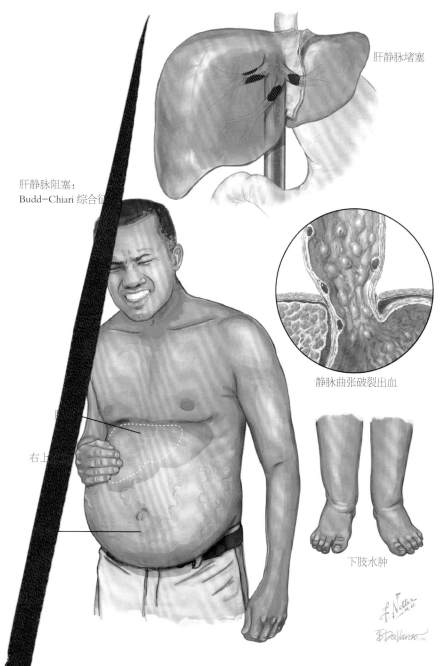

肝静脉堵塞

肝静脉阻塞：
Budd-Chiari 综合征

静脉曲张破裂出血

下肢水肿

肝静脉阻塞：Budd-Chiari综合征

　　肝血窦的血液依次通过小叶中央静脉、小叶下静脉、肝静脉，汇入下腔静脉。肝静脉的数目、大小和形状具有个体间的解剖学差异，但是通常有三支主要的静脉，即右、中、左肝静脉，分别引流不同肝段的血液，比如尾状叶。这些肝静脉的任何一支因为血栓、蜘蛛网状血管或其他原因阻塞则造成Budd-Chiari综合征。Budd-Chiari综合征的特征为肝大、腹痛、腹水和肝组织学发现小叶中央区（3区）肝血窦扩张和淤血。大多数肝静脉血栓的病例与骨髓增生障碍有关，尤其是真性红细胞增多症。肝静脉阻塞也可能与高凝状态有关，包括妊娠和口服避孕药。

　　Budd-Chiari综合征的临床表现与阻塞形成的速度和程度相关。病人可急性起病，临床表现为急性或暴发性肝衰竭，伴转氨酶升高、黄疸、凝血酶原时间（PT）延长和肝性脑病，病程数日或数周。这种破坏性的表现相对少见，但因为侧支循环尚未建立，其后果更加严重。更为常见的是

为期数月的亚急性病程，约占75%，其表现为肝坏死伴腹水。病人可无症状，或者有右上腹痛、肝大、腹水和下肢远端水肿，也可有其他门静脉高压表现，如静脉曲张破裂出血。Budd-Chiari综合征可用影像学方法确诊，包括多普勒超声、CT、MRI和（或）静脉造影。

　　如果阻塞由血栓引起，彻底检查以诊断凝血紊乱是重要的。针对阻塞产生的原因制订治疗方案，包括长期抗凝，以及治疗可能存在的血液病等。肝蜘蛛网状静脉或其他解剖学异常如肝移植后吻合口狭窄，可通过腔间血管成形术的放射学方法进行治疗。如果用放射学方法不能成功或不可行，可以考虑用经颈静脉肝内支架门体静脉分流术以绕过阻塞。在部分病例中，为了处理阻塞和肝衰竭，可能需要手术分流或肝移植。

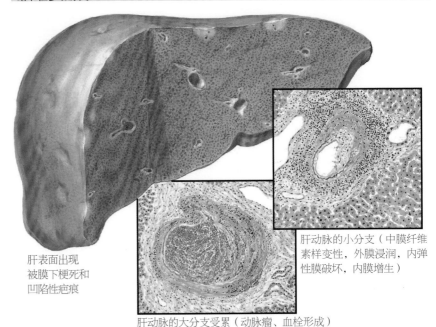

结节性多动脉炎

肝表面出现
被膜下梗死和
凹陷性疤痕

肝动脉的小分支（中膜纤维
素样变性，外膜浸润，内弹
性膜破坏，内膜增生）

肝动脉的大分支受累（动脉瘤、血栓形成）

血管异常：结节性动脉周围炎、动脉瘤

大约60%的结节性动脉周围炎（多动脉炎、全动脉炎）有肝动脉受累，胆囊动脉受累则更加常见。典型的表现见于肝动脉较小和较大（甚至肉眼可见）的分支。在急性期，中膜节段性纤维素样变性可形成类似玻璃样变的模糊外观，并伴随明显的多形核白细胞浸润。其后，内膜纤维增生，且外膜发生重度的肉芽肿性浸润。最终，结构改变且脆弱的较小血管和较大血管的管壁突出形成动脉瘤，肉眼可见结节。动脉管腔在机化过程中被血栓阻塞，引起肝缺血性梗死。在1/3的动脉周围炎的病例中，这些梗死可愈合成凹陷性疤痕。结节性多动脉炎除了动脉病变的特征之外，肝被非特异性炎性浸润包裹，尤其见于门脉三联管区；肝实质可见非特异性肝炎，可能反映出该病的毒性表现。但是结节性多动脉炎在肝的临床表现不多见，肝大仅在少数病例中被发现。在罕见的病例中，肝受累伴或不伴黄疸是该病的主要表现。

在变应性血管炎（未予图示）中，肝动脉的小分支也常受累，但是与典型的动脉周围炎不同的是，门静脉的属支不受影响。

肝动脉瘤发生罕见，其发生部位在肝外分支相对多于肝内分支。动脉瘤通常小，但也可能有樱桃大小。其

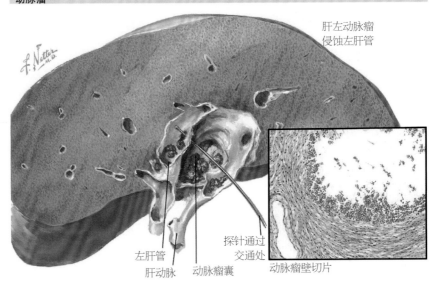

动脉瘤

肝左动脉瘤
侵蚀左肝管

左肝管
肝动脉   动脉瘤囊

探针通过
交通处

动脉瘤壁切片

病因不明，部分可见于动脉周围炎或创伤。肝动脉瘤和假性动脉瘤也可发生于肝移植或肝的其他外科操作后。动脉硬化和各种感染（如真菌感染）在某些情况下也与之相关。组织学表现通常不能反映病因。动脉瘤壁由纤维结缔组织与少量弹性纤维组成；内层由血栓成分覆盖。大多数动脉瘤在外科探查和尸检中被偶然发现。因为极少能被触及，动脉瘤难以诊断。临床症状或体征在动脉瘤出现通向腹腔、门静脉或肠道的破孔时表现出来。最常见的是破孔通向胆管，造成不明原因的消化道出血。其主要的临床特征是：①因动脉瘤的压力和胆管内的血块造成的梗阻性黄疸；②黑便；③腹痛，接近破裂时表现为绞痛。动脉瘤可通过影像学检查发现。治疗方法为外科治疗，可用拴结法或切除；这些方法不可行时可以在尽可能远离肝的位置结扎肝动脉。放射学方法越来越有可能实现。

心肝综合征（淤血性肝病）

因邻近心脏和作为主要的储血库，肝在任何原因造成被动淤血时首当其冲。然而，肝受累的程度和被动淤血的程度不是简单的关系。在部分病人中，肝淤血的程度较其他器官更轻，反之亦然。

急性被动淤血时肝显著增大，被膜绷紧，前缘变钝，并且在切面上，肝小叶的标志比正常时更加明显。进一步观察切面可见肝小叶的中央区呈深红色并凹陷，而小叶的过渡区、周围区可能因脂肪变性而呈黄色，两者差异明显。肝静脉极度扩张。组织学可见小叶中央区的肝细胞消失，肝血窦、组织间隙和肝静脉的属支被红细胞填满。中央坏死在尸检中比活检标本更明显，可以由此推测大多数出血性坏死在濒死时发生，继发于终末期心力衰竭。

在亚急性期，尽管肝边缘也变钝，但肝增大的程度相对较低。肝小叶的结构在一些部位看起来有所扩大，而在另一些部位则结构反转，即门脉三联管周围形成桥梁，连接各个中央出血区。如此造成原本的小叶周围区被连续的出血区域包绕。再生小结形成，且通常因脂肪变性呈黄色。再生小结使切面的形态多样，其表现被称为槟榔肝。组织学可见明显的肝小叶结构反转。临床检查可发现肝硬并伴有触痛；肝功能检查比急性肝淤血有更多异常结果。

在慢性被动淤血时，肝体积比急性期更小，有时甚至小于正常肝，即"青紫色萎缩"。肝的表面不规则，呈细颗粒状；被膜常增厚且被纤维机化覆盖。切面常见再生小结，以及因结缔组织增加而形成的不规则排列的灰白色细小条带。肝静脉较急性期更宽。组织学检查提示小叶结构多数保

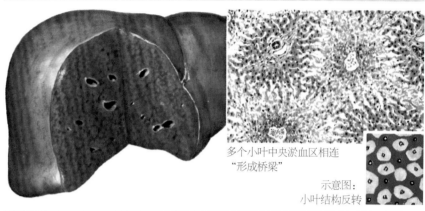

小叶中央坏死及
肝血窦扩张

示意图：
小叶中央静脉周围坏死（红色）

亚急性期

多个小叶中央淤血区相连
"形成桥梁"

示意图：
小叶结构反转

慢性期

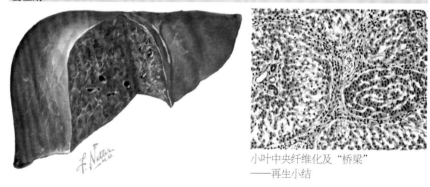

小叶中央纤维化及"桥梁"
——再生小结

留，但小叶中央区塌陷、纤维化并且被纤维桥互相连接；特别的是，只有该病变能到达门管区。尽管有一些再生小结，但慢性期更应被称为心源性肝纤维化而不是心源性肝硬化。后者应在一些更少见的情形中被使用，即小叶中央区和门管区的大量纤维连接完全破坏了小叶结构。真正的心源性肝硬化是非常严重的被动淤血的结果，其发生于三尖瓣长期关闭不全或缩窄性心包炎。

肝淤血的病人常无症状，如果有症状则常表现为黄疸和肝大，有时肝

触痛并可伴腹水。高胆红素血症通常为轻度，但与其他胆汁淤积性肝病不同的是，血清碱性磷酸酶水平正常或仅有轻微升高。肝合成功能障碍和凝血酶原时间（PT）延长可一同发生。血清转氨酶通常仅轻度升高；显著升高提示除肝淤血外合并休克和肝缺血。可出现腹水，腹水检查提示蛋白成分高，血清腹水白蛋白梯度（SAAG）高。血清氨基末端脑钠肽原（NT-proBNP）也可能升高，可用于鉴别淤血性肝病的腹水与其他原因的腹水。治疗应针对改善总体的心功能。

急性淋巴母细胞性白血病和急性髓系白血病

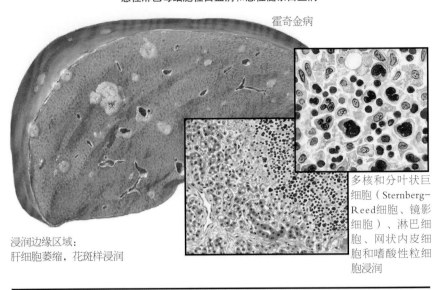

霍奇金病

浸润边缘区域：
肝细胞萎缩，花斑样浸润

多核和分叶状巨细胞（Sternberg-Reed细胞、镜影细胞）、淋巴细胞、网状内皮细胞和嗜酸性粒细胞浸润

淋巴细胞浸润 ———————— 白血病 ———————— 髓系细胞的浸润

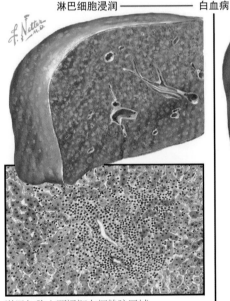

淋巴细胞主要浸润在门静脉区域

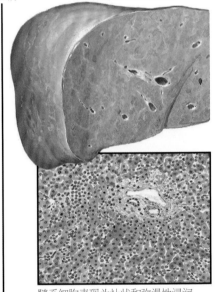

髓系细胞表现为灶状和弥漫性浸润

血液系统恶性疾病和肝：霍奇金病、白血病、肝小静脉闭塞、移植物抗宿主病

　　作为网状内皮系统的一部分，肝和血液系统疾病的关系密切。血液系统恶性疾病经常累及肝，可表现为肝生化指标增高，却很少引起明显的肝功能不全或肝衰竭。血液系统恶性肿瘤宽泛地分为两大类，一类是淋巴瘤，另一类是白血病。肝原发性淋巴瘤很少见，经常是以淋巴瘤的结外转移形式出现，霍奇金淋巴瘤和非霍奇金淋巴瘤都是这样，后者更为常见。大约90%的肝淋巴瘤是非霍奇金淋巴瘤，主要是B细胞型非霍奇金淋巴瘤。影像学检查发现淋巴瘤累及肝，如CT扫描可见到散在的局灶肝肿块（原发性淋巴瘤更常见）、多发肿块或弥漫浸润性病变。CT上病灶一般表现为低密度影。脾受累或淋巴结病变可支持淋巴瘤的诊断。在这些疾病中肝大常见，但并不完全和淋巴瘤相关。肝活检显示单克隆淋巴细胞浸润有助于诊断。在霍奇金淋巴瘤中，肝活检

可见中性粒细胞和嗜酸性粒细胞、浆细胞、增生的网状细胞、多核分叶巨细胞（SternbergReed细胞，镜影细胞）。

　　尽管急性白血病累及肝往往无症状或症状很轻，但在急性淋巴细胞白血病和急性髓系白血病患者中，白血病细胞浸润肝很常见。考虑到出血的并发症，通常不首选肝活检。尸检显示在急性淋巴细胞白血病患者中，白

血病细胞浸润肝主要局限在门管区；在急性髓系白血病患者中，门管区和肝血窦均有浸润。胆管无改变。如果出现黄疸，主要是肝实质受累，而不是由胆管梗阻引起。

　　除了恶性细胞浸润外，肝病可因血液系统恶性疾病的治疗所致。肝静脉闭塞性疾病或肝血窦阻塞综合征，以及移植物抗宿主病，可归因于淋巴瘤和白血病的治疗。

肝血管瘤

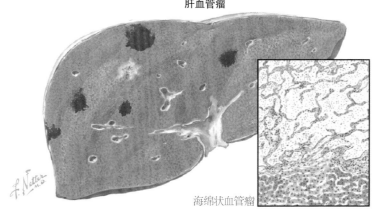
海绵状血管瘤

良性肝肿瘤

随着影像学的广泛应用，也经常发现偶发的肝病变；在非肝硬化患者中，很多为良性病变。幸运的是，大多数病变经仔细询问患者的病史（肿瘤或肝硬化，用药）、个人史（饮酒史、接触毒物、出生地）和体格检查（蜘蛛痣、肝大、肝掌），加上影像学特征可以确诊。依据细胞来源，局灶的良性病变可分为间质、肝细胞和胆管细胞来源。

间质肿瘤

间质肿瘤主要由血管瘤组成，也包括脂肪瘤、非常少见的血管脂肪瘤和间质错构瘤。

海绵状血管瘤

海绵状血管瘤是非常常见的肿瘤。典型表现为孤立性、直径小于3cm的实性肿块，有的直径超过20cm。文献报道患病率为5%～20%，最高的患病率来自于尸检结果。此肿瘤在女性更常见，男女比例为1:3，30～50岁好发。病变可随雌激素水平增高而增大，但是避免口服避孕药或妊娠的推荐证据不足。这些良性病变起源于内皮细胞，由充满血液的血管腔组成，其间有纤维分隔。病人通常无症状，超过4cm可因肝包膜牵拉或血栓形成引起疼痛、胆管梗阻可引起黄疸，或胃受压引起早饱。罕见情况下，大的血管瘤和Kasabach-Merritt综合征——一种消耗性凝血病相关。有症状的或逐渐长大的病变需要手术干预。三期强化CT扫描可明确诊断血管瘤。动脉期典型表现为病变周边结节状增强，静脉期表现为向中心充填，延迟期病变呈等密度或高密度充填。

肝细胞肿瘤
局灶结节样增生

局灶结节样增生（FNH）的良

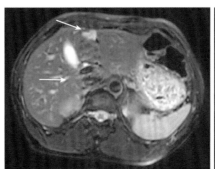
T2 相高信号（长 T2 信号）

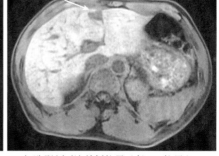
T1 相造影剂对比前低信号（长 T1 信号）

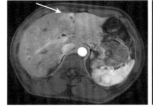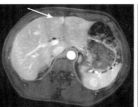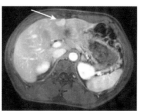
T1 相向心性增强，动脉期（左），静脉期（中），延迟期（右）

性肝细胞再生结节的进展是由于不规则动脉的血流改变引起的。良性结节样增生是第二常见的肝肿瘤，人群中发生率在1%左右。典型病变是实性的（80%～95%），直径小于5cm，对激素治疗无反应。肿块界限清晰但没有包膜，带蒂生长。通常有一个中央的星形瘢痕，由带厚壁动脉、门静脉和胆管的大门管区组成。组织学病理显示病变包括肝血窦和Kupffer细胞。三期增强CT中病变是同源性的，动脉期（动脉供血）呈高密度影，门脉期中央瘢痕呈高密度或等密度。一旦确诊FNH，应保守治疗，因很少出现疾病进展和并发症。没有证据显示需要避免口服避孕药或妊娠，但是确诊6个月后应该进行影像学检查，监测病情进展情况。

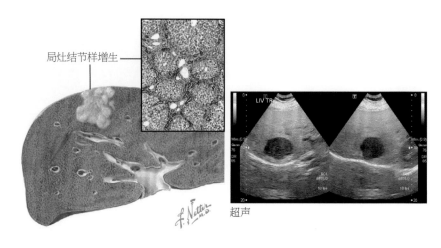

局灶结节样增生

超声

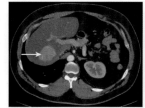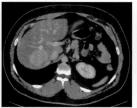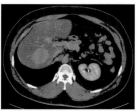

星型瘢痕的三期 CT 影像：动脉期中央瘢痕低密度影（箭头）（左），门脉期（中），延迟期（右）

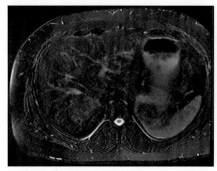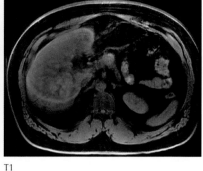

T2　　　　　　　　　　　　　　　　　　　　　　T1

良性肝肿瘤（续）

腺瘤

腺瘤是良性的上皮细胞肿瘤，由于有10%的病变有潜在恶性可能，明确诊断很重要。大多数病变（70%～80%）是实性的，位于肝右叶，主要见于20～45岁的女性。多数病人无症状，偶然发现；大的病变可因包膜牵拉、出血和坏死引发症状。本病与口服避孕药、合成的雄激素以及肝糖原累积病明确相关。肉眼大体观察腺瘤表面光滑，没有包膜，肿瘤表面血管显著。组织学上有增大的糖原生成细胞，有明显的脂肪，没有门管区或Kupffer细胞。诊断主要依赖影像学检查（如MRI或三期增强CT扫描）。CT扫描静脉期腺瘤呈周边增强，向心性血流。由于脂肪成分的存在，腺瘤在MRI成像T1加权像显示为高密度影。腺瘤的治疗取决于病人和病变的特征。一旦诊断为腺瘤，需停服避孕药或合成的类固醇，并复查影像学检查以评估病情进展情况。应尽可能避免妊娠，可选择在妊娠前行腺瘤切除术。由于男性大于5 cm的腺瘤性病变容易恶变，推荐这类病人进行手术切除。逐渐长大的腺瘤、有症状者和病变破裂者也通常推荐手术治疗。不能切除的大腺瘤推荐行肝移植术。

结节再生性增生

结节再生性增生（NRH）是非肝硬化门静脉高压的一种形式，其特征是由于门静脉根部非正常闭塞引起的正常肝实质细胞的增殖，导致无纤维间隔的肝细胞形成弥漫性再生结节。血管损伤有以下几个原因：系统性炎症（自身免疫性疾病）、血栓栓塞（骨髓增生性疾病、高凝状态）、

肿瘤（淋巴瘤）或毒性损伤（硫唑嘌呤、甲氨蝶呤、奥沙利铂）。NRH在两性人群中患病率相同，典型病人在60岁以上发病。存在门静脉高压后，活检除外硬化，除外其他非肝硬化因素引起的门静脉高压（结节病、先天性肝纤维化、血吸虫病）。处理包括治疗基础疾病和预防门静脉高压并发症。

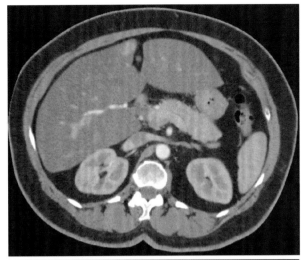

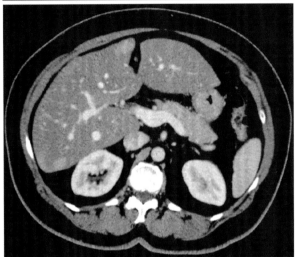

良性肝肿瘤（续）

胆管细胞肿瘤

胆管腺瘤

胆管腺瘤通常是行影像学检查时偶然发现的，为良性病变，易与胆管腺癌相混淆。起源于周围胆管腺体，为直径小于1cm的实性包块，成年男女均发病。肉眼观察病变边界清晰没有包膜。组织学上可见无异型性的简单小管形成的致密网状结构。大病变的中心区有胶原沉积。

肝胆管黏液性囊腺瘤

肝胆管黏液性囊腺瘤为罕见的发生在肝实质或是在肝外胆管的囊性病变。多见于女性，病变逐渐增大。病人通常无症状，也会出现上腹部胀满、疼痛和早饱症状。超声探查为低回声病变、壁不规则、内部点片状回声。CT表现为低回声团块，内部有很多小腔和分隔。病理组织检查用于确定诊断和排除侵袭性肿瘤、包虫病和单纯囊肿。病变通常是内部充满血液或棕色液体的多方囊，内衬有分泌黏液功能的柱状上皮，由"卵巢样"上皮下间质包绕。由于高达15%非侵袭性病变会发生内衬细胞的恶变，对非侵袭性病变应行摘除术或肝切除术。

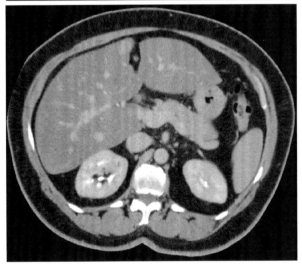

增强CT的三个时相。动脉期(上)，静脉期(中)，延迟期(下)

单纯肝囊肿

单纯肝囊肿是与胆管系统不连通的异常胆管的先天畸形，液体缓慢累积导致扩张。人群中大约1%的成人患此病，女性占多数。囊肿内衬单层立方上皮，外层是纤维组织。典型的超声表现为无回声、单房、无明确囊壁、充满液体的囊腔结构。出血发生在大于4cm的病变中，其内部形成分隔，使影像学诊断更困难。4cm以上的大病灶应行影像学检查监测囊肿进展。有症状的囊肿应行去顶术或切除术。

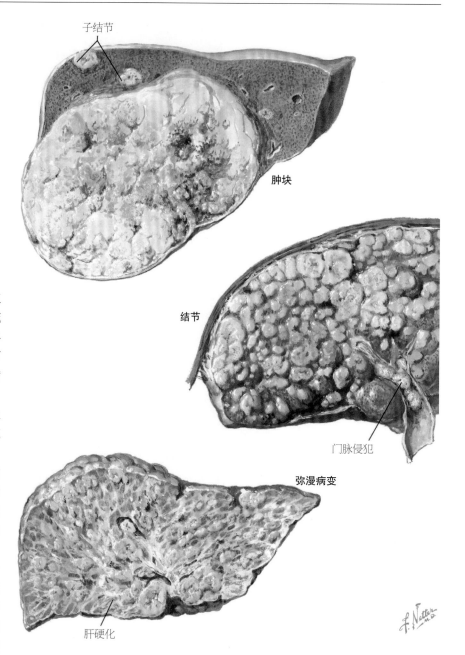

子结节

肿块

结节

门脉侵犯

弥漫病变

肝硬化

肝细胞癌

肝细胞癌

　　肝细胞癌（HCC）是全球第五位最常见的肿瘤，是导致癌症相关死亡的第三位原因。美国1975—2012年间，发病率由2.5/10万升至8.46/10万人。最常见的危险因素是慢性乙型病毒性肝炎感染，即使未引起肝硬化。任何原因引起的肝硬化，特别是慢性活动性病毒性肝炎和遗传性血色素沉着病是肝癌进展的危险因素。高龄、男性、糖尿病和毒物暴露也是肝癌的危险因素。尽管对该病的认知和监管力度均较前加强，但5年的病死率仍然很高，大约为17%，肝癌确诊后中位生存时间为6～20个月。

　　HCC可能在"活动性炎症-坏死-再生"的反复中发生。细胞快速更替，分化差的肝细胞增生成为发育异常的结节和肿瘤。对丙型病毒性肝炎引起肝细胞癌的观察发现，丙肝肝癌与炎症和坏死的增加相关，而不是特殊的致癌基因激活，这一发现支持上述的假说。与此相反，乙肝肝癌不仅与炎症相关，也与病毒诱导的特殊致癌基因相关。因此，慢性乙型病毒性肝炎肝癌的风险也与病毒载量及活病毒复制有关。HCC沿着"重度异性增生-早期肝癌-进展期肝癌"这一过程进展，重度异性增生的特征性表现是小细胞的核浆比或多形性的细微变化。早期HCC，肝细胞正常结构变形、动脉血供增加。进展期HCC表现为明显的细胞异型性和肝结构破坏，常有微血管侵犯。专题1-89概述了HCC的组织学特征和肿瘤的进展模式。

　　病人常常是无症状或出现典型的肝硬化并发症表现，任何肝硬化病人出现急性或亚急性肝功能失代偿都需怀疑肝细胞癌。HCC也与多种副肿瘤综合征相关，包括低血糖（由产生的胰岛素样肽引起）、高钙血症、血小板增多和静脉血栓。

　　无论有无活检结果均可以根据影像学检查诊断HCC。超声提高了HCC的检出率，专业学会推荐对于HCC高危人群（慢性乙型病毒性肝炎或任何原因肝硬化）应每6个月进行超声检查。超声可提高生存率、降低医疗花费。肝细胞癌产生甲胎蛋白（AFP），故HCC患者血清中AFP水平很高。AFP在HCC监控中敏感性和特异性低。对于小于1cm的病变应每3个月行超声检查。超声发现大于1cm的典型病变需要进一步行四期螺旋CT或增强MRI评估。在断层显像中，动脉期病变强化（由粗的动脉供血），静脉期或延迟期消退（缺少门脉供

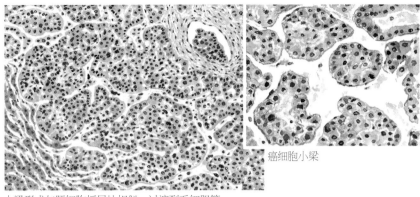

癌细胞小梁

小梁形式与肝细胞板局灶相似，过渡到毛细胆管

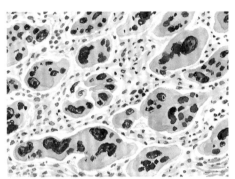

原发性肝癌组织里细长的多核巨细胞

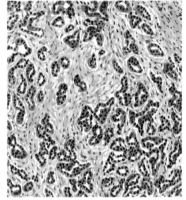

胆小管的分化

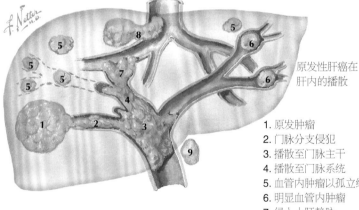

原发性肝癌在肝内的播散

1. 原发肿瘤
2. 门脉分支侵犯
3. 播散至门脉主干
4. 播散至门脉系统
5. 血管内肿瘤以孤立结节形式出现
6. 明显血管内肿瘤
7. 侵入小肝静脉
8. 侵入大肝静脉
9. 播散至区域淋巴结

肝细胞癌（续）

血）。这种情况下无需活检就可确诊HCC。可疑的病变（大于 1 cm，无典型表现）需要行其他的影像学检查（CT或MRI）。如果随访发现典型病变，应考虑原发性肝癌；如病变仍不典型，需行活检确诊。

　　一旦确诊，HCC的治疗和预后取决于疾病的分期。北美和欧洲最常见的分期标准是巴塞罗那肝癌临床分期。依据肝功能、肿瘤特征和病人的身体状况预测死亡率并给予合适的治

疗。事实上，筛查小肝癌是为了提供可治愈的方案，如肝切除术、肝移植或射频消融术。肝切除术适用于 2 cm 以内的病变且无肝硬化或肝功能较好不会出现肝衰竭和死亡的病人。肝移植适用于符合米兰标准（小于 5 cm 单发病变；3个及以下病变，所有病变直径均小于 3 cm）的患者和无明显合并症的进展期肝癌患者。专题1-90显示了局灶HCC的非手术方式。这三种治疗方式使患者获得较高的5年生存率，

约为50%～70%。对中期的患者，由于肿瘤特征和肝功能很差，多给予姑息治疗，主要经动脉化疗栓塞或经动脉[90]钇放射治疗，5年生存率为40%～50%。进展期肝癌，通常有门脉侵犯或多灶病变，即使给予全身化疗预后也很差。近来多激酶抑制剂索拉非尼是唯一可延长中位生存期的药物，中位生存期由8个月延长至11个月，无进展生存期也由3个月延长至6个月。但有30%的病人因其副作用停药。

局灶肝细胞癌的非手术治疗：经皮射频消融、动脉栓塞和放射治疗

肝细胞癌（HCC）的治疗和预后取决于疾病分期。北美欧洲HCC通常采用巴塞罗那分期。这一分期根据肝功能、肿瘤特征和病人临床表现预测死亡率，并给予合适的治疗。事实上，如发现早期肿瘤，患者可经过消融、肝切除或肝移植治疗，达到治愈。图解显示了HCC的非手术治疗方法。除消融术外，其他方式均可认为是姑息治疗或肝移植的过渡治疗。治疗1个月后行有效性评估，多采用增强的影像学检查。未摄取造影剂提示肿瘤完全坏死。治疗后第一年内应每3个月进行1次影像学检查，此后每6个月1次。

经皮消融

局部消融治疗是早期肝癌（典型、肿瘤2～3cm）的首选治疗，也是不能行肝切除或肝移植术患者的次要选择。消融治疗的有多种方式，可以经皮或经腹腔镜，包括射频消融（RFA）、激光和微波热消融、冷冻消融或经皮乙醇溶液注射消融（PEI）。

射频消融

射频消融的机制是电极传热导致肿瘤坏死。RFA技术优于乙醇注射治疗，特别是对于瘤体大于2cm者；较乙醇注射治疗，RFA使肿瘤全部坏死需要治疗的次数少，生存率更高。RFA治疗2cm以下的肿瘤的5年生存率可与肝切除术相媲美，达70%。由于散热效应，射频消融禁用于某些部位的肿瘤，因热量可损伤邻近结构或大血管，引起散热效应。总的来说，RFA并发症的发生率为10%，死亡率约0.5%。

经皮乙醇溶液注射

多次在肿瘤内注射95%的乙醇溶液可引起局部坏死、肿瘤微血管栓塞和组织缺血。RFA优于并广泛替代了PEI技术；但REI仍用于某些部位上的小肿瘤，对这些肿瘤，RFA并不安全，或者无效。

经动脉栓塞

因为HCC由肝动脉供血，有多种血管内治疗诱导缺血（经动脉栓塞）或使用直接针对肿瘤的细胞毒性药物（经动脉化疗）以破坏肿瘤组织。这些方法是非治愈性的，用于对消融术无效的大肿瘤（＞3～4cm），且肿瘤局限在肝内，且有足够的门静脉血供。

通过注射凝胶泡沫、微球或线圈等不同材料使肝动脉阻塞，产生急性缺血从而诱发肿瘤坏死。栓塞针对肝动脉节段分支，可以避免破坏周围正常的肝实质。小型研究表明，与支持治疗相比，该治疗的生存率没有显著差异，因此，除非患者有化疗禁忌证，一般不推荐经动脉栓塞治疗。

经动脉化疗栓塞

经动脉化疗栓塞兼有两种抗肿瘤作用，经动脉导管注射局部作用的化疗药，然后通过栓塞诱导缺血。现在没有标准的化疗方案，顺铂或多柔比星或两者联合用药是经典疗法。这大大提高了病人的生存率。由于缺乏正常的肝组织，有严重基础肝疾病（Child-Pugh分级B或C级）的患者肝衰竭的可能性大，不宜行经动脉化疗栓塞治疗。

放疗

肝细胞癌是对放疗敏感的肿瘤，但是因为肝也是对放疗敏感的器官，所以放疗的应用有限。通过外照射和局部放射性同位素照射，现在有越来越多数据成功建立了足够的肿瘤毒性和保留正常肝实质之间的平衡。

在回顾性研究中，外照射放疗对于不适合肝切除术和局部治疗、有门脉侵犯的病人更有效，但有关生存获益的确切数据尚未可知。在门脉侵犯的进展期肝癌，以^{90}钇玻璃微球形式行放射性栓塞治疗，与经肝动脉化疗栓塞的疗效相当。

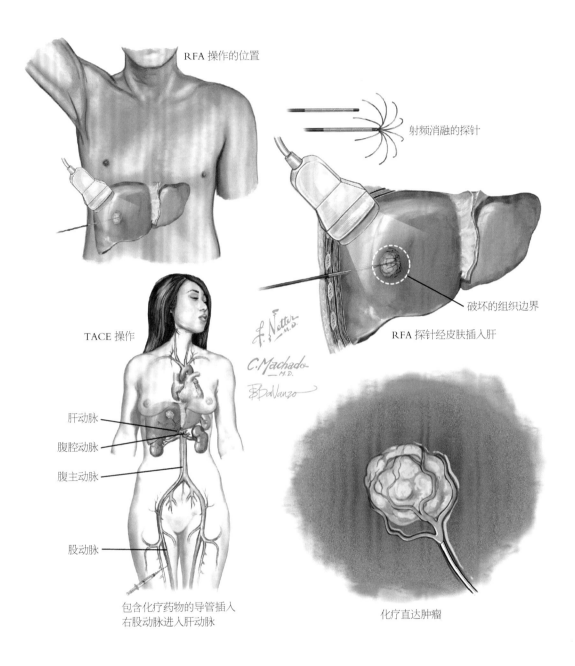

RFA 操作的位置

射频消融的探针

破坏的组织边界

RFA 探针经皮肤插入肝

TACE 操作

肝动脉

腹腔动脉

腹主动脉

股动脉

包含化疗药物的导管插入
右股动脉进入肝动脉

化疗直达肿瘤

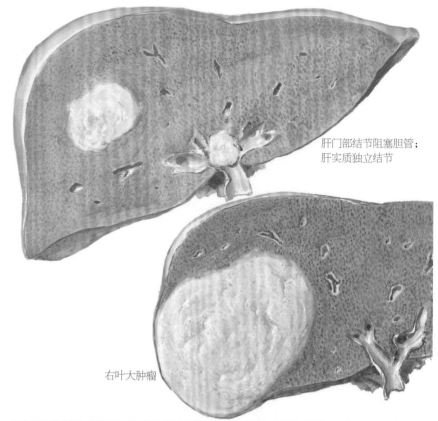

肝门部结节阻塞胆管；
肝实质独立结节

右叶大肿瘤

胆管癌

原发胆管癌或胆管癌是少见的胆管上皮细胞恶性疾病。主要的危险因素包括炎症状态，如原发性硬化性胆管炎、寄生虫感染、病毒或酒精性肝炎。胆管癌依据原发部位分为肝内、肝门和远端。由于其病理类型类似于转移性腺癌，确诊很困难，特别是肝内胆管癌，确诊需排除肝转移性疾病。

通常肿瘤是非向心性生长的，促结缔组织增生性反应引起结缔组织基质明显增多。肿瘤一般是实性灰白色结节，与周围肝实质边界清晰。组织切面显示均质的周边与中央区斑点状阴影，由退行性变引起。肿瘤大小不一，肝门区和远端的肿瘤较小时即出现症状，因为它们会引起胆管梗阻。肝内胆管癌相对无症状，瘤体较大时才出现症状。

组织病理为较成熟的腺癌，有时为明显的乳头状瘤状排列，很少侵犯血管。腺泡由柱状上皮排列而成，常产生黏液，基底膜通常很厚，与纤维基质融合。与转移性腺癌（例如肝外胆管、胃肠道、卵巢或支气管）鉴别困难。肿瘤越接近肝门区，细胞越细长。区域淋巴结和肺转移相对较早，晚期疾病的存活率相当低。黄疸是最常见的临床表现，伴有腹部肿胀、疼

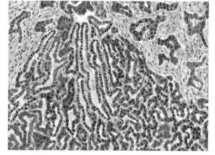

乳头状瘤排列

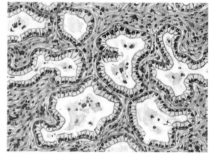

可产生黏液的肿瘤性胆管周围促结缔组织增生的反应

痛、消瘦、腹水、发热等症状。

手术仍是胆管癌唯一的治疗选择。通过胰十二指肠切除术切除远端肿瘤，与原发性胰腺癌的术式相同。偶尔有肿瘤局限于中段胆管，可以进行主要胆管切除及重建术。肝内肿瘤通常是肝叶解剖性切除或三等分切除，这取决于所累及的肝实质的数量。肝门部肿瘤切除术具有挑战性，

因为必须获得左、右胆管的阴性切缘。由于这些肿瘤经常侵犯肝门部血管结构，必须注意确保剩余肝的血液供应完好。肝外胆管和肝叶切除后，胆汁从剩余的肝叶经Roux-en-Y胆总管空肠吻合术从胃肠道排出。不能切除的肿瘤，可行胆管引流术和化疗减轻症状。先行大剂量照射，后进行肝移植，这个方法也取得了一些成功。

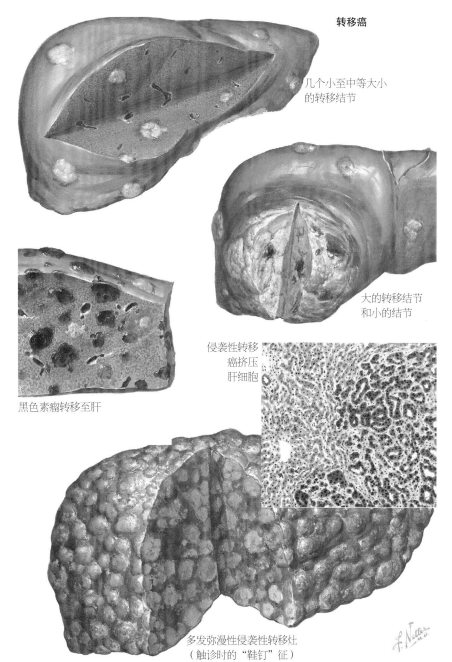

转移癌

几个小至中等大小的转移结节

大的转移结节和小的结节

侵袭性转移癌挤压肝细胞

黑色素瘤转移至肝

多发弥漫性侵袭性转移灶
（触诊时的"鞋钉"征）

转移性肝癌

无肝硬化背景的原发性肝癌非常少见，转移性肝癌较常见；缺乏原发肝疾病时发现肝结节提示继发性肿瘤。胃癌、食管下部肿瘤、结肠癌、胰腺癌和胆囊癌易发生肝转移。

转移性肝癌的差异很大，从非常小的白色结节到大结节，有时能完全替代正常的肝组织。肝转移灶可在对原发肿瘤行影像学检查中看到，有时是恶性疾病的首发表现。影像学表现有助于原发性肝癌和转移性肝癌的鉴别。由于血供不足，大病灶常表现为中央坏死。

病理特征因组织来源不同而不同。大的坏死性肿瘤常表现不一，黄色的是坏死、红色点状是出血，偶尔也表现为白色的纤维化。边缘区域的特征如下：产生黏液的肿瘤可见特征性黏液带，鳞状细胞癌边缘区域是颗粒状的，小细胞肿瘤（如支气管来源的肿瘤或肉瘤）是灰色的。广泛的出血性梗死是绒毛膜癌、血管内皮肉瘤和肾上腺样肿瘤的特征。所有或大多数黑色结节反映恶性黑色素瘤产生黑色素。大的肿瘤影响门静脉血流，产

生楔形充血区（zahn梗死）。当原发灶不明时，镜下的表现可指示组织来源，并指导进一步检查。

临床表现通常包括全身症状，如发热、贫血、体重下降和乏力。肿块偶尔也引起肝大、肝区痛、腹胀伴局部不适。如果出现黄疸，考虑是由原发肿瘤或肿瘤转移至肝门淋巴结引起肝外胆管梗阻所致。

转移性肝癌的治疗方案因肝受累程度不同而不同，原发肿瘤的生物学特征更重要。侵袭性肿瘤（如胃癌、胰腺癌）转移至肝首选化疗，有创的治疗仅用于缓解症状。相关文献推荐手术切除的适应证为肿瘤仅有肝转移或以肝为主的转移。肝切除术尤其适用于结肠癌肝转移，可延长生存期，一些患者可获得长期治愈。

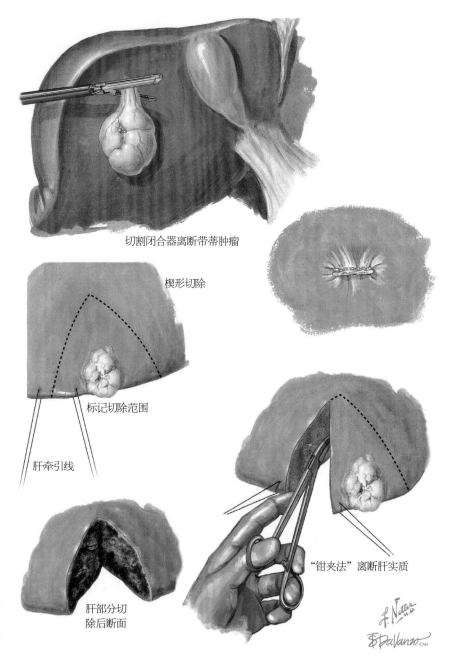

切割闭合器离断带蒂肿瘤

楔形切除

标记切除范围

肝牵引线

肝部分切除后断面

"钳夹法"离断肝实质

手术方式：楔形切除/肝段切除术

　　肿瘤位于肝外周，远离主要血管，可以考虑沿肝边缘局部切除。局部切除可以最大限度地保留有功能的肝，尤其在肝硬化的病人或肝多发病变需要切除时。偶尔，肝癌可以带蒂生长，这种肿瘤可以在腹腔镜下切除，使用1~2个Endo-GIA夹子。

　　多种技术在肝楔形切除中使用。首先，最重要的是术中超声，可以发现新发病灶和紧邻病灶的大血管。如果发现新发肿物（例如卫星灶），手术方案就需要调整。决定楔形切除之后，可以采用Pringle方法（环肝门放置血管环）控制入肝血流（肝动脉和门静脉）。根据B超探查，Glission鞘要在最宽的肿瘤以上1~2cm。离断肝组织可以采用血管钳（钳夹法）或水刀或超声刀。小血管止血可以采用电

凝或双极电刀。大血管止血可以采用血管夹或结扎。切除平面要根据超声结果随时调整以保证足够的切缘。如果出现大出血，可以采用Pringle方法临时阻断血流，以便完成切除。楔形切除的创面可以采用氩气刀止血或使用止血剂。

　　偶尔，孤立的转移瘤或小的良性肿物不适合简单切除。肝叶切除比肝段切除好。肝段的分布见专题1-11。肝段切除的原则同楔形切除一样，但要仔细分离支配肝段的动脉和静脉。结扎这些血管后，就会显示肝段缺血界限，指导切除范围。

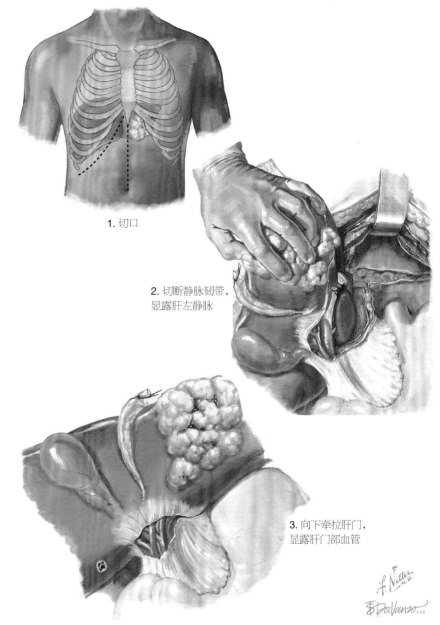

1. 切口

2. 切断静脉韧带，显露肝左静脉

3. 向下牵拉肝门，显露肝门部血管

左叶切除术

肝叶切除术

相比部分切除，切除整个肝叶可能会使术后肝功能不全的风险变高，但术中出血少，大出血的风险低。原因有以下两方面：首先，阻断血流可以控制肝实质出血，减少肝断面出血，第二，肝叶分界平面处血管分布少。肝叶的解剖是建立在门静脉和肝动脉血管分支的基础上的，从胆囊窝到肝上下腔静脉的假想线是左叶和右叶的分界线，叫Cantlie线。

右叶是由 Ⅴ、Ⅵ、Ⅶ 和 Ⅷ 段组成，由门静脉右支和肝右动脉供血，经肝右静脉和肝中静脉回流。左叶由 Ⅱ、Ⅲ 和 Ⅳ 段组成，由门静脉左支和肝左动脉供血，经肝左静脉和肝中静脉回流。

肝叶切除的原则是先处理入肝血管，然后结扎回流静脉。这样的顺序可以防止肝充血。肝门的解剖可以经肝外或经肝实质完成。血管通常在肝外就可以处理，需要在肝内结扎胆管，因为解剖异常会引起残存肝的胆汁分流。

左叶切除术

肿瘤侵犯门静脉左支、肝门或Ⅳ段需要行左叶切除术。肿瘤局限在Ⅱ和Ⅲ段可以行肝左外叶切除，手术容易操作，同时保留了Ⅳ段。

在手术探查之前，病人需要接受心肺功能的评估，给予合适的麻醉以确保术中出血时准确的液体复苏。病人需要限制入量，维持低中心静脉压，防止肝静脉的肝内分支的反流出血。

开腹切口选择上腹正中或右肋缘下，可以向头部剑突方向延伸，充分暴露肝静脉和肝上下腔静脉。进入腹腔，探查腹腔是否存在转移病灶，触诊肝以明确是否有新发病灶或明显的肝纤维化。触诊肝门和腹腔动脉周围，明确是否有淋巴结转移，可疑结节需送活检。

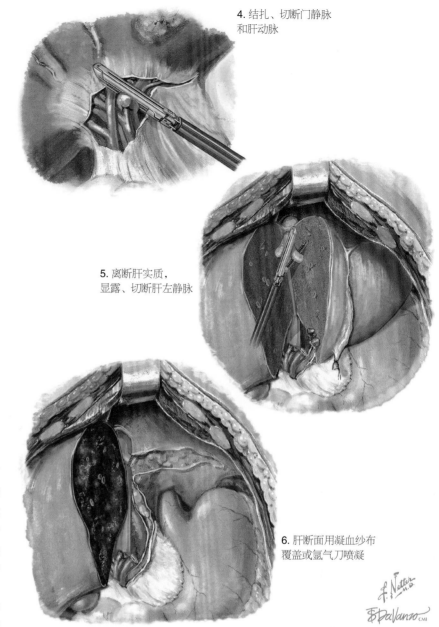

4. 结扎、切断门静脉和肝动脉

5. 离断肝实质，显露、切断肝左静脉

6. 肝断面用凝血纱布覆盖或氩气刀喷凝

左叶切除术（续）

切断并结扎肝圆韧带，轻轻向下按压肝，向肝上下腔静脉方向游离镰状韧带。暴露分离左三角韧带，注意不要损伤脾和左膈静脉。向腔静脉方向解剖，直至显露肝左静脉。游离完全后，进行彻底的超声探查，明确新发病灶和解剖关系。

因为多数情况下，肝左静脉和肝中静脉共干，试图在肝外控制左侧血流的做法比较危险。肝实质离断后分离肝静脉相对容易一些，还可以减少剩余肝的静脉回流出血。如果需要在肝外阻断血流，例如扩大左半肝切除，可以游离肝胃韧带，直至显露静脉韧带汇合到肝左静脉。在肝左静脉和肝中静脉共干后方打通隧道，方便在腔静脉前方安全放置阻断钳。

向上提起肝圆韧带，压低肝门板，辨识左肝入肝血管起始部。肝门板结构是覆盖在肝门上方的腹膜反折，向左延伸为肝胃韧带，注意辨识和分离变异动脉。打开腹膜，在肝门左侧Ⅳ段根部可以很容易找到肝左动脉，切断缝扎肝左动脉。解剖肝门和脐裂根部的组织，显露肝门静脉左支。注意辨识至尾状叶的分支血管，用血管夹或Endo-GIA夹闭。入肝血流切断后，沿Cantlie线可清楚看见缺血分界线。

离断肝实质也有很多方法，主要的原则是沿无血管区分离，结扎肝内的血管和胆管。Pringle手法可以完全阻断入肝血流，从而减少附属血管的出血。经常采用的技术是钳夹法离断肝组织，电凝止血小血管。中等血管可以用血管夹或缝扎。大血管和胆管，例如肝内左侧肝蒂，可以使用Endo-GIA夹闭。肝实质向左肝静脉方向离断，最终用Endo-GIA夹闭。肝断面注意检查渗血和胆漏，可以使用止血剂或氩气刀止血。依手术情况判断是否需要放置引流管，但不是一定要放。

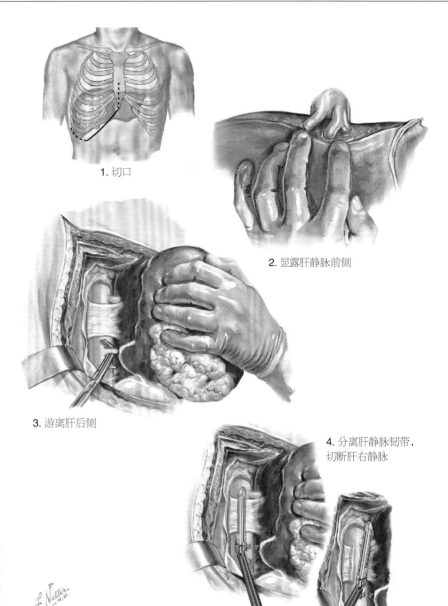

1. 切口

2. 显露肝静脉前侧

3. 游离肝后侧

4. 分离肝静脉韧带，切断肝右静脉

扩大右半肝切除术

扩大的右半肝切除术将右叶完全切除，同时一并切除左叶的Ⅳ段。左外叶右侧的肝组织都被切除。病变侵犯肝右叶及Ⅳ段，或保证切除肝右静脉和肝中静脉时需要行扩大右半肝切除。切除后要保留足够的残肝组织以防止术后肝功能不全。健康肝残肝体积占25%就足够了；经过术前大量化疗的病人，残肝体积需保留至少40%；有肝硬化的病人，残肝体积保留至少50%。如果经术前评估，残肝体积不够，对给拟切除肝叶供血的门静脉行术前栓塞治疗，会使对侧肝叶的体积增大。

保证合适的血管通路和维持低中心静脉压后，病人取仰卧位，行右肋缘下切口，切口向头部剑突方向延伸。大肿瘤侵及膈肌或引起出血，切口可以向旁边延伸至胸部，或切开胸骨以充分暴露术野和控制出血。如上所述，探查全腹腔是否存在转移病灶，触诊肝明确是否有新发病灶或明显的肝纤维化。触诊肝门和腹腔动脉周围，明确是否有淋巴结转移，如上所述，游离肝圆韧带和镰状韧带，术中行超声检查以明确新发病灶及肝内血管走行。

肝外分离肝右静脉，以控制出血肝的血流。沿肝上下腔静脉方向从肝表面分离镰状韧带，暴露肝右静脉、肝左和肝中静脉共干。向中线方向旋转肝右叶，解剖三角形的肝膈韧带，暴露下腔静脉的外侧壁。分离和结扎直接进入下腔静脉的引流肝血液的肝后静脉。

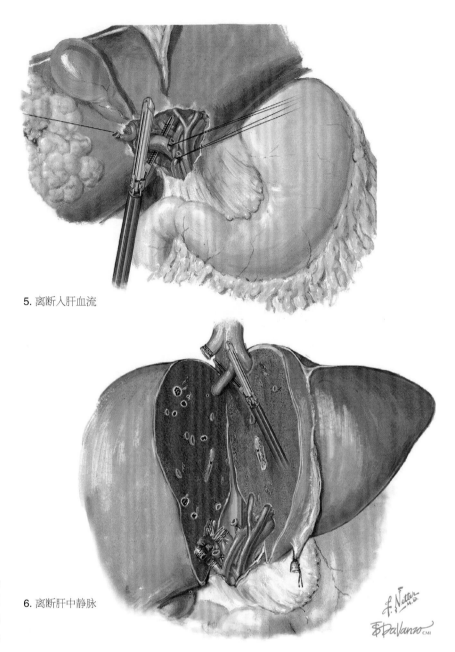

5. 离断入肝血流

6. 离断肝中静脉

扩大右半肝切除术（续）

　　当沿着下腔静脉向右肝静脉向头侧行走时，会遇到腔静脉韧带，使用Endo-GIA进行分离。这暴露了右肝静脉下方的隧道，允许钳夹通过前腔静脉。使用Endo-GIA闭合器将右肝静脉环绕以供将来阻断。

　　肝外的入肝血流控制需要向下牵拉肝门，显露胆总管和肝动脉的前表面。此时，切除胆囊，结扎胆囊管，向中线牵拉胆囊管显露肝右动脉，随后结扎和离断肝右动脉。钝性分离肝动脉和胆总管后方和侧方的组织，显露门静脉右支，用Endo-GIA夹闭。因为肝外胆管系统经常存在变异，在横切肝实质时右肝管应在肝内离断。此时，沿Cantlie线会出现明显的分界线，用以指导肝右叶切除。在包括IV段和肝中静脉需要切除的右半肝扩大切除术中，镰状韧带可以用来指导肝

实质离断。切断入肝血管后，可分离肝右静脉，从而方便移动肝，减少静脉回流出血。

　　此时，收紧环绕肝门的血管环，彻底阻断入肝血流，防止肝切除时侧支血管出血。紧邻镰状韧带右侧分离

肝。在切除过程中，会看见入IV段的门静脉左支，可以用EndoGIA夹闭。分离近肝门时，避免损伤残肝的入肝血管和胆管（II和III段）。随着肝分离的深入，会遇到肝中静脉，使用Endo-GIA夹闭，从而完成切除。

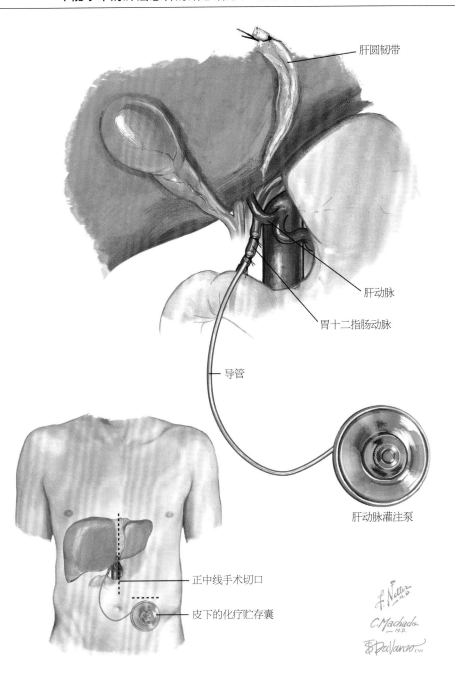

肝圆韧带

肝动脉

胃十二指肠动脉

导管

肝动脉灌注泵

正中线手术切口

皮下的化疗贮存囊

不能手术的肝癌患者的姑息治疗：通过肝动脉灌注泵注入化疗药物

　　原发性肝癌和转移性肝癌都是通过动脉系统供血，因此姑息性化疗经肝动脉给药。早期的方法是单次给予大剂量化疗，随着肝动脉灌注泵的发展，可连续2周持续给予直接作用于肝的化疗。经过术前CT血管造影可以明确肝动脉解剖结构，确保无异常血管和胃十二指肠动脉（GDA）显影。正中线剖腹探查术后，找到肝总动脉并分离至肝门。GDA为可识别的、环形，有3~4cm与周围组织分离。所有来自GDA、肝固有动脉和肝总动脉的小分支血管可预防化疗药物引起的灌注不良。左下腹皮囊放置化疗储存器，导管穿过筋膜通过筋膜隧道直达

肝。需行小动脉切开术放置小塑料导管，确保导管尖端开口位置在GDA内。任何分流异常的血管都应分离，以确保肝动脉灌注泵治疗的有效性。置管后，应注射亚甲蓝观察肝、十二指肠及胰腺的显影。如果肝灌注不明

显，应查找异常动脉并予以分离。如果十二指肠或胰腺灌注不显影，应再手术仔细查找肝动脉解剖结构，结扎小分支。术后应行核医学扫描以确保足够的肝灌注。通常每月给肝动脉泵灌注1次5-氟-2'-脱氧尿苷。

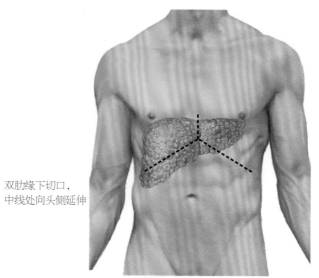

双肋缘下切口，
中线处向头侧延伸

肝移植

当大部分肝细胞功能丧失，就会出现肝功能衰竭，肝蛋白质合成减少和解毒功能下降。对乙酰氨基酚中毒可能出现急性肝功能衰竭，病毒感染或酗酒引起肝硬化，可导致慢性肝功能衰竭。肝硬化和终末期肝病的初期管理是减缓症状，如腹水形成、静脉曲张和凝血障碍。唯一确定性的治疗是肝移植。

肝移植发展于20世纪70年代，包含病肝切除，供体来源于死亡后捐献的肝，或偶尔来源于活体的肝叶。目前原位肝移植的适应证是：预期生存期很短的终末期肝病、暴发性急性肝衰竭、小肝癌和不可切除的肝胆管癌。由于捐献器官者有限，等待肝移植的病人多，根据需要分配器官。由国家非盈利组织——美国器官分配网络，来负责器官分配。

最近，采用终末期肝病评分系统模型（MELD）来决定器官分配顺序。MELD最初用来预测门-体分流减压后的死亡率，MELD分值根据血清胆红素水平、国际标准化比值、肌酐水平计算得出。符合米兰标准的肝癌病人，一个肝肿瘤直径小于5 cm或3个肝肿瘤直径小于3 cm，没有肝外转移的证据，可以获得额外的加分。病人按照分值大小排队，评分高的病人，代表病情严重，优先获得器官。暴发性肝衰竭患者可能随时死亡，对这些患者应进行专门的分类，以保证最高等级的优先权。

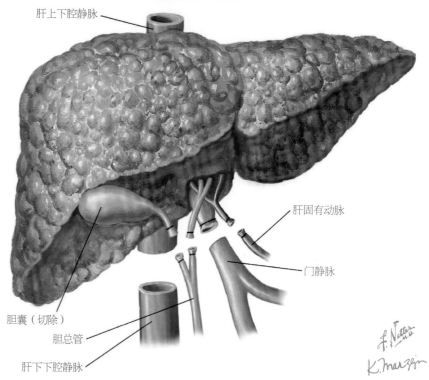

肝上下腔静脉

肝固有动脉

门静脉

胆囊（切除）

胆总管

肝下下腔静脉

移植术前的评估包括整体的疾病状况、社会支援网络和术后服用免疫抑制药物的依从性。不同于其他器官移植，并不需要白细胞抗原分型和详细的免疫状态评估。在很多移植中心，术前需要做断层扫描成像，评价解剖变异和除外潜在的恶性疾病。

一旦获取了合适的器官，原位肝移植手术便开始。肝移植手术包括两个过程，受体肝切除术和供肝植入。病肝切除往往会有大量的出血因而非常困难。病人凝血功能异常，存在广

泛、质脆的侧支血管和肝组织质地脆弱。手术采用双侧肋缘下切口，通常需要向上延伸。解剖肝门，将肝右动脉、肝左动脉、门静脉和胆总管环绕在一起。肝动脉结扎后，胆管尽量远离分叉处切断，以保证有足够的长度吻合。门静脉夹闭、切断以备吻合。门静脉血流阻断后会引起血流动力学不稳定和内脏血管高压，引起的肠管淤血。为了避免这些影响，有些移植中心采用门静脉置管静脉旁路或临时门体静脉转流。

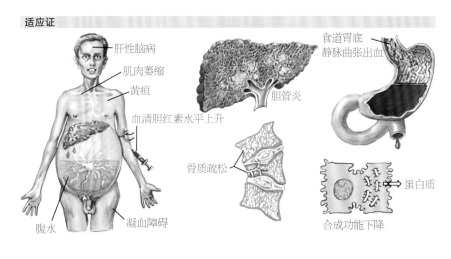

适应证

肝性脑病
肌肉萎缩
黄疸
血清胆红素水平上升
凝血障碍
腹水
食道胃底静脉曲张出血
胆管炎
骨质疏松
蛋白质
合成功能下降

技术要点

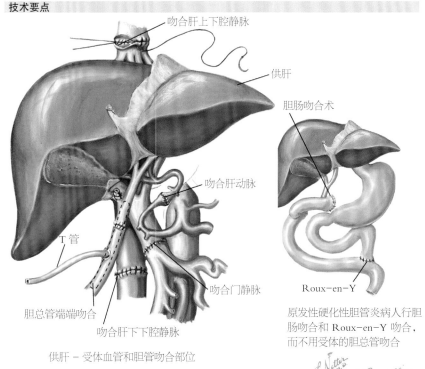

吻合肝上下腔静脉
供肝
胆肠吻合术
吻合肝动脉
T管
吻合门静脉
胆总管端端吻合
吻合肝下下腔静脉
Roux-en-Y

供肝 - 受体血管和胆管吻合部位

原发性硬化性胆管炎病人行胆肠吻合和 Roux-en-Y 吻合，而不用受体的胆总管吻合

肝移植（续）

　　最终处理下腔静脉，原位肝移植的手术方法多种多样。在经典双腔吻合技术中，肝上和肝下下腔静脉都要游离和切断，背驮式手术方法保留受体的下腔静脉完整，在肝静脉水平切除肝。背驮式手术游离肝费时较长，但不阻断腔静脉的血流，防止了明显的血流动力学波动。

　　肝切除后，供肝放置于右上腹开始植入。在术前分配阶段必须保证器官大小合适，以确保右上腹腔可以容纳新肝。考虑到回心血流量和肝充足的静脉回流，首选吻合肝上下腔静脉，其次吻合肝下下腔静脉。　背驮式手术只需要供肝肝上下腔静脉与受体肝静脉汇合部位一次吻合。接下来门静脉吻合采用标准的端-端吻合。门静脉吻合应预留足够的松弛度以保证血流放开后血管的扩张，防止吻合口狭窄影响门静脉血流。最后吻合肝动脉，受体的肝动脉和供肝的腹腔动脉吻合。注意所有变异的肝动脉都需要血流供应，通常多支动脉可以成形为一个开口。动脉长度适当，防止迂曲成角造成血流中断。如果动脉长度不足，可以桥接一段血管。胆管重建采用胆管端-端吻合，可以放置T管引流

胆汁。如果胆管的长度不够或存在原发性硬化性胆管炎，可以考虑胆肠吻合。

　　术后处理包括支持治疗，供肝功能检测和终身服用免疫抑制药物。连续的肝功能检测能清楚肝的合成功能和肝酶变化。肝功能任何异常的变化都需要紧急行超声检查，了解肝血流情况。肝血流中断需要紧急重返手术室进行重新吻合。术后出血和胆管并

发症常见，应该积极处理。

　　移植术后免疫抑制用药包括他克莫司或环孢素、硫唑嘌呤、吗替麦考酚酯，联合或不联合皮质醇激素。　病人应该通过供肝活检来检测急性和慢性排斥反应。远期疗效主要取决于使用免疫抑制药物的依从性和诱发因素的控制。对于基础疾病如病毒性肝炎的治疗和戒酒可以改善预后。

第 2 章

胆囊和胆管

胆囊和胆管的发育

前肠是腹腔肠管的第一段。通过腹侧/前肠系膜附着于前壁并通过背侧/后肠系膜附着于后壁，后者由背主动脉经腹腔动脉干进行供血。自前肠延伸出背侧和腹侧两个盲囊。在胚胎第三周，肝从沿前肠分布的内胚层细胞发育而来，当其伸入腹侧肠系膜形成肝盲囊时，背胰芽伸入背侧肠系膜。肝盲囊的上皮细胞增生，并优先延伸入胚胎横膈，把心包腔从发育中的腹膜腔分离出来。随着肝盲囊在原始横膈内的膨胀生长，它和前肠相连的部分变窄形成胆管，肝分泌的胆汁即经由此进入十二指肠。

大约发育至第30天，从胆管向下发出内胚层的下一个分支，该盲囊发育成胆囊，胆囊与胆管的连接部形成胆囊管。紧邻发育中胆囊的是从胆管延伸而来的另一个盲囊，即腹胰芽。两个胰芽将融合形成成熟的胰腺，胆囊附着于肝的下方。胆管在胆囊管起始点上方分裂成左、右肝管，胆管位于胆囊管与十二指肠之间的部分称为胆总管。胆总管与胰管共腔于肝胰壶腹部，并开口于十二指肠第二段的十二指肠大乳头，由位于该处的肝胰括约肌（即奥迪括约肌）控制开闭。

与其他空腔消化道的发育类似，早期形成的胆囊管的上皮细胞增殖速度很快，以致形成细胞团堵塞管腔。一般在胚胎第12周时，肝开始分泌胆汁，堵塞的细胞团才消失，管腔再通。如果管腔未能完全再通，就会发生先天性胆管闭锁或狭窄。肝分泌的胆汁排入肝内胆管，经胆总管排入十二指肠。当肝胰括约肌收缩关闭十二指肠大乳头开口时，胆汁将逆流入胆囊管和胆囊。暗绿色胆汁赋予新生儿的胎粪特别的颜色。

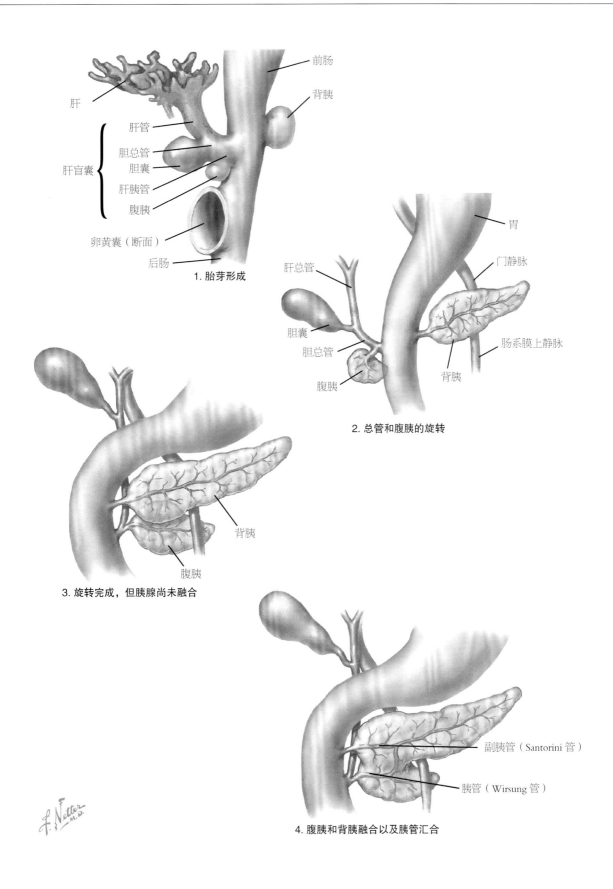

肝

肝管

胆总管

肝盲囊 { 胆囊

肝胰管

腹胰

卵黄囊（断面）

后肠

前肠

背胰

1. 胎芽形成

胃

门静脉

肝总管

胆囊

胆总管

腹胰

肠系膜上静脉

背胰

2. 总管和腹胰的旋转

背胰

腹胰

3. 旋转完成，但胰腺尚未融合

副胰管（Santorini 管）

胰管（Wirsung 管）

4. 腹胰和背胰融合以及胰管汇合

胆囊和胆管的解剖学和组织学

胆囊呈梨形附着在肝右叶和肝方叶的下表面。胆囊床中的疏松结缔组织间隙中走行着血管、淋巴管和神经，并在肝表面形成压迹。此外，腹膜覆盖在胆囊表面，并反折延续到肝表面。胆囊通常长约10 cm，宽3~5 cm，胆囊底部最突出的位置可超过肝前缘，与横膈的下面相连接。这部分在体表是可以触摸到的，当胆囊形状扭曲或者胆囊底部发生折叠时，在胆囊造影检查时可表现为倒圆锥形。胆囊的主体（胆囊体部）与十二指肠的第二段和结肠相接触。胆囊漏斗部，也称哈特曼袋（Hartmann pouch），位于小网膜游离缘外侧，向前膨出凸向胆囊管方向，呈一漏斗状囊袋。因其遮挡，胆囊管不易在外科手术中被暴露，但可以作为术中定位胆囊管的解剖标志。胆囊体与胆囊管之间的部分称为胆囊颈。

胆囊的微观解剖结构类似于胃肠道，但又有其独有的特点。胆囊的黏膜呈折叠状，表面覆盖着独特的单层柱状上皮结构，虽然有固有层，但没有黏膜肌层和黏膜下层。固有层内有丰富的血管，并含有淋巴细胞。胆囊有一个明显的肌层，但它不分纵行肌和环形肌。胆囊黏膜下的肌纤维是不连续的，由结缔组织分隔，它们在内层呈纵向排列，在外层呈对角线状排列。靠近胆囊外表面的是浆膜下层（与肝接触）和浆膜层。胆囊在收缩状态下，其黏膜很容易呈不规则的褶皱，而这种褶皱在胆囊极度充盈的状态下消失。

黏液腺仅在胆囊颈部可见。胆囊表面上皮一般呈囊袋样内陷，导致胆囊黏膜形成褶皱。由于炎症，这些黏膜内陷可以延续至肌层，形成罗-阿窦（Rokitansky Aschoff窦）。肝内异常残留的胆管（Luschka胆管，即迷走胆管）与胆囊腔不相通，但是可以进入肝的外膜，感染可以经由此通道从肝蔓延至胆囊床。

胆囊管长约数厘米，其靠近胆囊颈侧的黏膜皱襞呈扭曲的螺旋状，又称螺旋襞 [海斯特（Heister）瓣]，能够根据胆管系统的压力变化调节胆汁流入胆囊或者从胆囊排出；而其远离胆囊颈侧的较短的末端的黏膜皱襞是光滑的。黏膜左、右肝管出肝后很快汇合成2~3 cm长的肝总管，接着，肝总管和胆囊管汇合形成胆总管。胆总管长10~15 cm，在小网膜的游离缘下行，到达十二指肠的上段，紧邻胰腺下行，然后稍向右侧进入十二指肠降段，到达十二指肠大乳头（即肝胰壶腹）。因此，胆总管根据其走行可分为十二指肠上段、十二指肠后段、十二指肠下段和十二指肠段。

肝外胆管内衬高柱状上皮，有时形成不规则皱襞。上皮下结缔组织中的弹性纤维丰富，但也包含一些少量的不规则排列的平滑肌纤维。深层分泌黏液的腺体通过长的分泌管与管腔相连。每天这些黏液腺分泌的白色黏稠的液体和颈部腺体分泌的液体总量约为20ml，混入胆汁成为其黏液成分。

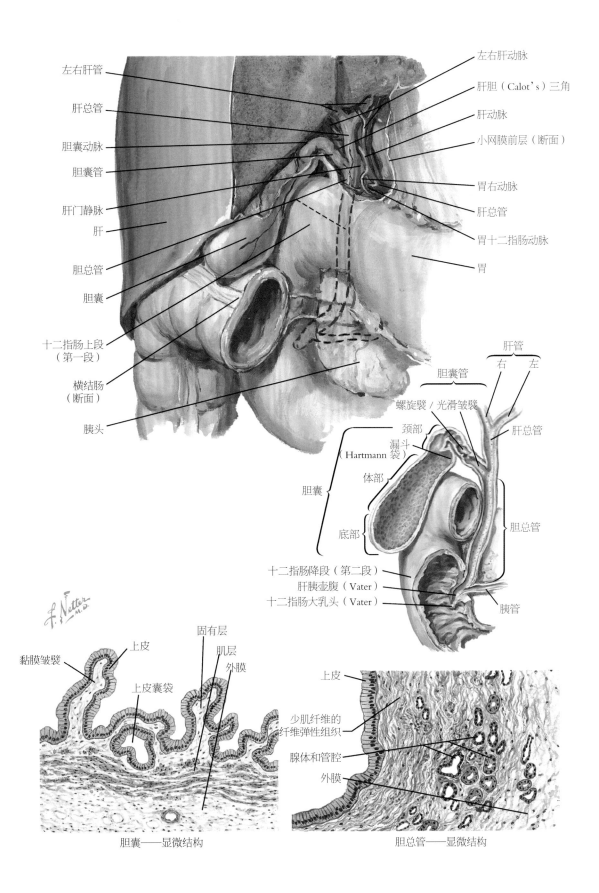

左右肝管

肝总管

胆囊动脉

胆囊管

肝门静脉

肝

胆总管

胆囊

十二指肠上段
（第一段）

横结肠
（断面）

胰头

左右肝动脉

肝胆（Calot's）三角

肝动脉

小网膜前层（断面）

胃右动脉

肝总管

胃十二指肠动脉

胃

肝管

右　左

胆囊管

螺旋襞 / 光滑皱襞

颈部

漏斗
（Hartmann 袋）

体部

胆囊

底部

肝总管

胆总管

十二指肠降段（第二段）

肝胰壶腹（Vater）

十二指肠大乳头（Vater）

胰管

固有层

肌层

外膜

上皮

黏膜皱襞

上皮囊袋

上皮

少肌纤维的
纤维弹性组织

腺体和管腔

外膜

胆囊——显微结构

胆总管——显微结构

肝外胆管变异：副肝管

胆管系统的解剖变异很常见，因此在胆管外科手术过程中，对每一个解剖结构都必须仔细辨别，这点非常重要。如果忽视了这些解剖变异，会产生一系列严重后果。胆囊管走行变异较多，在术中可能出现漏结扎的情况，导致术后胆漏的出现。在手术过程中，容易误伤及胆总管甚至肝管，最后导致胆管的完全离断或日后出现狭窄。

肝管和胆囊管汇合的位置变异决定了胆总管的长度，这个位置可以靠近十二指肠，也可以靠近肝门。如果位置较低，远离肝门而靠近十二指肠，则胆总管的十二指肠上段很短，甚至可能完全缺如。在这种情况下，胆囊管和肝总管平行走行相当长的距离，增加了胆囊切除术中分离胆囊管的难度。如果胆囊管和肝总管被致密的结缔组织形成的共同鞘包裹，则情况会更加复杂。胆囊管中的结石不仅会压迫肝管，而且还会增加外科手术的难度。胆囊管可以呈双管，也可能很短或缺如，导致胆囊内容物直接排入肝管。一般情况下，胆囊管与肝管的右侧相连接，有时胆囊管的开口也会出现胆管的前部。而胆囊管开口出现在导管的左侧的情况较少，这种情况下的胆囊管以螺旋状的方式越过肝总管的前面或后面，给外科手术中分离胆管增加了难度。

在所有解剖病例中有1/5发现了副肝管。有人认为，副肝管实际上并不是附属结构，而是一种解剖变异，因为从周围肝组织收纳的胆汁必须通过副肝管排出，而没有其他的侧支通道。如果副肝管从胆囊Calot三角穿过，就容易在胆囊切除术中被误伤。在发现副肝管的病例中，有一半在其走行过程中与肝总管连接。而副肝管与肝管右支或胆总管相连的情况较为少见，在后一种情况下，副肝管可能越过胆囊管。有时胆囊管汇入副肝管，并与肝总管汇合形成胆总管。大多数副肝管在右边，一部分副肝管位于左侧，汇入胆总管。这可能与肝管相连的右侧副肝管的存在有关。副肝管可穿过胆囊床，有时甚至进入胆囊。如果对副肝管没有认识，或者被误判为纤维束，那么在胆囊切除术中，副肝管就很容易被撕裂，导致术后胆汁漏入胆囊床。副肝管的供血血管与动脉的解剖关系也给外科手术带来了困难，特别是对于处于较高位置的胆囊动脉，可能会越过较低位置的肝管，反之亦然。

胆囊管的变异

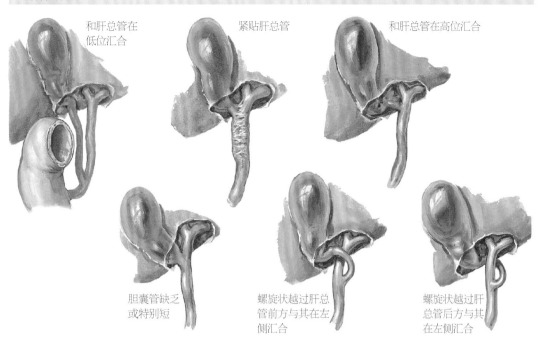

和肝总管在
低位汇合

紧贴肝总管

和肝总管在高位汇合

胆囊管缺乏
或特别短

螺旋状越过肝总
管前方与其在左
侧汇合

螺旋状越过肝
总管后方与其
在左侧汇合

副（异常）肝管

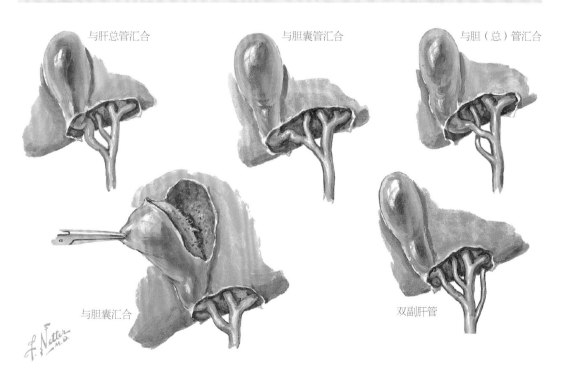

与肝总管汇合

与胆囊管汇合

与胆（总）管汇合

与胆囊汇合

双副肝管

胆总管–十二指肠连接部

十二指肠主乳头（即Vater乳头）位于十二指肠第二段的肠腔内侧的环状皱襞中（Kerckring皱褶）。这个乳头结构和肠腔内的纵向褶皱构成了十二指肠–胆总管连接部。胆总管（即ductus choledochus）和主胰管（即Wirsung管）斜行穿过十二指肠的肠壁。这些管道可以单独开口或通过位于肝胰壶腹（Vater壶腹）中的一个共同通道开口。在Vater乳头上方2 cm处经常可以看见较小的十二指肠乳头，副胰管（Santorini管）可经由此开口进入十二指肠，副胰管通常与位于胰头内的主胰管相通。

胆总管与主胰管之间的汇合存在多种方式。最常见的是胆总管与主胰管在十二指肠壁内汇合，形成较短的共同通道，开口于肝胰壶腹。另一种情况是胆总管与主胰管各有自己的开口，有时开口在乳头，有时开口在距

乳头约2 cm的部位。第三种情况是胆总管与主胰管在进入十二指肠前汇合，在这种情况下，它们在穿过十二指肠肠壁前形成一个长的共同通道。在十二指肠降段肠壁内稍高的位置有一个纵向的皱襞，是肝胰壶腹形成的突起结构，它是胆总管与主胰管的共同通道扩张形成的。正是这个共同通道，使胰液很少流入胆管系统或胆汁流入胰管中。除非共同通道很短，否则在胆管内有结石或乳头括约肌痉挛导致共同通道梗阻的情况下，很容易发生胆汁或者胰液的反流。

胆总管和主胰管与其括约肌一起穿过十二指肠肠壁，以眼状结构开口于十二指肠肠壁。该开口的大小决定十二指肠的肌张力和蠕动，也影响胆汁和结石的通过。尽管括约肌的结构取决于上述不同的开口方式，但这种复杂的括约肌结构通常以下几种方

式出现：

1. 胆总管括约肌，从胆总管进入十二指肠壁开始就包绕着胆总管，直至其与胰管汇合处。该括约肌的功能是调节胆汁的流量，乃至调节胆囊的充盈。

2. 胰管括约肌，仅出现在部分个体中，包绕胰管的十二指肠壁内部分。

3. 肝胰壶腹括约肌，是从胆总管和主胰管汇合部延续至乳头尖端的环形肌，包绕着共同通道，它的舒张可以使胆汁和胰酶顺利排入十二指肠。

4. 纵向肌束，从胆总管和主胰管进入十二指肠壁处延续至乳头尖端，使管道之间相互连接，也使管道与十二指肠肌连接。它们的舒缩使乳头回缩或者凸起。

5. 加强纤维，从十二指肠肌延续至纵形纤维，其功能是加强十二指肠乳头开口并防止其扩张。

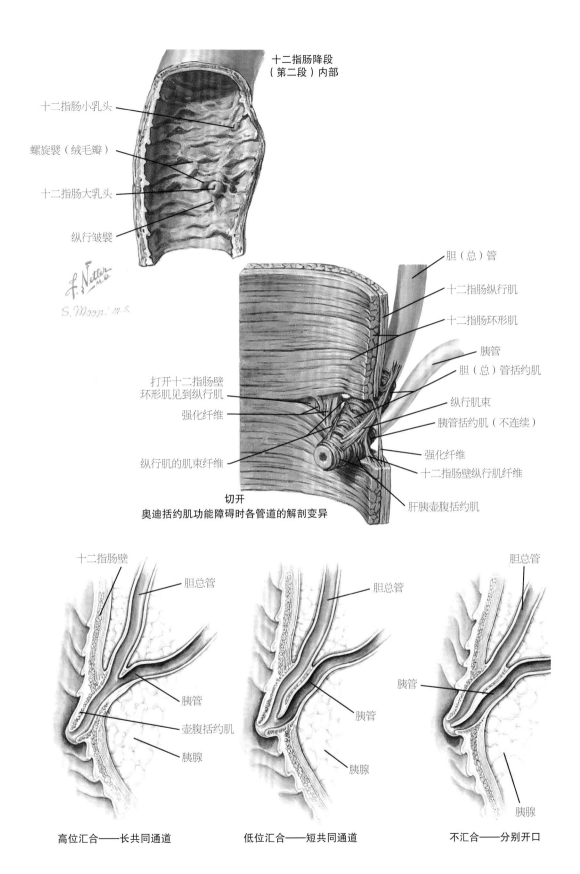

十二指肠降段
（第二段）内部

十二指肠小乳头

螺旋襞（绒毛瓣）

十二指肠大乳头

纵行皱襞

胆（总）管

十二指肠纵行肌

十二指肠环形肌

胰管

胆（总）管括约肌

纵行肌束

胰管括约肌（不连续）

强化纤维

十二指肠壁纵行肌纤维

肝胰壶腹括约肌

打开十二指肠壁
环形肌见到纵行肌

强化纤维

纵行肌的肌束纤维

切开
奥迪括约肌功能障碍时各管道的解剖变异

十二指肠壁

胆总管

胰管

壶腹括约肌

胰腺

胆总管

胰管

胰腺

胆总管

胰管

胰腺

高位汇合——长共同通道   低位汇合——短共同通道   不汇合——分别开口

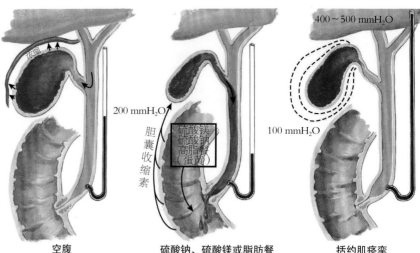

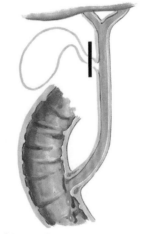
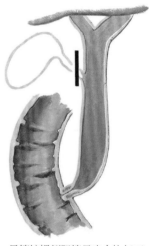

空腹
胆总管十二指肠括约肌收缩，胆囊内胆汁充盈，由于胆汁成分被静脉重吸收，导致胆汁浓缩

硫酸钠、硫酸镁或脂肪餐
十二指肠黏膜分泌胆囊收缩素，引起胆囊收缩，括约肌开放，胆囊内胆汁排泌，胆管内压力下降

括约肌痉挛
胆管内压力升高，胆囊不能排空，导致胆囊进行性扩张

手术切除胆囊或胆囊功能缺失
胆总管十二指肠括约肌保持开放，胆汁不断排入十二指肠

尽管按惯例胆管早晚会恢复正常，但是胆囊切除术后 6 个月，随着括约肌恢复正常压力和功能，胆管会出现扩张

胆囊和胆总管十二指肠括约肌的功能

在基础状态下，即在胃或十二指肠中没有食物的情况下，即使肝持续地分泌胆汁，胆汁也不会排入十二指肠，因为此时奥迪括约肌是收缩的。因此，胆总管中的胆汁不断积累，当胆管系统的压力达到约 200 mmH$_2$O 时，胆汁会转移到胆囊中。当食物进入十二指肠，奥迪括约肌松弛，胆囊收缩，胆汁排入十二指肠，胆管系统压力降到100 mmH$_2$O 或更低水平。接着胆汁缓慢、间断地从胆囊排出，胆囊体积逐渐缩小至拇指大小。胆囊的总排空时间从15分钟到数小时不等，胆囊的收缩形式在不同个体间差异很大。

食物成分是促进胆汁排入十二指肠（即胆囊收缩效应：协调胆囊的收缩和奥迪括约肌的舒张）的天然刺激物，其中脂肪的作用最强，其次是蛋白质。碳水化合物对胆囊收缩有抑制

作用。蛋白质刺激肝分泌胆汁的作用（促胆汁分泌作用）强于脂肪，而碳水化合物则发挥抑制肝分泌胆汁的作用。当脂肪排入十二指肠，小肠黏膜能释放胆囊收缩素（CCK）促进胆囊收缩。胆囊和奥迪括约肌的双重神经支配（交感神经和副交感神经）在胆囊收缩作用中发挥协同效应。根据反向神经支配的梅尔泽定律（Meltzer's law），交感神经刺激能引起奥迪括约肌收缩和胆囊的舒张，而副交感神经（迷走神经）刺激能引起奥迪括约肌舒张和胆囊的收缩。就像经静脉给予

纯化的CCK或化学合成的CCK类似物时所产生的效应一样，不过后者并不产生过度的迷走神经刺激作用而引起胆囊和奥迪括约肌同时收缩。总之，食物刺激较神经刺激促进CCK分泌的作用更重要。这种效应是通过CCK-HIDA（亚氨基二乙酸）扫描发现的，这一检查是临床上常用的评价胆囊收缩功能的方法。CCKHIDA扫描是从标准的HIDA扫描发展来的，常用于诊断因瘘或其他胆管损伤引起的胆漏和胆囊管梗阻引起的急性胆囊炎（见HIDA扫描）。

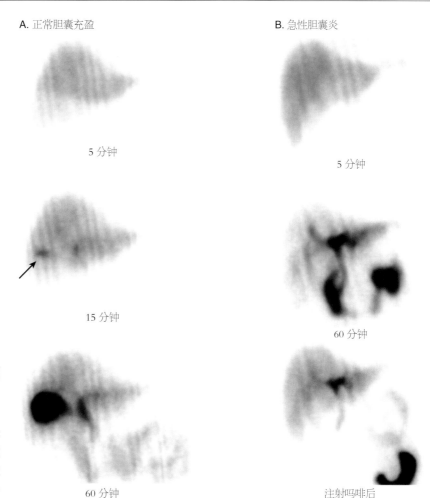

A. 正常胆囊充盈

5 分钟

15 分钟

60 分钟

B. 急性胆囊炎

5 分钟

60 分钟

注射吗啡后

HIDA 扫描。A. 正常的扫描影像显示放射性示踪剂能被肝很好地摄取，通过肝胆系统正常分泌并排入胆囊和小肠。正常胆囊在注射放射性示踪剂 15 分钟后开始有显像，60 分钟后可显示整个胆囊影像。B. 急性胆囊炎。放射性示踪剂被肝正常摄取，并分泌入胆管树，直至小肠。但是胆囊没有显像，即使静脉注射吗啡后也不能观察到胆囊显像。利用这个现象诊断急性胆囊炎的阳性预测值是 98%（引用自 Behrang A, Patel CB, Levin LR, et al. Diagnostic nuclear medicine in the ED. Am J Emerg Med 2011;29:91-101.）

胆囊和胆总管十二指肠括约肌的功能（续）

CCK-HIDA扫描是一种核医学检查方法，检查前要静脉注射放射性核素亚氨基二乙酸（HIDA），后者被肝细胞摄取并排泄到胆汁中，随胆汁在胆囊中聚集。通过静脉注射合成的CCK类似物（辛卡利特，CCK的C-端的8肽片段）来刺激胆囊收缩，排出胆汁。检测注射辛卡利特前后胆囊中未排空的胆汁中放射性示踪剂的量，计算注射辛卡利特后胆汁中剩余的放射性示踪剂的百分比，这一百分比与正常值进行比较，以判断胆囊排空能力是否低于正常，即是否存在胆囊收缩功能障碍。

胆瘘患者每天约产生1000 ml胆汁。尽管这个数字可能并不能反映正常的胆汁生成量，但是可以认为胆囊在两餐之间可以储存200～500 ml的胆汁。胆囊周围毗邻肝、肠、肾和肾上腺等腹腔脏器，如果胆囊不能将胆汁浓缩4～10倍的话，这么大量的胆汁聚集在胆囊内，将会对周围脏器产生难以缓解的液压。胆囊黏膜可重吸收水分和无机盐，使胆汁中胆色素、胆汁酸和钙盐浓缩。某些病理情况下胆囊的浓缩能力丧失，或者在某些炎症状态下，能使胆固醇和胆色素溶解在水

溶液中的胆汁酸也可能被胆囊黏膜吸收。上述功能受损可能导致胆结石的形成。胆囊也分泌黏液和离子进入胆汁。

胆囊的另一个功能是调节胆管系统的压力。胆管系统的压力来自于肝分泌的胆汁和奥迪括约肌持续收缩产生的压力。胆囊作为胆管系统一个可以扩张的侧支，当其不能扩张时，如果同时发生括约肌痉挛，会导致胆管系统压力迅速上升。如果通过外科手术切除胆囊或在由于胆囊管梗阻或慢性纤维性胆囊炎使胆囊自发萎缩的情况下，胆汁将持续不断地流入十二

指肠，同样的情况也会出现在大鼠和马身上，因为这两种动物天生没有胆囊和奥迪括约肌。胆囊切除术后，胆囊通过收缩和舒张交替调控胆管系统压力的功能也丧失了，奥迪括约肌永久保持开放状态。直到胆囊切除术后几个月，部分病例的肝外胆管扩张并开始浓缩胆汁，以这种方式代偿原来胆囊的部分功能。一旦括约肌张力恢复，胆汁向肠道排泌恢复正常，但是胆总管和肝内胆管可能含有浓缩胆汁，胆汁中的固体成分容易沉积形成结石。

奥迪括约肌功能障碍、Geenen分类和奥迪括约肌测压

奥迪括约肌（SO）是由围绕胆总管末端（胆总管括约肌）、胰管末端（胰管括约肌）和自胰胆管汇合后的胰胆管壶腹直至Vater乳头（壶腹部括约肌）的3～4组肌肉结构组成的，在结构上，还包括了十二指肠肌层。在尚未完全明确的神经体液机制的影响下，该括约肌通过张力性和位相性的收缩和舒张调节胆汁和胰液的流出。解剖学改变（由于慢性结石或胆泥、炎症或外伤所致的胆管狭窄）可导致胰胆管系统壶腹区的胆管发生机械性梗阻，并可能改变奥迪括约肌的收缩功能，这一观点尚有争议。两者都可能导致疼痛和相关的胃肠道症状。奥迪括约肌功能障碍包括因奥迪括约肌运动异常导致的壶腹部出口狭窄和可产生症状的梗阻。

奥迪括约肌的运动障碍被称为奥迪括约肌功能障碍（SOD），临床上按照罗马Ⅲ标准将其归于功能性胃肠病，E部分、胆囊和奥迪括约肌疾病。这一类疾病被细分为功能性胆囊疾病，胆管SO功能障碍和胰管SO功能障碍。SOD指的是后两者。总之，罗马标准将SOD描述为位于上腹部或右上腹的疼痛综合征，持续30分钟或以上，反复发作，排便、变动体位、服用抗酸剂等情况下疼痛不能缓解。在上述情况下，肝酶升高支持其为胆管SOD，而血清胰酶升高支持其为胰腺SOD（1）。

原密尔沃基标准（Milwaukee criteria）将SOD分为Ⅰ型、Ⅱ型和Ⅲ型，每一型均包括胆管和胰腺两种亚型。SOD Ⅲ型是指仅有胆管或胰腺的疼痛（无客观标准）；SOD Ⅱ型除了胆管或胰腺疼痛，外加下列标准之一（肝酶和血清胰酶升高、胆管或胰管扩张）；SOD Ⅰ型必须同时满足所有三项标准：胆管或胰腺疼痛、胆酶或胰酶升高以及胆管或胰管扩张。《罗马Ⅲ共识声明》修订了这些分类，使这些分类更具体和详细，目的在于提高诊断的准确率，减少误诊，避免不必要的侵入性检查。

总之，SOD的诊断包括患者间歇性反复发作性上腹痛，通常在右上腹或上腹部。临床上，这种疼痛通常发生在胆囊切除术后，且疼痛症状可能或多或少地与患者在胆囊切除术前所经历的胆管疼痛类似。诊断SOD的步骤首先是排除引起这种疼痛的其他原因，包括其他功能性胃肠疾病（如胃食管反流病或肠易激综合征），它们能在相同的解剖部位引起类似的症状，罗马Ⅲ标准是这样总结的：

最初SOD的诊断方法是排除性诊断。首先排除其他可以引起腹痛的潜在病因，如果转氨酶升高或存在复发性急性胰腺炎发作，且超声或X线检查发现胆管或胰腺导管扩张，并且符合上述罗马Ⅲ诊断标准，就进一步支持SOD的诊断了。

对于胆管型SOD，如果在典型临床症状的基础上合并肝酶升高和胆管扩张，则符合Ⅰ型SOD的诊断。这些患者的腹痛在胆管括约肌切开术后可能得到持久缓解，通常认为没有必要进行进一步的检查，不需要进行奥迪括约肌测压术（SOM）就可以将内镜下括约肌切开术作为最终治疗方法。

对于Ⅱ型和Ⅲ型SOD，可以使用不同的治疗方法。特别是Ⅲ型SOD，可以采用抗胆碱能药物或内脏神经调节/镇痛药物进行经验性治疗，也可以在治疗前进行侵入性的SOM检查或不进行SOM检查而直接进行括约肌切开术治疗。

SOM检查在内镜下逆行胰胆管造影术（ERCP）中进行。典型的SOM导管是一种类似于食道测压导管的多通道灌注换能器装置。灌注口分别位于导管的侧壁和末端，在胰腺SOM检查中，经常通过这些开口进行导丝交换和（或）负压吸引。内镜定位在十二指肠腔，将导管插入胆管或胰管，应用导管拉插技术进行测压，与在食管灌注测压术中常用的方法类似。要测量的是基础的和不同时相的

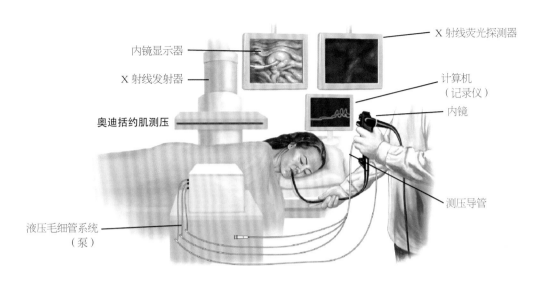

内镜显示器

X 射线发射器

奥迪括约肌测压

液压毛细管系统
（泵）

X 射线荧光探测器

计算机
（记录仪）

内镜

测压导管

测压导管从 ERCP
镜身伸出

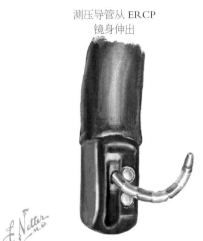

三腔导管

减压部分

压力记录部分

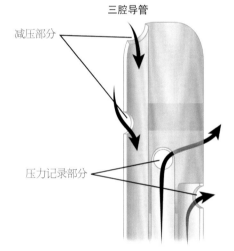

内镜所见

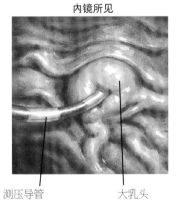

测压导管　　　大乳头

断面所见

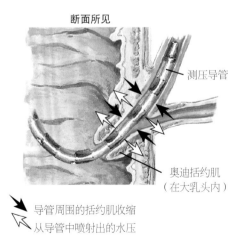

测压导管

奥迪括约肌
（在大乳头内）

导管周围的括约肌收缩

从导管中喷射出的水压

奥迪括约肌功能障碍，Geenen分类和向奥迪括约肌测压（续）

测量示踪术

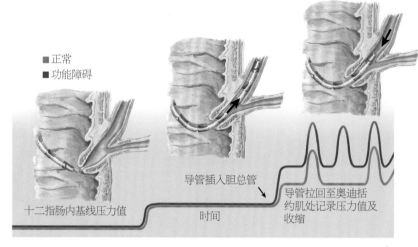

■ 正常
■ 功能障碍

十二指肠内基线压力值　　导管插入胆总管　　时间　　导管拉回至奥迪括约肌处记录压力值及收缩

奥迪括约肌压力，尽管反映奥迪括约肌不同收缩时相压力的指标目前在SOD的临床诊断决策中并不常用。

SOM被认为是诊断SOD的金标准。然而，在临床实践中，我们可能更常将其作为分层工具加以应用，用于SOD的鉴别诊断，用于判断哪些SOD病例可能在括约肌切开术后可获得持续的症状缓解。SOD的诊断或疑似诊断依据修订后的密尔沃基/罗马Ⅲ标准。如果怀疑Ⅱ或Ⅲ型SOD，则要进行ERCP术中SOM检查。首先考虑SOM，如果SOM检查显示基础奥迪括约肌压力>40 mmHg，则要考虑括约肌切开术。

SOM在确诊SOD中所起的作用或者作为判断括约肌切开术指征的检查方法，已经在最近的临床试验中受到质疑。这些临床试验的结果表明，跟对照组相比，SOM对于Ⅲ型SOD需不需要进行括约肌切开术治疗并没有更好的预测价值。因此，SOM在SOD诊断治疗中的作用目前是有争议的，在临床应用中也具有一定的不确定性。

诊断性或经验性的内镜下SOD治疗的非侵入性治疗性价比高，风险也小于内镜下有创治疗和外科手术治疗。无论做不做测压检查，如果药物治疗不能很好地控制临床症状，则不排除将治疗升级为采用ERCP下括约肌切开术治疗或者在ERCP下行SOM加上括约肌切开术治疗。Ⅰ型SOD可以理解为胆汁排泌过程的机械性梗阻，因此对于胆管括约肌切开术的预期反应是良好的；但对于Ⅱ型或Ⅲ型SOD，即使SOM检查结果是阳性的，括约肌切开术的持久获益仍较低，分别仅有70%和50%。由于Ⅱ型和Ⅲ型SOD主要表现为以疼痛为主的综合征，没有其他后遗症，对患者进行健康指导时，首先考虑药物治疗是没有

诊断和支持诊断的标准

诊断标准
上腹部和（或）右上腹部疼痛，且合并下列情况：
1. 症状持续30分钟甚至更长
2. 症状间断、反复发作（但不是每天）
3. 疼痛逐渐加重至一个稳定的水平
4. 疼痛是中重度的，影响患者的日常生活或者需要急诊就诊
5. 促进肠蠕动不能缓解疼痛
6. 体位改变不能缓解疼痛
7. 抑酸药不能缓解疼痛
8. 排除其他能引起类似症状的器质性疾病

支持诊断的标准
腹痛合并以下一种或多种情况：
1. 合并恶心或呕吐
2. 腹痛放射至背部和（或）肩胛间区
3. 夜间痛醒

什么坏处的。

SOD的治疗药物是用于治疗其他内脏疼痛敏感综合征的代表性药物，如三环类抗抑郁药（小剂量，每天一次）、解痉抗胆碱能药物（如莨菪碱和双环维林）和选择性5-羟色胺再摄取抑制剂。

内镜治疗方法包括单独胆管括约肌切开术、单独胰管括约肌切开术或两者的联合。许多研究针对胆管SOD或胰管SOD采用胆管括约肌切开术或胰管括约肌切开术存在分歧。对于内镜下括约肌切开术后症状仍持续或

者症状复发的患者，专家推荐再次进行内镜下SOM检查，如果检测到括约肌压力偏高或者不同时相的括约肌压力升高，说明残余的括约肌仍存在功能。如果确认残留的括约肌功能仍然存在，可以考虑行括约肌成形术。经典术式是十二指肠奥迪括约肌切开术，将切口自壶腹部胆管穿过十二指肠壁进入腹膜后腔的部位向上延伸。括约肌全长被破坏后，十二指肠切口会被缝合关闭，切开的括约肌边缘会被皱褶化，目的是减少切口再次括约肌化的可能性。

胆囊和胆管的无创显像

大多数胆囊结石是射线可以穿透的，所以普通X射线片检测不到，许多其他成像方式被用于鉴别胆结石。大多数用于诊断胆结石的影像学方法都是无创性的，大多情形下，侵入性方法用于治疗。通过各种手段将不透射线的物质导入胆囊和胆管，可以提高胆管系统的可视性。目前经腹超声仍然是最主要的和最常见的观察胆囊解剖的影像学检查方法。

超声检查是通过从不同组织反射回来的声波的特征来显像的，检测胆囊结石的敏感性很高，在评估其他胆囊疾病的解剖特点中有明显优势，如观察胆囊壁的厚度和胆囊内胆汁的流动性等。超声检查也可以很好地观察肝内胆管和肝实质。但是由于腹内空腔脏器（十二指肠、胃、结肠）和腹部脂肪组织所含的空气，经腹超声对观察胆管结石和肝外胆管形态的敏感性较差。磁共振成像（MRI）是一种影像技术，患者被置于一个扫描设备中，该设备产生强烈的振荡磁场和射频脉冲，诱导附近器官的氢质子产生信号。接收该信号并处理成图像数据，这些数据可以由计算机重建成不同的断面，甚至可以在多轴上旋转形成三维图像。静脉造影剂可以增强这些图像，或选择性显示靶器官的影像，甚至提供其生理功能的信息。作为一种横断面成像技术，MRI不仅能显示靶器官的影像，还能提供靶器官的立体信息，以及靶器官和邻近组织结构的关系。MRI能够优化胰胆管的影像，是最敏感的显示胰胆管的无创成像技术。用于诊断胆系结石和其他肝外胆管疾病，MRI的敏感性和特异性高于经腹超声，作为横断面成像技术，MRI和计算机断层扫描（CT）能够通过观察邻近器官和它们的解剖关系，提供更多的信息。特异地使胰胆管系统显像的MRI技术叫做磁共振胰胆管成像技术（MRCP）。这种T2加权的MRI序列能够增强显示静止或缓慢流

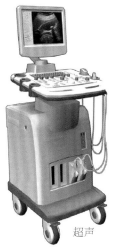

超声

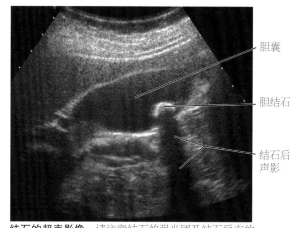

胆囊

胆结石

结石后方的声影

结石的超声影像：请注意结石的强光团及结石后方的无回声区。胆囊由于充满液体而表现为无回声

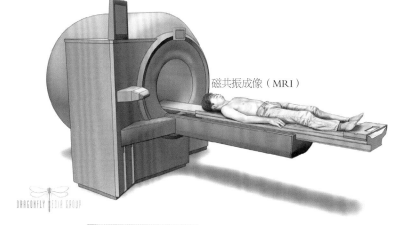

磁共振成像（MRI）

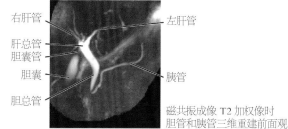

右肝管　　　　　　　左肝管
肝总管
胆囊管
胆囊　　　　　　　　胰管
胆总管

磁共振成像 T2 加权像时
胆管和胰管三维重建前面观

影像图来自于：Cochard LR，Goodhartz LA，Harmath C, et al. Netter's introduction to imaging, Philadelphia，Elsevier，2011.

动的液体，如胆汁。经过三维重建，这种技术能够显示胆管树的三维影像。利用特异性增强造影剂得到的增强影像能够帮助发现胆汁渗漏、胆瘘和胆管恶性肿瘤，如胆管癌。

经腹超声，MRI和CT检查能够提供胆管系统的影像信息，但胆管的放射显像（胆管闪烁显像）通过注射性示踪剂，使胆汁显像，从而显示胆汁从肝分泌，经胆管和胆囊流入十二指肠，提供胆管系统的功能信息。在胆漏或胆瘘情况下，该技术显示胆汁从胆管外渗进入邻近组织。肝胆亚氨基二乙酸（HIDA）扫描和利用放射性

示踪剂进行的影像扫描，是通过外周静脉内注射显像剂，经血液循环进入肝，被肝细胞吸收后，随肝细胞分泌的胆汁排入胆管系统。在胆囊管梗阻（如胆囊结石是引起急性胆囊炎的常见原因）的情况下，肝会将HIDA分泌入胆汁，但含有HIDA的胆汁不能通过梗阻的胆囊管进入胆囊。这样，胆囊未显像成为急性胆囊炎时胆管梗阻的标志。CCKHIDA扫描是一种检测胆囊功能的方法，它是通过联合注射HIDA和化学合成的CCK类似物，计算胆囊排泌分数，用于诊断胆囊运动障碍（专题2-5）。

有创影像学检查和胆管微创介入

由于肝内胆管靠近腹壁且经上消化道可以进入胆管系统，使得许多经口及经皮路径的微创介入方法可实现胆管系统的可视化、组织标本采集及疾病的治疗。由介入放射科医生操作的经皮穿刺肝内胆管或胆囊技术分别被称为"经皮肝胆管造影（PTC）"及"经皮胆囊穿刺引流术"。在内镜下逆行胰胆管造影（ERCP）术中，内镜医生综合应用内镜技术和荧光透视技术，将胃肠内镜经口插入胆管系统及胰管。在超声内镜（EUS）中，内镜医生通过使用头端增加了超声设备的内镜，经口途径以获得胰胆管系统高分辨率的超声图像。

内镜下逆行胆胰管造影

1968年McCune最初设想将ERCP作为经口途径的诊断性成像或胆管造影成像的手段。Kawai和Classen在1974年通过ERCP引入了胆管括约肌切开术，此后ERCP迅速发展成为胰胆管的微创治疗方法。在随后的40年中，ERCP在胆管成像中的作用很大程度上被无创的MRCP所取代，目前ERCP主要用于治疗。

为ERCP专门设计的侧视十二指肠镜以及带有X线实时透视成像的荧光屏，是内镜医生完成该操作时需要同时使用的关键设备。在ERCP操作过程中，患者需在镇静或麻醉状态下，采取半俯卧位躺于透视机机床上，并面对内镜医生。十二指肠镜经口插入到食道，穿过胃和幽门，到达十二指肠第二段（降段）。在这个位置，十二指肠镜的光源及镜头可以朝向十二指肠内侧壁，使Vater乳头暴露在视野范围内。导管或套管（用来注射水溶性造影剂）以及预置的导丝被放置在内镜的工作通道中，然后在可视化内镜的引导下将导管插入Vater乳头。这时才能向胆管和（或）胰管注入造影剂，实现可视化透视。随着导丝推进入胰管或胆管，导管也随之不断深入管腔内，这样套管就能通过导丝进行交换，并且不会失去原本进入管腔的路径；其他导管类的器械也可以通过导丝在管腔内进行交换，从而实现更多的诊断或治疗应用。在这种情况下，ERCP可通过完整的胆管造影及胰管造影成像提供胆管及胰管的诊断图像，也可使用导管刷检获取胰管或胆管的细胞进行细胞学检查，或使用导管内活检钳取胰管或胆管组织进行活检。ERCP是一个强大的治疗平台，尤其是在胆管系统中。括约肌切开器（由导管和单极电刀线组成）可用于切割 Vater 乳头以及奥迪括约肌，可形成一个更大的开口，以进入胆管或胰管来取出结石或放置人工装置（如支架）。支架是塑料或金属材质的，可临时或永久放置于管腔内狭窄部位及因结石或肿瘤引起梗阻的部位以促

胆管、ERCP 胆管造影及 MRCP

胆囊及肝外胆管

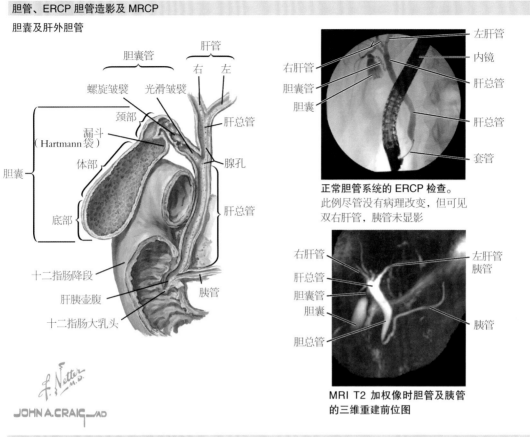

正常胆管系统的 ERCP 检查。
此例尽管没有病理改变，但可见
双右肝管，胰管未显影

MRI T2 加权像时胆管及胰管
的三维重建前位图

经皮胆管造影和内镜及磁共振胰胆管造影

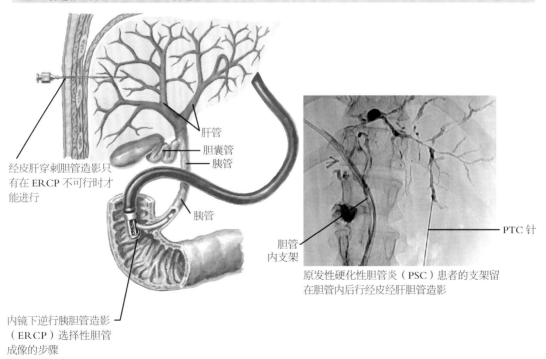

经皮肝穿刺胆管造影只
有在 ERCP 不可行时才
能进行

内镜下逆行胰胆管造影
（ERCP）选择性胆管
成像的步骤

胆管
内支架

PTC 针

原发性硬化性胆管炎（PSC）患者的支架留
在胆管内后行经皮经肝胆管造影

有创影像学检查和胆管微创
介入（续）

进引流，也有助解决胆漏及胆瘘（或胰漏及胰瘘），并能增加球囊扩张成形术后管道扩张的持久性。胆管镜及胰管镜检查是通过十二指肠镜直接将微型内镜放置到胆管或胰管内，可以直接观察胆管或胰管的黏膜，以确定胆管或胰管病变为良性还是恶性，或用于找到更合适的活检部位。管内超声可将超声探头插入胆管或胰管内，以显示管壁的超声影像。因此，ERCP的主要适应证虽然仍是用于胆管取石，但也可广泛运用于胆管疾病、胆石症相关疾病的诊断与治疗、管腔狭窄的评估和管理以及胆漏和胆瘘，或胰漏和胰瘘的甄别和治疗。

外科医生在胆囊切除术中可以使用胆管镜，术中将类似的柔性微型内镜装置插入胆囊管进行检查。此外，内镜医师可以通过扩张由介入放射科医师放置的经皮穿刺胆管引流通道，并在导丝的引导下将胆管镜经皮插入到胆管内。

超声内镜

内镜医师通过使用超声内镜（头端增加微型超声设备的内镜）不仅可以观察胆管、胆囊、胰管，也可以了解这些管腔周围组织结构的情况，包括胰腺、肝、肝门部、空腔脏器、血管、淋巴结等。

经皮经肝胆管造影术

经皮肝胆管造影术（PTC）中，患者在镇静状态下，取仰卧位躺于透视机机床上，并在右上腹计划穿刺区域进行局部麻醉。随后介入放射科医师会插入一根细而长的穿刺针，其尾部连接有已经装入水溶性造影剂的注射器，穿刺针穿过皮肤并进入肝，在注射少量造影剂的同时穿刺针徐徐进入或回撤，直到进入肝内目标胆管。穿刺针进入目标肝内胆管后注射造影剂，胆管逐渐在透视下显影，这样就能得到胆管造影图像。该方法也可用于各种治疗，如胆管狭窄处扩张、胆管刷取细胞进行细胞学检查或者经皮留置引流胆汁管，首先将细导丝通过穿刺针放入肝内胆管，并留置于胆总管或直接穿过Vater壶腹放入十二指肠内，然后退出穿刺针，将扩张导管沿导丝插入胆管，这样就可以进行球囊扩张、进行细胞学检查或引流。类似的方法也可以用于经皮穿刺胆囊引流，当急性胆囊炎伴胆囊梗阻时，可以在超声引导下，经皮穿刺胆囊进行引流，以缓解胆囊压力，这么做有利于减轻急性胆囊炎患者的急性感染或败血症，并为患者在更好的状态下行择期胆囊切除术赢得时间，减少手术风险并获得更好的临床效果。

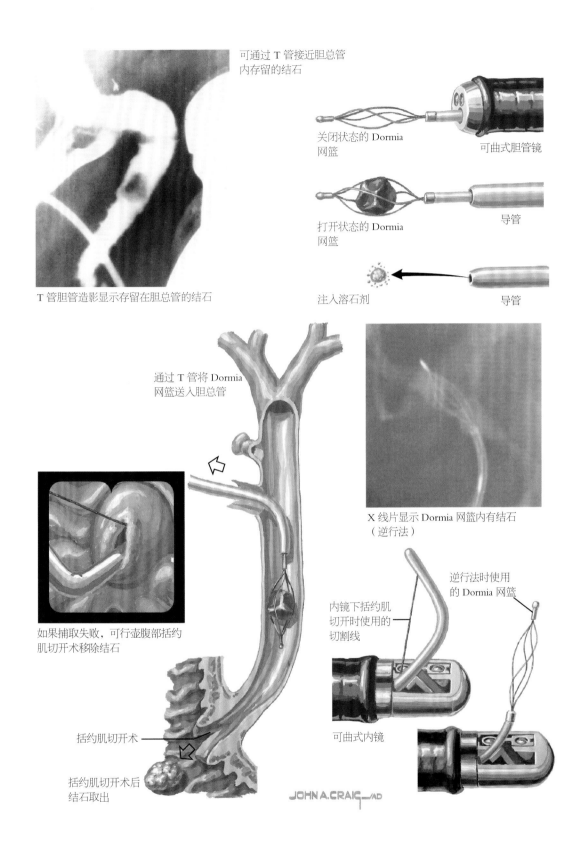

可通过 T 管接近胆总管
内存留的结石

关闭状态的 Dormia
网篮

可曲式胆管镜

打开状态的 Dormia
网篮

导管

T 管胆管造影显示存留在胆总管的结石

注入溶石剂

导管

通过 T 管将 Dormia
网篮送入胆总管

X 线片显示 Dormia 网篮内有结石
（逆行法）

如果捕取失败，可行壶腹部括约
肌切开术移除结石

逆行法时使用
的 Dormia 网篮

内镜下括约肌
切开时使用的
切割线

括约肌切开术

可曲式内镜

括约肌切开术后
结石取出

JOHN A. CRAIG—AD

先天异常：胆囊和胆管

胆囊的先天性异常较为常见，大多是在影像学检查、手术探查或尸检中偶然发现的，且常常没什么临床意义。然而，有一些胆囊的异常可以引起胆汁淤积，进而促进胆石的形成。附着于肝胆囊床的胆囊在发育过程出现变异，导致胆囊底部折叠，这一现象称为倒圆锥型帽。胆囊的浆膜可能会覆盖折叠凹口也可能融入折叠凹口，前者的"倒圆锥型帽"结构在腹膜下，探查时不易被发现，而后面这种情况才可以形成"完整的"倒圆锥型帽结构。通常，即使形成了完整的倒圆锥型帽结构也不一定会引起临床症状。伴或不伴两根独立胆囊管的完整双胆囊仅仅在解剖上偶尔可见，一般没有临床症状。而如果胆囊内部被隔膜或小梁分成多个囊腔将会对胆囊的功能产生重要影响。这会在胆囊内部形成口袋状的憩室，造成胆汁淤积，促进结石的形成。异常的胆囊还

可以有双叶胆囊、沙漏型胆囊或先天憩室性胆囊，后者较难与炎症过程中形成的假性憩室区分，但所有的憩室均易导致胆囊穿孔。胆囊位置可能会在左侧或中间，甚至是横向生长。在某些情况下，胆囊会被浆膜完全包裹形成胆囊系膜，胆囊借系膜附着于肝，形成游离胆囊，这种"浮动"的胆囊易使胆囊管及系膜扭转，造成胆囊出血性梗死。另外，胆囊也可能被肝组织完全包裹，形成肝内胆囊，这种胆囊的排空能力较差，但临床意义不大。也存在胆囊发育不全，甚至胆囊缺失的情况，在老鼠、马等动物中较常见。

胆囊的异常通常与胆管系统的异常有关，而后者则更具临床意义。胆管的先天发育不全、瓣膜形成或胆总管成角可能会造成胆管的部分持续梗阻，导致胆总管部分或完全扩张并形成位于腹膜后的囊肿。这时将可能会出现间歇性黄疸及绞痛，触诊时可触

及类似肝下肿瘤的包块，并且使胃向左移位，十二指肠向下移位。

胆管的闭锁或发育不全较为常见，且多发生于肝外胆管，当病变位于胆总管或肝总管时将会导致先天性胆管梗阻。闭锁部位的胆管常成细线状，在手术或尸检过程中也较难发现。如果梗阻的位置仅在胆囊管，可引起先天性胆囊积水。相比之下，如果在胆总管及肝胆管处出现闭锁或发育不全，将会引起肝内胆管系统扩张、积水，并逐渐发展为胆汁性肝硬化，其形成过程较胆管完全梗阻的成年人更慢。这种情况需要手术矫正，常采用Kasai's术（又称肝门肠吻合术），将肝内胆管与空肠进行吻合。而更严重的胆管闭锁可能需要肝移植。先天性胆管闭锁也可见于遗传综合征，此时其他器官系统也会受累。例如Alagille综合征，它是一种罕见的常染色体显性遗传疾病，该病可出现心脏、肾、中枢神经系统和皮肤的病变。

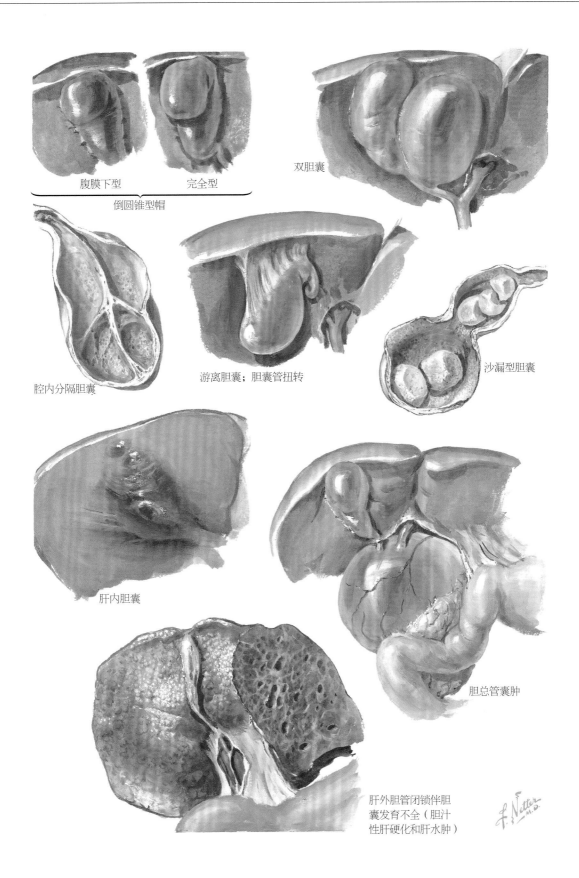

腹膜下型　　　完全型

倒圆锥型帽

双胆囊

腔内分隔胆囊

游离胆囊；胆囊管扭转

沙漏型胆囊

肝内胆囊

胆总管囊肿

肝外胆管闭锁伴胆
囊发育不全（胆汁
性肝硬化和肝水肿）

胆石症：结石的形成

胆汁有三种特殊成分，即胆汁酸、胆色素、胆固醇，胆色素水溶性差，而胆固醇几乎不溶于水。在乳化的胆汁酸和脂肪酸存在的情况下，胆汁的这些成分才能保持水溶液状态。因此，胆汁的这些成分处于过饱和状态。这种不稳定的溶液，很容易发生沉淀。尽管胆石症的病因比较明确，但对结石形成的理化过程研究得并不是很清楚。增加胆汁某种关键成分的浓度可以促使结石形成。虽然胆汁内的成分并不一定反映其在血清中的水平，但血清胆固醇或胆红素等升高会增加其在胆汁中的含量，随后产生沉淀，形成结石。肥胖患者、孕妇和糖尿病患者、甲状腺功能减退或慢性肾病患者可以出现高胆固醇血症。前三类人均为胆石症高发人群。胆固醇结石表面呈颗粒状，色灰黄，质地坚硬，其切面胆固醇晶体呈放射状分布。即使这些结石变得很大，在X线下也不显影，而这种纯胆固醇结石在临床上较少见，多数情况下会混有胆色素或胆色素钙。仅当溶血性黄疸或胆

红素生成过多时，可出现高胆红素血症。长期的溶血性贫血、镰状细胞贫血及地中海贫血与胆囊内的胆色素结石形成有关，这类结石通常呈棕色、体积较小、形状不规则。纯胆色素结石多位于胆管内，质地软，多呈不规则团状或管型。钙盐常在胆囊内沉积并成为这类结石的组成部分，使得结石能在X线下显影。

胆囊管结石、胆囊畸形及其他原因所致胆囊或胆管梗阻均可造成胆囊排空障碍，引起胆汁淤积，而胆汁淤积是结石形成的另一个重要原因。胆囊内胆汁淤积导致胆汁的水分及可溶性盐被过度吸收，使胆固醇及胆色素浓度升高，并使沉淀增加。这种情况下的沉淀会形成混合性结石，这类结石最为多见，其大小不一、多面状、呈棕色、边缘多为黑色。混合性结石的切面观中心常呈黑色，周围是呈放射状的胆固醇晶体层，外周覆盖有一个更均匀、更坚硬的外壳。这些胆色素-胆固醇结石常包含足够的钙，使得结石能在X线下显影。这些结石有时很小，就

像沙砾或淤泥一样。

结石形成的第三个主要原因是胆囊或胆管的炎症，其炎症可以由细菌感染所致。炎症可以改变胆汁的成分。与正常的黏膜相比，发炎的胆囊黏膜仍可吸收胆汁酸，导致胆固醇溶解度下降。而且，黏膜发炎尤其是形成溃疡时，钙盐大量扩散入胆汁，增加胆红素钙含量，并逐渐形成胆固醇结石。此外，从黏膜表面渗出的蛋白质构成结石结构的核心。在炎症背景下形成的混合性结石富含钙盐，会比其他类型结石更坚硬，它们看起来更白，更易在X线下显影。

纯胆固醇结石或纯胆色素结石很少见。绝大多数结石都是混合性的，这种混合性也反映了胆结石的形成过程中会同时或相继出现上述的几种胆结石成因。结石的成分一开始是单纯的，但很快就会混入其他的成分。因此，大多数结石的剖面较为复杂，不同的层面反映了不同时期的沉淀。胆结石的形成有时会非常快，在短短的几个星期就能形成。

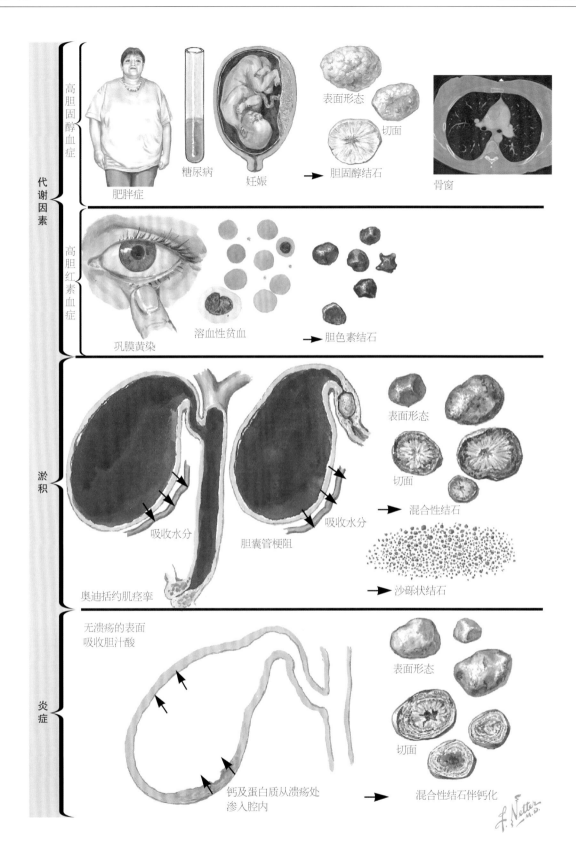

代谢因素

高胆固醇血症

肥胖症　糖尿病　妊娠

表面形态

切面

胆固醇结石

骨窗

高胆红素血症

巩膜黄染　溶血性贫血

胆色素结石

淤积

吸收水分　胆囊管梗阻　吸收水分

奥迪括约肌痉挛

表面形态

切面

混合性结石

沙砾状结石

炎症

无溃疡的表面吸收胆汁酸

钙及蛋白质从溃疡处渗入腔内

表面形态

切面

混合性结石伴钙化

胆石症：临床特点

在尸检中胆石症的发病率为10%～25%，并随年龄的增加而增长。胆结石也见于孩童，虽然这不常见。尽管胆石症的临床结局及并发症在不同性别间无差异，但女性更容易出现胆石症，主要是因为妊娠期间更易出现高胆固醇血症，而且逐渐增大的子宫会干扰胆囊的排空。北美及南美原住民的胆结石发病率最高，白种人、亚洲人、非洲裔美国人和撒哈拉以南非洲人的胆结石发病率呈递减趋势。女性、孕妇、种族、肥胖和快速减肥、糖尿病、高脂血症、代谢综合征、原发性肝病、炎症性肠病和慢性胆管炎等均为胆石症的危险因素。节食以及全胃肠外营养也是胆石症的危险因素。大多数结石存在于胆囊内，但也可以在肝外胆管、肝内胆管甚至是肝脓肿内发现结石。胆囊内的结石大多都很"沉默"，很少引起临床症状。而65%的胆管结石会诱发梗阻性黄疸，另外推测由于胆管和胰管在Vater壶腹部存在共同的流出通道，胆管结石出现胆管炎或胰腺炎的风险也较高。泥状或沙砾状的胆管结石可以直接在胆管内形成（如胆囊切除术后）。一般而言，胆总管结石是由胆囊内的结石移动到胆管后形成的。胆管慢性炎症疾病（如原发性硬化性胆管炎）即使在胆囊切除术后，也特别容易在胆管内形成原发性胆管结石。内镜下奥迪括约肌切开术常用于取出来源于胆囊并引起胆管梗阻的结石，但由于术后十二指肠内容物（包括食物及肠道细菌）慢性反流入胆管，故此项操作也可诱发原发性胆管结石的形成。

结石形成后的临床结果取决于结石的位置及形态。由无症状胆石症转化为有症状的胆石症出现的主要并发症为炎症、梗阻及痉挛。大结石产生的机械压力作用于其下的黏膜，导致黏膜发炎或形成溃疡。最终，大体积的混合性结石将导致慢性胆囊炎及胆囊萎缩，使胆囊壁纤维性增厚。如果慢性炎性结石性胆囊黏附于邻近的肠壁，可能会发展为胆内瘘。大的结石通过内瘘直接排入肠道，可能引起小肠部分或完全性梗阻，造成胆石性肠梗阻。位于胆囊颈的结石偶尔也会引起胆囊管梗阻。大的结石容易引起胆囊梗阻或胆囊炎，而胆囊的小结石移位至胆管可能会引起胆管梗阻。胆囊内的小结石经胆囊管进入胆总管易诱发胆管梗阻，如果为完全梗阻，则会出现黄疸。幸运的是，大多数结石自发地排入十二指肠。然而，胆囊内其他结石排入胆管可能性也较高，易引起胆管反复梗阻，一旦结石性梗阻导致黄疸或影像学检查发现胆管结石，则需通过手术（常采取胆囊切除术）进行治疗。

绞痛是胆石症的特征性症状，通常是因为结石嵌入胆囊管、胆管或Vater壶腹导致流出道梗阻，进而诱发胆囊或奥迪括约肌痉挛所致。如果痉挛自行缓解或经治疗后缓解，其所致剧烈疼痛也会减轻。然而，这并不意味着黏膜炎症会改善或梗阻会解除。虽然症状可以短暂消失，但如果结石持续存在，仍会导致各种临床症状，甚至出现危险的病理状态。

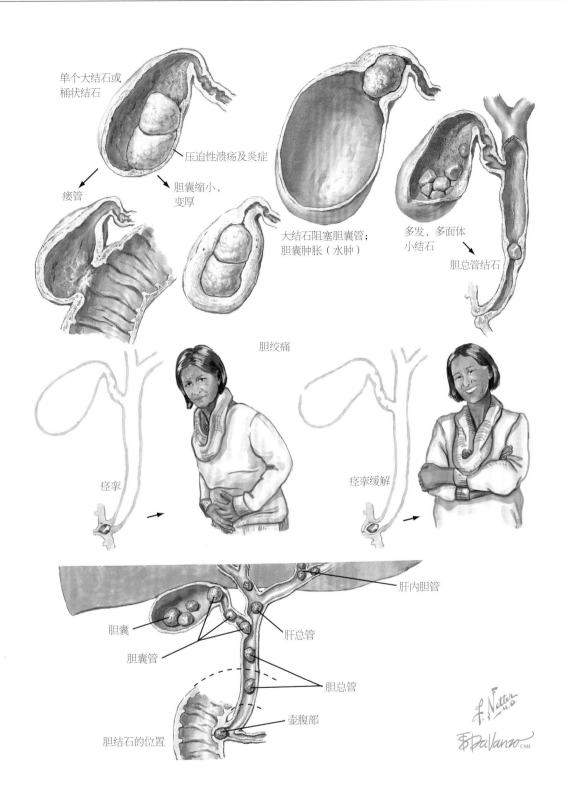

单个大结石或
桶状结石

压迫性溃疡及炎症

瘘管

胆囊缩小、
变厚

大结石阻塞胆囊管；
胆囊肿胀（水肿）

多发、多面体
小结石

胆总管结石

胆绞痛

痉挛

痉挛缓解

肝内胆管

胆囊

肝总管

胆囊管

胆总管

壶腹部

胆结石的位置

胆石症：病理特点和胆总管结石

　　胆石症的病理表现差异很大，正常的胆囊内可以只有1~2个小结石，也可以被许多直径达1cm的多面结石填满，而结石间只有少量的胆汁；或者其内混合有1个大结石和许多小结石，常表现为"桶状"结石；甚至是只有一个直径约1~5cm的大结石。由于大结石的存在，胆汁的颜色及浓度会出现改变。炎症和胆囊管梗阻同时出现将导致黏液混合及胆汁色素含量减少。胆石症症状可能与胆囊的反应性改变有关，胆囊肿大时触诊可触及，胆囊壁有炎症时触之可有压痛。结石不断积聚于胆囊，尤其是出现胆囊管梗阻时，会使胆囊中度或极度变大。肿大与炎症刺激胆囊与周围组织结构（十二指肠、结肠肝曲及网膜）产生粘连。慢性炎症可以使胆囊各层出现轻微的纤维性增生或形成弥漫性瘢痕，上皮层破坏后，胆囊壁形成厚厚的白色瘢痕组织并使囊腔收缩。虽然急慢性炎症会导致结石形成，但结石也会诱发急性胆囊炎，引起弥漫性黏膜炎症反应、局限性溃疡、化脓、坏疽、穿孔、胆囊周围脓肿及内外胆瘘。

　　胆管内的结石常导致临床和病理的不良后果，且预后比胆囊结石更差。胆囊管结石梗阻会导致胆囊功能（储存胆汁或调节胆汁浓度及腔内压力）丧失，引起积水或化脓。胆总管内的结石多为单发，结石通过胆囊管进入胆总管后引起胆总管扩张，诱发胆管壁的急慢性炎症，进而出现纤维化、瘢痕及溃疡，但即使存在胆管结石，胆管壁病变的总体发生率也较胆囊壁少。胆管炎会使胆汁变色或化脓，在某些情况下胆汁可能会变成白色黏液，且缺乏胆红素。胆管逆行感染可诱发细菌性肝炎及胆管脓肿，如果胆汁淤积时间较长，可进展为继

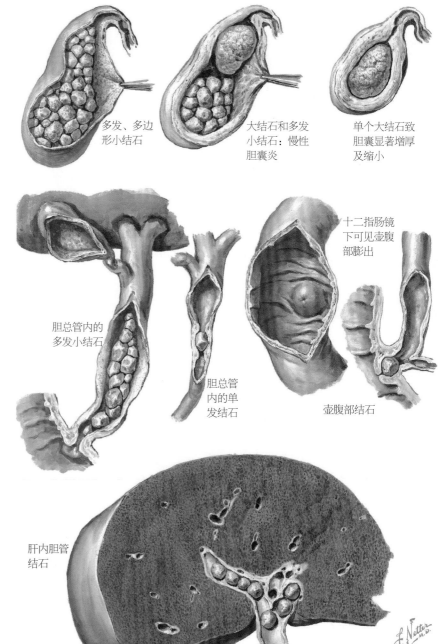

多发、多边形小结石

大结石和多发小结石：慢性胆囊炎

单个大结石致胆囊显著增厚及缩小

胆总管内的多发小结石

胆总管内的单发结石

十二指肠镜下可见壶腹部膨出

壶腹部结石

肝内胆管结石

发性硬化性胆管炎或胆汁性肝硬化。通常，根据胆管梗阻的程度及持续时间不同，胆管表现为不同程度柱型扩张。在梗阻处上方的管壁增厚，且很少比正常管壁薄。胆内瘘是因结石压迫黏膜形成的溃疡所致，最常与十二指肠贯通（有时也可从胆总管远端直接进入胃，甚至是直接进入结肠）。胆管炎愈合后会形成溃疡。在某些情况下，单个的结石会嵌入胆总管末

端，该部位的胆管逐渐变细导致结石无法排入十二指肠。这些位于壶腹部的结石使Vater乳头向前突出，并产生黄疸。胆汁反流入胰腺或壶腹部形成的结石（胆管和胰管的共同流出道位于壶腹部）引起的胰管梗阻均可诱发胰腺疾病。肝内外的肝管结石多为慢性胆管炎所致，与其他部位的胆结石亦相关，虽较为少见，但也易诱发炎症、逆行性细菌感染及黄疸。

胆囊积水和胆囊积脓

　　由于结石持续嵌顿胆囊管或胆囊颈，胆结石阻塞胆囊管常会引起胆绞痛。如果为部分或间歇性梗阻，则胆绞痛最终可以缓解。如果为长时间的完全性梗阻，则胆囊可逐渐增大，胆囊壁会被拉伸变薄。在早期阶段，上皮层会分泌大量的黏液，但如果梗阻持续存在，上皮层将会萎缩、变平、皱襞将会消失并且胆囊壁将转变为纤维瘢痕组织。用于区别胆囊壁各层的肌束逐渐消失。最终胆囊变为一个非常大（可达20 cm长）的纤维囊，且钙质可以沉积于胆囊壁。无感染时，胆囊梗阻可导致胆色素及胆汁酸被重吸收。由于新生产的胆汁无法进入胆囊且黏膜分泌物无法排出胆囊，肿大的胆囊充满了白色的黏液，形成胆囊积水或胆囊黏液囊肿。此外，钙盐会被释放到胆囊腔内，形成钙乳胆汁或钙结石。钙盐会在结石表面形成一个外壳并嵌顿在胆囊管开口处，从而使胆囊体积增大。有时结石可以发挥"球阀效应"，使得胆囊能够短暂的排空然后再逐渐的充盈。临床上，肿大的胆囊很容易通过触诊发现，但如果胆囊肿胀的足够大，则有可能会与肠系膜囊肿、胰腺囊肿、甚至是卵巢囊肿相混淆。由于胆囊调节胆管压力的功能缺失，患者偶尔会出现绞痛或腹部不适。一般情况下，如果诊断单纯胆囊积水，需符合胆囊肿大，但无压痛、无黄疸、无白细胞升高。

　　如果长期的胆囊管梗阻且合并细菌感染，胆囊的解剖和临床表现会发生根本性的变化。结石、更为常见的是瘢痕或有时出现的急性炎症水肿都可堵塞胆囊管，此时细菌可能会侵入胆囊，导致胆囊内容物化脓。在这种胆囊积脓的形成过程中，相较逆行性感染途径，细菌更多的是通过血源性途径进入胆囊的。胆囊的这些变化取决于梗阻与细菌感染间的平衡以及梗阻胆囊出现感染的时间。如果感染细菌的毒力强且出现相对较早，那么

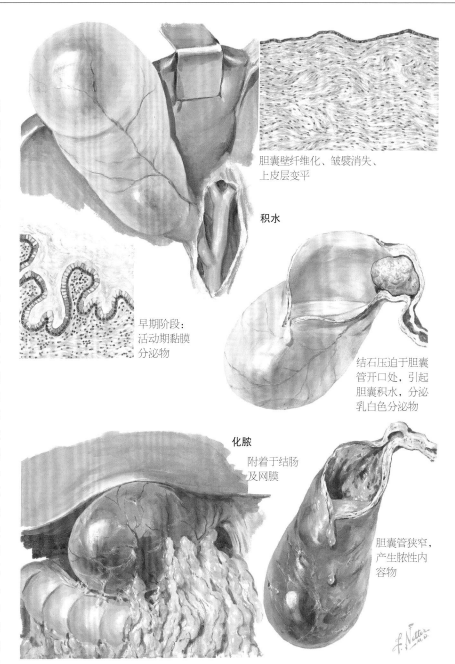

胆囊壁纤维化、皱襞消失、上皮层变平

积水

早期阶段：活动期黏膜分泌物

结石压迫于胆囊管开口处，引起胆囊积水，分泌乳白色分泌物

化脓

附着于结肠及网膜

胆囊管狭窄，产生脓性内容物

胆囊会萎缩变小，且胆囊壁会变得非常厚。如果感染轻微且出现在长期梗阻之后，最终会发展为胆囊积水，尽管此时胆囊壁各层都处于水肿状态。肿大胆囊的胆囊壁会变得相对较薄。在这种情况下，胆囊表面高度充血，并可能被纤维素性渗出物覆盖，这种渗出物可以与周围器官（尤其是结肠）产生粘连。这时腹膜常常遮盖了胆囊，只有清除粘连的腹膜才能显露胆囊，以便进行手术。黏膜的表面呈暗红色并形成溃疡，其上覆盖有脓性

纤维素性渗出物或血性渗出物，而胆囊腔内包含有棕黄色的脓液。病变弥漫、绞痛、疼痛剧烈、腹壁触诊触及包块可以帮助诊断，但并不一定会出现发热及白细胞升高。胆总管结石或胆管的肿瘤性梗阻有时也与胆囊积脓有关，并会出现重度黄疸。胆囊积脓即使没有合并胆总管或肝管病变，因其对肝有毒性损害，也会出现黄疸。

　　含黏液的胆汁中出现乳化的胆固醇小脂滴积聚，其表现与胆囊积脓相似，但不会出现感染及脓细胞的积聚。

胆囊疾病的相互关系

约90%的胆囊炎与胆石症有关。结石通过磨损及压迫胆囊黏膜可以引起炎症。大体积的结石以及收缩的胆囊是结石能够压迫胆囊黏膜引起炎症的重要条件，这样才能导致溃疡、胆囊管流出受阻及胆囊壁的炎症。而胆囊壁的炎症又会减少胆囊壁的血流，引起缺血。在多数情况下，结石是胆囊炎的结果而不是胆囊炎的原因。目前胆囊炎的原因仍存在争议。以前，人们认为来自肠道的细菌通过门静脉血液循环进入胆汁，并在胆汁淤积及胆汁浓缩时迁入胆囊，这一概念对通过全身动脉途径的细菌感染仍是有效的。尽管现今沙门菌感染，包括伤寒，较少见，但该病易出现胆囊炎，带菌者的细菌存储于胆囊并随粪便排出。曾经的流行病学认为，这些由带菌者所带来的公共危害是可以通过胆囊切除来解决的。然而，细菌只是引起胆囊炎这类多因素疾病的一种因素。侵袭入门静脉血液的细菌罕见来源于肠道。急慢性以及严重的非结石性胆囊炎的手术切除标本很少能培养出细菌。在胆汁中发现胰酶成分可以佐证胰液对胆囊的消化作用是引起无菌性胆囊炎的潜在原因。然而，非结石性胆囊炎可以在胰液反流入胆囊前就出现。正常或异常的胆汁成分在被胆囊黏膜吸收过程中发挥的刺激作用可能是形成胆囊炎的重要原因。由于胆囊黏膜的异常吸收，我们可以在胆囊壁内发现脂类，尤其是胆固醇。胆固醇在胆囊壁上沉积时，其自身就能够对胆囊壁产生刺激作用，当其与其他胆汁成分，尤其是胆汁酸结合时，其刺激作用会更明显。这一理论与急性或慢性胆囊炎的组织学表现相一致，急慢性胆囊炎时，其组织学表现为一种含脂质泡沫细胞的异物肉芽肿组织，而不是一种化脓性反应。奥迪括约肌痉挛或结石梗阻所致胆汁淤积证实了引起胆囊炎的全部三种重要的致病因素（即化学因素、细菌侵袭以及胰酶消化）。循环血量减少可能是引起胆囊炎的另一个原因，导致组织

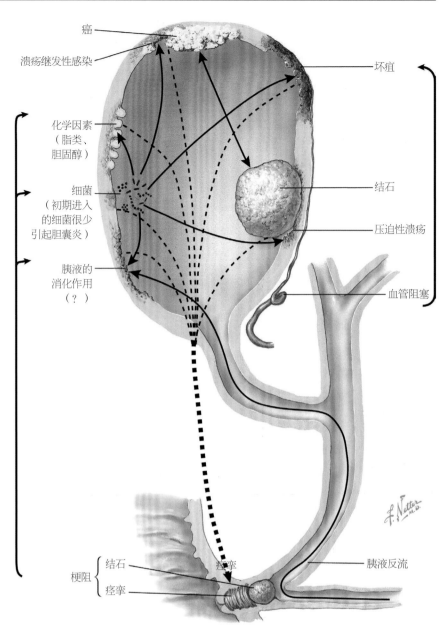

缺血和坏死（坏疽）。即使细菌不是引起胆囊炎的原因，但细菌易使炎症复杂化或与其他导致肿瘤生长的原因产生协同作用。这也就解释了为什么胆囊炎（尤其是慢性胆囊炎）可以发现感染的组织学及细菌学（大肠埃希菌和链球菌多见）证据。

无论什么原因引起的胆囊炎，反过来都可以导致结石的形成以及奥迪括约肌的痉挛并诱发绞痛。胆石症可能与胆囊癌也存在一定的关系，临床和病理观察发现65%～85%的胆囊癌患者同时合并有胆结石，但这两种疾病之间的因果关系还不能确定。尽管胆囊炎有可能诱发结石形成及肿瘤，而肿瘤的慢性刺激也可能导致结石的形成。

此外，某些患者在胆囊癌形成前数年就已经存在影像学可见的结石，而结石作为一种慢性刺激物，可能会促进肿瘤的发展。

因此，胆囊的三大疾病，即胆囊炎、胆石病、肌肉痉挛（运动障碍），其中的任何一种疾病都可以促进其他两种疾病的发展。所有这三种疾病在临床和病理上关系密切，幸运的是，这些疾病很少引起胆囊癌。急性结石性胆囊炎在临床上更为常见，它是慢性胆囊炎合并胆结石后，结石阻塞胆囊管引起胆囊梗阻，诱发胆囊的继发性阻塞性感染。在急性非结石性胆囊炎中，即使不存在胆囊管梗阻因素，因胆囊血流量减少导致缺血就可以诱发急性胆囊炎。

急性和慢性胆囊炎

胆固醇沉着症或胆固醇沉积病可以出现胆囊结构的轻微改变，这被认为是一种炎症或至少是炎症的先兆。其在红绿色的胆囊黏膜上有许多不规则形态的黄色斑点状突起，由于与草莓相似，而被称为"草莓胆囊"。这些黄色斑点是由溶解于脂肪的胆固醇组成的，在组织细胞学检查中经苏丹染色显示为鲜红色。这些胆固醇颗粒成群地积聚于胆囊的黏膜皱襞，并使其失去了原有的形态。这些富含脂质的皱襞可能会成为胆固醇结石的核心，或者大量的泡沫细胞穿过整个黏膜皱襞形成广泛的黄色脂质斑块。这一病变被认为是由胆固醇不明原因的异常吸收所致，而不是胆固醇通过黏膜排泄所致。实验证据显示，高胆固醇血症有助于胆固醇沉着症的形成。有观念认为，炎症先于胆固醇沉着症出现，但胆囊壁的异常脂质似乎更可能会刺激炎症产生。女性比男性更易出现胆固醇沉着症，而胆固醇沉着症在某种程度上与慢性胆囊炎的临床表现相类似。还有观点认为，胆固醇沉着症不会引起什么特别的不适，而不适是由胆石症或其他相关疾病引起的。

急性胆囊炎时，胆囊常显著增大，就像一个扩张的囊，尤其是因结石或少见原因黏膜皱襞水肿（螺旋型皱襞或Heister瓣）引起胆囊管梗阻时，胆囊扩张会更明显。胆囊壁弥漫性增厚并水肿。胆囊黏膜呈暗红色，其表面不规则地覆盖着融合在一起的灰白色斑块。大大小小的溃疡上覆盖着纤维素性物质、可见部分出血，有时合并有分泌物。浆膜层高度充血，其红色的表面分布有纤维素性渗出物形成的斑块。在显微观察下，水肿会将肌肉和胶原纤维分开，并使皱襞肿大。一些部位的上皮层会脱落，而另一些部位的上皮层可保持完整。一些中性粒细胞多积聚于外层，罕见出现分叶核白细胞积聚形成类似急性阑尾炎的弥漫性蜂窝织炎性浸润。在急性或亚急性期，可以在肌层和纤维层的

胆固醇沉着症（草莓胆囊）

胆固醇沉着症可见脂质沉积于胆囊基质层（苏丹Ⅲ染色）

急性胆囊炎

胆囊壁形成肉芽肿

浆膜层外观（高度充血）

黏膜表面（充血、溃疡、渗出）

显著水肿、中性粒细胞及红细胞浸润

慢性胆囊炎

胆囊壁的纤维瘢痕组织

上皮层向下长入胆囊壁深层

大血管周围形成小的肉芽肿。肉芽肿由多种细胞组成，包括分叶核白细胞、巨噬细胞、泡沫细胞、淋巴细胞、偶见嗜酸粒细胞。亚急性期，毛细血管和成纤维细胞的增生更为常见。这些都表明炎症反应是由刺激性化学物质引起的而不是由细菌所致。

急性胆囊炎最重要的临床特点是腹部右上象限反跳痛、持续性腹痛（或夜间至凌晨疼痛明显）、伴随发热及白细胞升高等这些急腹症表现。

无论有无结石，慢性胆囊炎均表现出多种结构变化。胆囊可能会肿胀也可能会萎缩，胆囊壁常呈弥漫性纤维性增厚，其各层间不再有差别。胆囊黏膜呈正常的绿色，如有溃疡黏膜

可呈红色。灰白色的瘢痕交叉分布于从胆囊底部到颈部任何部位的胆囊内膜层，具有肿胀皱襞结构的完整黏膜会在厚厚的斑块作用下向前隆起。此时，浆膜层常呈灰白色且不规则增厚，并与周围器官产生纤维性粘连。在显微镜下，结缔组织会将肌束分开，除瘢痕组织外，结缔组织内会出现大量细胞组分浸润并形成肉芽肿。上皮细胞结构会穿过肌层，甚至到达血管外膜层或纤维层，形成假憩室（又称Rokitansky-Aschoff窦）。与血管外膜层的其他腺体结构并不相同，Rokitansky-Aschoff窦会引起腔内压力增高及黏膜的破坏。其内的细菌或其他刺激物会维持炎症的慢性化。

胆囊炎：后期和并发症

急性、亚急性及复发性胆囊炎有着不同的组合，使胆囊炎的解剖形态、临床结局、临床特点及病变过程相应发生改变。慢性胆囊炎可仅仅表现为腹部隐约不适及胆囊区（右上象限）轻压痛，但可随时爆发严重的绞痛，出现急性腹痛的表现。结石可以引起梗阻及压迫至黏膜糜烂，它的出现也会改变胆囊炎的临床症状。结石有时会聚集于胆囊底部并被来源于胆囊颈的纤维性隔膜分开。胆石症及炎症时经常合并出现这种"沙漏胆囊"，而这一病变完全是后天形成的。慢性胆囊炎时，整个胆囊壁常会转变为纤维瘢痕组织，并出现或大或小的钙化区域。这些斑块在胆囊外部或直接打开胆囊时都清晰可见。这些白色、闪亮、钙化的部分与剩余的深棕色的组织对比明显，促使人们将其命名为"瓷"胆囊。钙化的胆囊常无功能（不能收缩）并且很少引起临床症状，但是触诊时可触及坚硬的肿块或被X线检查发现。

胆囊坏疽时，水肿且脆弱的胆囊壁呈现棕红色。胆囊黏膜可形成不规则溃疡，其他的黏膜呈暗红色或绿色。坏疽可波及整个扩张的胆囊或只占胆囊的一部分。在某些情况下，血液供应障碍及胆汁流出障碍可导致坏疽。坏疽时常可发现结石，而结石会引起胆囊管梗阻并压迫胆囊血管促进坏疽形成。此外，胆囊壁水肿也会损害血液供应，在特殊情况下胆囊借异常腹膜附着于肝将会引起胆囊扭转。即使没有血流梗阻的解剖基础，也可出现坏疽。细菌感染会使坏疽复杂化，并可能导致穿孔。胆囊的原发性产气杆菌感染较为少见，其可导致蜂窝织炎迅速蔓延并且崩解胆囊壁。坏疽更多见于老年人群，如果像发热、白细胞升高等预警信号不能出现时，情况会变得非常危险。坏疽时会出现右上象限疼痛和腹膜炎体征（即反跳痛

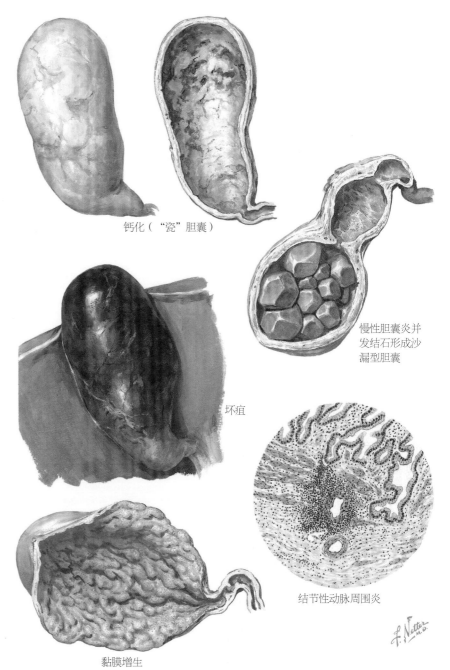

钙化（"瓷"胆囊）

慢性胆囊炎并发结石形成沙漏型胆囊

坏疽

结节性动脉周围炎

黏膜增生

及腹肌紧张）的表现，而疼痛减弱或压痛减轻可能与坏疽的进展有关。

结节性动脉周围炎时常可出现胆囊壁动脉闭塞。节段性纤维素性变性合并白细胞浸润、内膜增厚及血栓可以封闭和堵塞动脉腔。动脉外膜的炎性细胞积聚会使血管形成结节状外观，偶尔形成动脉瘤。这类的血管闭塞会导致黏膜的局限性缺血性坏死。

黏膜增生是炎性胆囊疾病的特征

性表现，黏膜增生的胆囊在腹部X线检查下会显示的更加清楚。在这种情况下，原本呈绒毛般外观的黏膜不断增厚并形成粗糙的皱襞。尽管这种炎性增生的特征尚不明确，但仍需与所谓的"腺样增生性胆囊炎"区分开来，腺样增生性胆囊炎会出现显著的向下生长、黏膜外翻、上皮层长入肌层并形成Rokitansky-Aschoff窦或假憩室，类似于腺体增生。

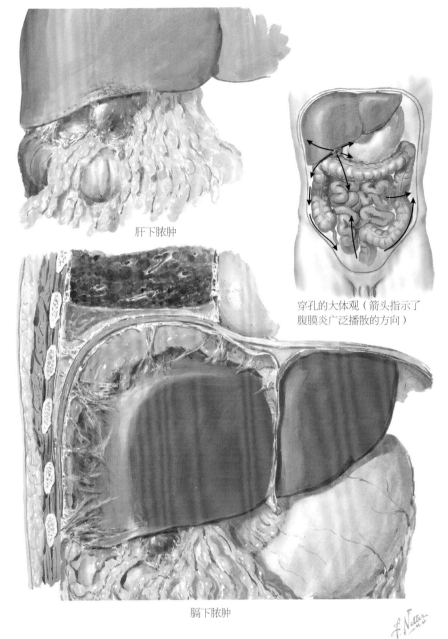

肝下脓肿

穿孔的大体观（箭头指示了
腹膜炎广泛播散的方向）

膈下脓肿

穿孔、膈下脓肿

在所有急性胆囊炎患者中，胆囊穿孔导致弥漫性腹膜炎的情况占比不超过1%，这是因为脏器周围的大网膜与浆膜在疾病早期即将胆囊完全包裹住，所以尽管有15%的胆囊炎病例会发生穿孔，但穿破坏死胆囊壁的病灶仍然是局限性的。胆囊穿孔远没有消化性溃疡穿孔那样剧烈，而且病人通常没有既往的胆囊疾病病史。病情在数小时至数天内逐渐进展至弥漫性腹膜炎的病人，需要及时手术治疗，手术视野内可见胆囊区域有呈绿色的色斑。在绝大多数的胆囊穿孔病例中，都可以发现胆囊颈部明显水肿并嵌顿有结石，但急性胆囊炎的发生也可不伴有胆管梗阻。在非结石性胆囊炎中，严重的系统性疾病会引起包括胆囊缺血在内的低循环容量状态。在合并有如胆汁淤积、药物作用以及营养因素等其他潜在因素的情况下，这种胆囊缺血可能会进展为胆囊壁的坏死和继发的穿孔。如果急性结石性胆囊炎无法自发缓解（在经过抗生素治疗或未经治疗的情况下，结石逆行回入胆囊或顺行掉入胆总管），尤其是当弥漫性腹膜炎的诊断证据明确时，必须通过经皮或内镜胆囊引流术，或者行外科胆囊切除术来解决问题。当针对潜在病因的治疗不能使得非结石性胆囊炎自发缓解时，可能也需要通过引流或者外科切除胆囊的方式来治疗胆囊炎。

相比于膈下脓肿形成，胆囊周围脓肿或胆囊穿孔后弥漫性腹膜炎是胆管疾病更常见的后果，前者虽然也可由于单纯的穿孔而引发，但更多的是内容物经假性憩室或Rokitansky-Aschoff窦缓慢漏出的结果。这种胆囊漏出的内容物可在六个膈下间隙中的任意一处汇聚形成脓肿，而膈下间隙则是由位于不同解剖位置上的肝韧带彼此分隔而成的。

胆管瘘

早期诊断和及时治疗能使得胆石症引起的胆管瘘发生率显著降低，但是对于医疗条件所限，不能做到早期诊断和及时治疗或者瘘管成因是非胆石源性（如肿瘤或术后）的病人，瘘管形成仍时有发生。胆囊十二指肠瘘的形成通常是由于急性胆囊炎伴胆囊颈梗阻，巨大的实性结石难以进入胆囊管，导致胆囊周围炎，进而发展形成脓肿，而脓肿又黏附于十二指肠，当这种脓肿发生破溃时，便会形成长度不等的瘘管。当胆囊的脓肿或坏疽直接破溃进入十二指肠时，这样的瘘管就不会出现。如果结石能够通过瘘管，那么它可能被滞留在十二指肠而形成一个球阀样的梗阻，但更常见的情况是结石向下移动，可远达更狭窄的回肠末端并在那里滞留，形成"胆石性肠梗阻"。尽管这种情况下需要移除结石，但对于有高手术风险的老年病人来说，胆囊切除术并不需要考虑。这是因为梗阻的结石已经排出，胆囊能够生理性地自我排空，从而使得瘘管封闭。一种罕见的变异情况是Bouveret综合征：胆石嵌入胆十二指肠瘘管而引起胃出口处的梗阻。

胆管十二指肠瘘的形成相对少见，其形成前多伴有阻塞性黄疸，而黄疸会在瘘管完全形成后逐渐消失。少见的胆囊结肠瘘以及更为罕见的胆管结肠瘘可能多因粪便出现结石而被发现。相比于严重胆管感染引起的寒战、发热、体重减轻以及黄疸等常见症状，大肠结石梗阻更少见。而上述这些症状会随着腹泻的出现而减轻。钡剂灌肠、CT、ERCP和超声内镜均可以显示出瘘道的形态，胆囊胃瘘的重要症状是呕吐物中有胆石，而十二指肠反流也可能引起类似的症状。这种类型的瘘管偶尔也会伴随着一些胃部或胰腺的肿瘤一起发生。胆管系统不同位置之间的瘘管（比如胆囊胆管瘘）多为多发性且多继发于上述各种瘘管。和胆管与其他器官（空肠、回肠、肾盂、阴道、心包、门静脉、肝动脉）形成的瘘管一样，胆管系统内部的瘘管形成并不多见。

胆管支气管瘘亦继发于胆总管结石病，后者引起胆管炎和肝脓肿。脓肿破溃进入膈下间隙并进一步破裂进入胸膜。在临床上出现了阻塞性黄疸之后，这些病人会出现膈胸膜炎或基底部肺炎相关的症状体征，此时的并发症非常明显，患者咳胆汁色痰，或

咳出胆汁量可达每天700ml。患者咳嗽会因坐位而加重。胆管支气管瘘的治疗依赖于微创手术来引流膈下脓肿和关闭瘘管，这些技术包括通过ERCP植入支架或经皮胆管引流管放置术，或者是通过外科手术的方式行胆总管空肠吻合术。

手术治疗胆瘘时必须确保胆总管的开放，这是因为一些胆总管结石并不一定会导致黄疸，所以容易被忽略，这种情况多是由于胆汁经瘘管外溢所致。胆管内瘘最常见于胆管与回肠之间，在一些情况下，这种瘘是手术刻意为之的结果，之所以进行这样的手术是为了解决由于狭窄或肿瘤引起的胆汁引流梗阻。Roux-en-Y吻合术就是这类手术的典型代表。

当梗阻发炎的胆囊逐渐肿大至黏附于壁腹膜时，即可发生自发性胆外瘘。瘘管通常沿着肝镰状韧带直至脐部，形成红肿的皮下结节，易与皮下脓肿相混淆，切口流出胆汁或胆石时可鉴别。若将T管自胆管拔除10天后引流液中仍有胆汁存在，则可诊断为术后胆外瘘。随着现代胆囊手术的改良和持续优化，自发性及术后胆外瘘的发生率均显著降低。

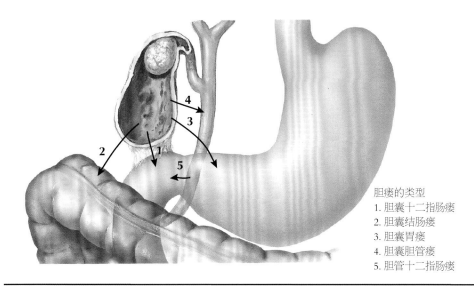

胆瘘的类型
1. 胆囊十二指肠瘘
2. 胆囊结肠瘘
3. 胆囊胃瘘
4. 胆囊胆管瘘
5. 胆管十二指肠瘘

胆囊十二指肠瘘的形成过程

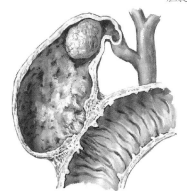

胆囊出现炎症、肿大，
黏附于十二指肠

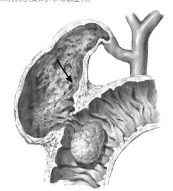

瘘管形成，结石进入十二指肠

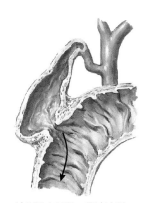

结石进入回肠，胆囊挛缩

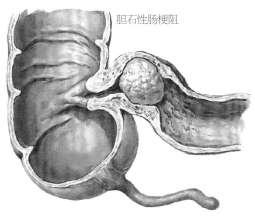

胆石性肠梗阻

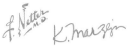

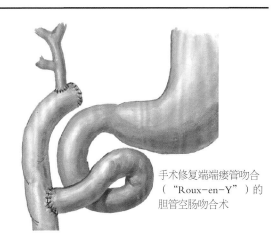

手术修复端端瘘管吻合
（"Roux-en-Y"）的
胆管空肠吻合术

胆管损伤及胆管炎

　　肝外胆管感染可分为非化脓性（或慢性）胆管炎和化脓性（或急性）胆管炎。前者存在菌群定植而无急性感染，基本上与所有导致胆汁淤积的因素相关，见于急慢性胆囊炎、无症状性胆总管结石，或者是其他内脏器官炎症及广泛感染的继发疾病。急性胆管炎则是一种更严重的疾病，多继发于胃肠道或胆肠吻合处的化脓性感染，可能会引起胆源性败血症及肝脓肿。

　　尽管肝外胆管炎可能会引起胆管的自发狭窄，但胆管狭窄更多的是

胆管手术损伤的结果，损伤可能发生于胆管或肝手术（比如对胆囊或肝动脉进行止血）的术中，或是胆囊切除及胆管手术中的意外损伤及灼烧性损伤。伴行胆管的血管往往短于胆管本身，因此当牵引力增大时，比如对于较肥胖的患者，血管会因撕扯而断裂从而发生出血。使用止血钳时的动作过快会导致尚未分离的胆总管出现挤压伤，逆行性分离胆囊底并将胆囊移位至腹腔左侧时也可能导致类似的损伤。这种情况下形成的狭窄结果相对较好，因为通常仅有部分胆管被累

及，手术修补更为可行。当术后3~4个月才出现发热、寒战及黄疸等临床症状时，多提示已发生一定程度的纤维化增生。

　　第二种可能导致狭窄的损伤，是术中胆总管被误认为是胆囊管而被夹闭所造成的，这多是因为术中将胆囊颈向上牵引，导致胆总管被遮盖。在过去，所有胆囊切除术均为开放手术，在切断任何管道前，必须常规暴露胆总管。胆总管与胆囊管的管径差异可因此而一目了然，以防止误切胆总管。

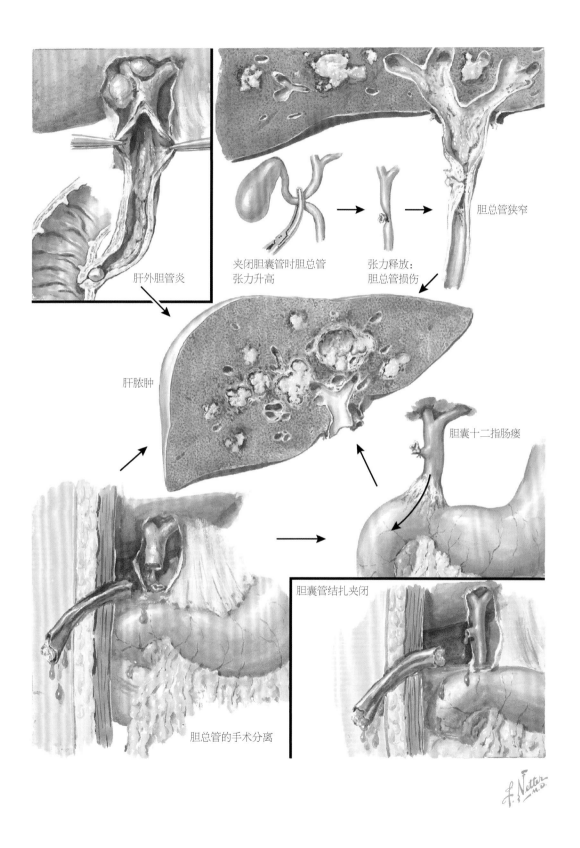

肝外胆管炎

胆总管狭窄

夹闭胆囊管时胆总管
张力升高

张力释放：
胆总管损伤

肝脓肿

胆囊十二指肠瘘

胆囊管结扎夹闭

胆总管的手术分离

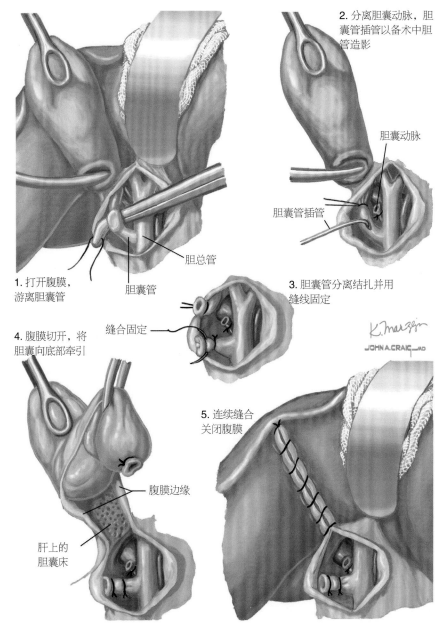

2. 分离胆囊动脉，胆囊管插管以备术中胆管造影

胆囊动脉

胆囊管插管

胆总管

1. 打开腹膜，游离胆囊管

胆囊管

缝合固定

3. 胆囊管分离结扎并用缝线固定

4. 腹膜切开，将胆囊向底部牵引

5. 连续缝合关闭腹膜

腹膜边缘

肝上的胆囊床

胆管损伤及胆管炎（续）

尽管这类手术损伤可见于急性胆囊炎的急诊手术中，少数亦可见于胃切除术后，但多数情况还是发生于治疗非复杂性胆囊疾病的择期胆囊切除术中。这类损伤很多时候涉及胆总管的完全截断，如果结扎截断的近端管腔呈现星形，多可提示。如果胆总管损伤未在术中被发现，那么引流管开放后胆汁立即不停地流出则是一个提示征象。当引流停止时，患者出现黄疸及陶土色便。而随后消失的黄疸及颜色转为棕色的粪便则提示胆总管十二指肠瘘的自发形成，瘘道本身常形成纤维化与狭窄。目前由于大多数的胆囊切除术由腹腔镜完成，外科医生很难能够体验到开放手术中可直视与直接触摸探查的优势。主刀医生在胆囊切除术中分离胆囊时必须非常小心，不仅要系统地把控切除术本身的步骤与技巧，还要留心任何可能的管道变异，后者会使得手术更加复杂甚至于更危险。如果在胆囊切除术前，为了诊断或治疗目的而行MRCP、ERCP或PTC可以发现类似的胆管变异，为外科医生提供有价值的信息以避免医源性的胆管损伤。提示胆漏的临床症状通常包括：术后腹痛伴或不伴压痛，这是局部炎症或胆汁性腹膜炎所造成的；腹腔镜入孔、手术切口或切除胆囊部位外科皮下引流区域有胆汁流出。胆管被不规则截断可以是术后胆漏的一种原因，也可能是胆囊管结扎线或腔镜夹的滑脱，尤其是当胆囊和胆囊管的水肿在术后开始消退或者是结扎胆囊断端残余的可吸收缝合线开始软化的时候，滑脱尤其容易出现。

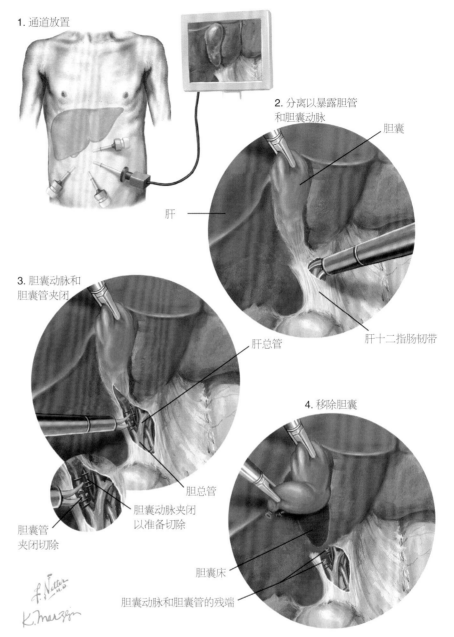

1. 通道放置

2. 分离以暴露胆管和胆囊动脉

胆囊

肝

肝十二指肠韧带

3. 胆囊动脉和胆囊管夹闭

肝总管

4. 移除胆囊

胆总管

胆囊动脉夹闭以准备切除

胆囊管夹闭切除

胆囊床

胆囊动脉和胆囊管的残端

胆管损伤及胆管炎（续）

对于急性胆囊炎的病人，胆囊管残端缝合并不总是能够顺利完成。胆汁的细胞溶解性能可以阻止胆囊管截断腔面的封堵。在胆总管开放的情况下，如果置有外引流或在肝胰壶腹处放置支架以克服跨奥迪括约肌两侧的流速梯度，胆漏就会逐渐减少。上述任何一种手术意外一旦发生，而同时渗漏入腹腔的胆汁无法顺利引流以致形成胆汁淤积，就可能引起胆汁性腹膜炎。因此，胆漏或胆瘘的治疗不仅需要通过经皮引流出已经漏出的胆汁，还要靠内镜植入的跨经十二指肠乳头的支架来减少进一步的渗漏。胆管狭窄对于如ERCP、PTC等微创治疗的疗效反应是非常好的，尤其是早期大的管腔内局部形成的狭窄。在利用内镜或经皮导管技术治疗狭窄时，主要的步骤为：首先在狭窄部位放置导丝，在导丝的引导下利用充气的气囊扩张狭窄段，随后将内支架或内引流装置放置于已被扩张的狭窄段。在扩张狭窄段后植入这些人工装置主要

有两个目的：一是为了保持引流通畅且在术中能经由此通道反复进入胆管系统，这是因为胆管疾病的治疗通常需要反复的介入治疗而不是一蹴而就的；放置支架的第二个目的是为了保持气囊对狭窄段扩张作用的持续性。

如果病人不能接受微创治疗或上述治疗失败，外科手术常常是下一步的选择。类似ERCP或PTC这样的微创治疗越早进行，后续治疗的成功概率往往越高。每一次尝试修复瘘管或狭窄的治疗失败，都会降低下一步治疗操作的成功率。如果肝内胆管出现广泛狭窄，引起反复发作的细菌性胆管炎或胆汁性败血症，抑或如果长期存在的胆管梗阻引起不可逆的胆汁性肝硬化时，应考虑肝移植以寻求治愈的机会。

胆管疾病的诊断

"起自右上腹的阵发性腹痛并自右侧肋缘放射至肩部、肩胛区以及较少见的胸骨下部",这是判断胆囊疾病最可靠的症状。尽管如此,即使对于非复杂性的胆囊疾病来说,也仅有略超过50%的病例出现过这种典型的"胆绞痛"症状,然而,在因胆总管结石出现黄疸的患者中有近95%的病人出现这种典型症状。此外,胆囊恶性肿瘤造成的梗阻很少引起胆绞痛。另一种胆囊疾病常见的腹痛为持续性的,多伴随局部腹胀及不适等主诉,虽然这类腹痛也局限于右上腹且存在过度饮食的诱因,但它并非是胆囊疾病所特有的症状,很多其他的消化道疾病也可有此表现。有一小部分胆囊疾病患者会有因胀气而引起全腹不适的主诉,更有一部分病人其胆管疾病已经进展至一定程度却没有任何的疼痛症状。厌食是更典型的肝病症状而非胆管疾病症状。尽管体重减轻多见

于恶性疾病,但也可能在胆管系统良性疾病患者中表现得特别明显。发热和寒战虽不是急性胆囊炎的常见症状,但当胆总管被炎症累及时经常会出现。

胆囊疾病的体格检查中最有价值的体征是右上腹可触及的肿块。肿块的压痛提示可疑的炎症反应,只要压痛局限则可暂行保守治疗。如果炎症进展或复发,则须考虑行胆囊切除术。如果腹部肿块质地不软且患者无黄疸,则最有可能为胆囊积水。如果合并腹部肿块和黄疸,则无论肿块质地软硬,均指向阻塞性并发症的可能,比如胆管结石或肿瘤引起的下游胆管梗阻。然而,需要谨记的是,黄疸并非是胆总管结石的必需体征,因为胆管结石造成的梗阻可以是间歇性而非持续性的。而血清肝酶水平的异常或波动,影像学检查如超声或MRI是相对更具特异性的诊断工具。

尽管也有大量的病例表现为肝细

胞性黄疸伴瘙痒,但瘙痒(尤其是持续加重时)更多是伴随阻塞性黄疸而出现的,这是基于临床观察得出的结论,观察表明,黄疸伴瘙痒的病例中超过20%的病人有肝外胆管的结石性梗阻,而40%的病人有肿瘤性梗阻。实验室检查在鉴别肝细胞性黄疸与肝外阻塞性黄疸时并不十分可靠,因为两种黄疸均表现为胆汁淤积型肝酶升高。影像学检查如B超及MRI能够使得胆管及周围器官可视化,不仅能够显示梗阻的影像学证据(比如胆管口径的变化提示梗阻的位置),同时也提示了导致梗阻的原因(比如胆管结石或肿块)。大多数胆管结石可通过内镜下行ERCP取出。狭窄处可通过内镜下ERCP或经皮PTC引流。恶性狭窄或因肿块压迫所致的胆管外部梗阻通常需要手术切除,当然前提是患者能够耐受手术。无法耐受手术的病人可通过上述的任何一种微创技术进行引流。

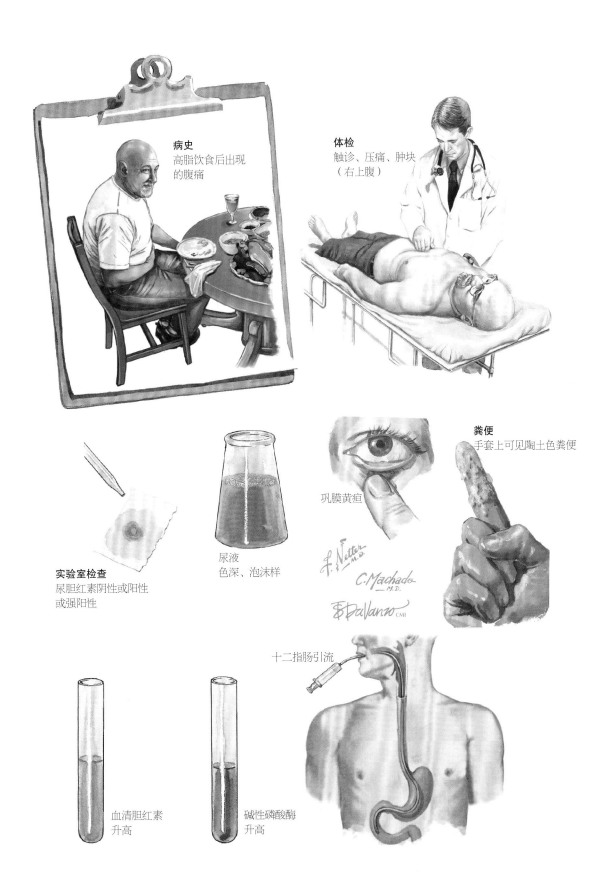

病史
高脂饮食后出现的腹痛

体检
触诊、压痛、肿块
（右上腹）

实验室检查
尿胆红素阴性或阳性
或强阳性

尿液
色深、泡沫样

巩膜黄疸

粪便
手套上可见陶土色粪便

血清胆红素
升高

碱性磷酸酶
升高

十二指肠引流

胆囊肿瘤

单个或更为常见的多个胆囊黏膜乳头状赘生物常于胆囊切除术中或尸检时被发现。通常来说肿块最大直径不超过几毫米，表现为略突出于黏膜表面的黄色、扁平、菜花样病灶。尽管这些赘生物中也含有沉积的胆固醇，但与胆固醇息肉的组织学特性并不相同。这些乳头瘤组织学上表现为表皮细胞上覆盖过度生长的绒毛，上皮排列成锯齿状深入结缔组织中形成不同厚度的蒂，蒂部常伴有炎症细胞的浸润，很多这样的乳头瘤看起来都只像是局部的炎性增生。较小的病灶无恶变的倾向，但那些带有长蒂的大息肉或扁平无蒂的纽扣样腺瘤更可能进展成为恶性肿瘤。

胆囊癌主要表现为几种不同类型，最常见的浸润型引起胆囊壁全层增厚变硬，并呈灰白色样增生，仅有部分坏死的瘤块会累及周围结构，尤其是肝。瘤体由未分化的腺样上皮构

成，通常伴随着基质的明显纤维组织增生且预后不良。较少见的乳头状瘤则呈菜花样突出于管腔内，向周围黏膜或胆囊壁浸润则相对较少，预后也相对较好。累及区域内有溃疡形成以及瘤体内部出血都是这类肿瘤的典型表现，其组织学表现为癌样上皮呈绒毛样排列。另一种少见类型是一种大量分泌胶质的恶性肿瘤的亚型，表现为三种腺癌的混合型特征。相对更少见的是胆囊鳞状细胞癌。胆囊癌很少发生于完全正常的胆囊，很大一部分的胆囊癌病例中均发现结石的存在，故胆囊癌与胆石症之间的病因学联系引发了很多争论。胆囊壁上未被肿瘤累及的部分经常可见有瘢痕形成，提示病变是在慢性炎症和纤维化刺激下发生的。

尽管穿孔时有发生，但胆囊癌引起的继发症状主要还是取决于病灶位置及扩散程度。位置靠近胆囊颈的肿瘤很可能侵袭肝门部结缔组织、胆总

管以及肝总管，因此导致阻塞性黄疸和肝积水（由于胆管梗阻而引起的肝肿大），也会引起肝脓肿或肝内瘘。胆囊底的肿瘤则容易扩散入肝或进入腹膜。所有类型的胆囊癌均易于早期即累及局部淋巴结，局部及远处转移常见，预后差。有时，在小的原发癌灶被发现之前，会因为转移病灶出现了首发的临床症状而发现病变。胆囊癌发病率比胃肠道肿瘤低，且多发生于老年患者，相比于肝及胆管肿瘤这类常见于男性的疾病，胆囊癌在女性中发病率更高（与胆石症的发病特点相似，这也是一个与胆囊癌相关的疾病）。尽管腹痛、黄疸、可触及包块、肝大以及贫血这一系列临床体征很容易让人想到胆囊及胆管疾病，但这些体征的存在并不一定证明是恶性肿瘤。

相比之下，因其他原因行胆囊切除术时而偶然发现的胆囊癌更多处于病程早期，因而其预后也要好很多。

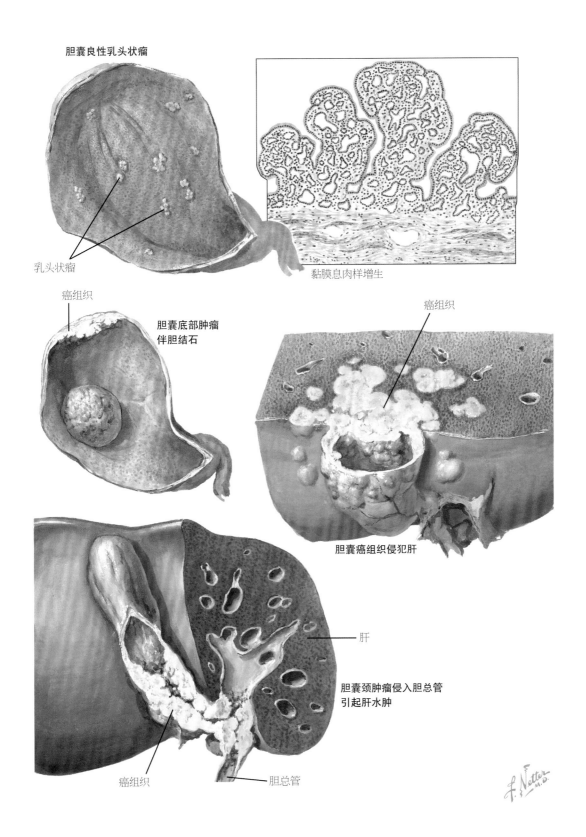

胆囊良性乳头状瘤

乳头状瘤

黏膜息肉样增生

癌组织

胆囊底部肿瘤
伴胆结石

癌组织

胆囊癌组织侵犯肝

肝

胆囊颈肿瘤侵入胆总管
引起肝水肿

癌组织

胆总管

胆管肿瘤

肝外胆管中很少发生乳头状瘤、息肉或扁平的纽扣样腺瘤。就像其他部位的腺瘤一样，其中大多数为良性，但存在恶变的可能。这些病灶带来的最直接的问题和症状通常是黄疸或胆管炎，这是由于胆管腺瘤导致的胆管机械性梗阻所致。这些腺瘤有时为多发，并且可能会发生囊性病变从而变得非常巨大。在较大胆管内的良性间质性肿瘤（如脂肪瘤或纤维瘤）亦很罕见。

相比之下，胆管癌则更为常见。初始表现为斑块样管壁变硬，极少情况下会形成向管腔内突出的乳头状瘤。这类肿瘤的典型表现是形成自管壁弥漫浸润的灰白色坚硬组织，并随后向周围的细小组织播散。黏膜不形成溃疡，微小而尚未扩散的癌组织可能看上去就像胆管狭窄一样。因此，如果一个病人从未接受过任何涉及胆管、胆囊、肝或胰头的手术，出现胆管狭窄时应考虑胆管癌的可能。从组织学上来讲，几乎所有的胆管恶性肿瘤都或多或少地含有低分化的腺癌细胞，伴有显著的黏液分泌以及大量的结缔组织增生。癌组织可能在胆管的任何位置形成，外观看上去类似短小的圆形病灶，但有时则会沿着管道长轴浸润播散，直达肝甚至进入胆囊管，进而引起胆囊梗阻与积水。如果肿瘤仅局限于胆总管，则胆囊显著扩张但胆囊壁薄（库瓦西耶征），这是因为肝总管与胆囊管的交通并未受影响。若肿瘤位于肝总管内，则胆囊缩小塌陷。胆囊管癌相对罕见，黄疸是其通常表现的症状，而黄疸多在胆管完全梗阻时才出现，因此引起的肝积水、肝内胆汁淤积、上行及下行感染所致的细菌性肝炎及胆管炎，还有门静脉脓肿都是最需要重视的严重后果。肿瘤远处转移的部位根据发生率的排序依次是肝、区域性淋巴结、胰腺以及腹膜，肺较少累及。其肺内广泛播散也很罕见，可能是因为患者在出现广泛播散之前就已经因为黄疸症状而及时就医。在早期即出现黄疸解释了为何胆管癌的远处转移发生率远低于胆囊癌或胰腺癌的原因。当胆管恶性肿瘤发生于肝门部肝管分叉处时，我们将这类特殊类型的胆管癌称为肝门部胆管癌，或Klatskin瘤。

胆管癌的起源通常与胆囊结石和胆管狭窄相关，两者常与胆管癌伴发，但这看似简单的关联实际上可能更为复杂，正如胆囊癌与胆结石之间的关联一样。正如原发性硬化性胆管炎那样，慢性炎症会增加胆管癌的风险。

无痛性黄疸伴瘙痒通常是胆管癌的首发症状，但疼痛亦会随着疾病的进展而出现，可能是肿瘤侵犯局部神经及组织的结果。体重减轻及恶病质表现也是晚期恶性肿瘤的症状表现。

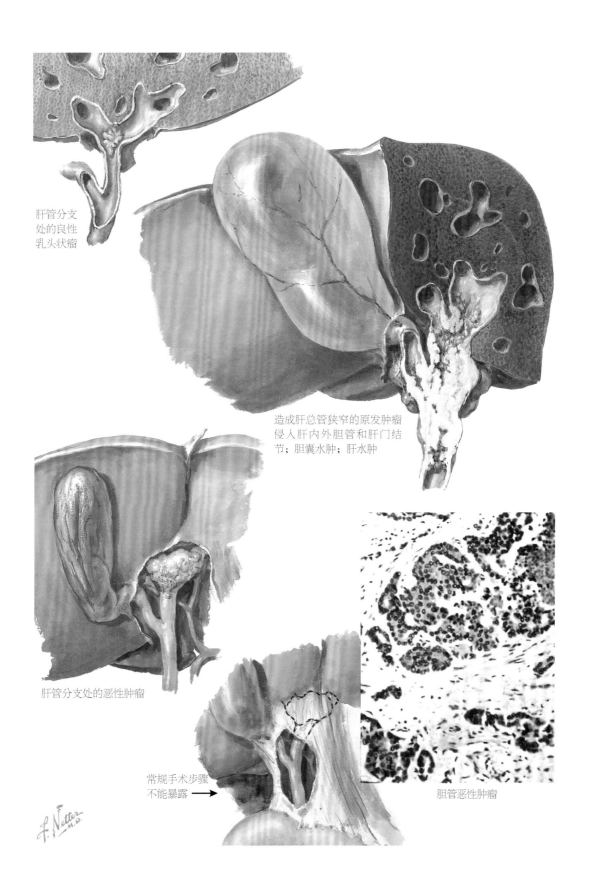

肝管分支
处的良性
乳头状瘤

造成肝总管狭窄的原发肿瘤
侵入肝内外胆管和肝门结
节；胆囊水肿；肝水肿

肝管分支处的恶性肿瘤

常规手术步骤
不能暴露 ➝

胆管恶性肿瘤

壶腹部肿瘤

　　肝胰壶腹乳头部的肿瘤是一类特殊类型的胆管肿瘤。尽管也有其他组织类型，但这类肿瘤大多数为腺瘤，并有向恶性转变的潜能，类似于在消化道其他位置的腺瘤向癌转变的过程。壶腹部的良性肿瘤较罕见，其占壶腹周围肿瘤的比例不足10%，壶腹周围肿瘤大多数为恶性，来源于十二指肠、壶腹乳头或胰腺。大多数的良性壶腹部肿瘤多为绒毛状、结节绒毛状的腺瘤，而相对少见的是血管瘤、平滑肌瘤、平滑肌纤维瘤、脂肪瘤、淋巴管瘤以及混合性神经内分泌瘤。壶腹部肿瘤可呈散发性，亦可以家族性息肉病（比如家族性腺瘤性息肉病，FAP）的形式聚集发病。在因FAP而发生壶腹部腺瘤的病人中，有40%~100%的情况会并发十二指肠腺瘤样息肉。这些息肉常常难以计数，且每个都有恶变的倾向。随着内镜技术的发展与普及，以及利用内镜对易发生壶腹部良恶性肿瘤的目标人群——家族性息肉病患者进行筛查，壶腹部良恶性肿瘤得以在更早期被识别和检查出来。

　　壶腹部腺瘤可起自肝胰壶腹乳头（Vater乳头）表面，亦可延伸至邻近的胆管、胰管或胆胰管两者都累及。反过来讲，起自壶腹部的腺瘤也可能难以被内镜视野捕捉到，因为其中仅有一部分瘤体会突出于乳头孔而进入十二指肠管腔。它们经常会阻塞胆总管的引流，所以黄疸是最常见的症状。它们也会堵塞胰管。由于壶腹部胆管的梗阻，肝内外胆管以及胆囊均会扩张。关于这种由柱状上皮构成的腺瘤到底是起源于胆管还是十二指肠抑或是胰管上皮的争论由来已久，但实际上这种肿瘤的生物学行为似乎与肠道肿瘤更为相似。肝胰壶腹乳头（Vater乳头）部恶性肿瘤的起源部位往往难以确定，不仅涉及胆十二指肠交汇处，还包括了所有周围结构。有些实际上是远端胆管癌，有些则是十二指肠或胰管癌，甚至起源于异位或正常位置胰腺组织的恶性肿瘤都被一并归为肝胰壶腹周围癌。开放手术中或内镜下可见灰白色质硬的癌组织膨出于肝胰壶腹乳头（Vater乳头），呈不规则的细颗粒或乳头瘤状肿块。X线显像下多可看到扭曲的十二指肠。肿瘤沿着胆总管及胰管管壁扩散，可进展至胰头，而灰白色纤维性或结节状肿瘤组织可能发生坏死。这种情况下，肿瘤与完整的胰腺组织难以分离，使得其与原发性胰腺癌进行区分变得更加困难。组织学检查可显示不同程度的纤维增生及黏液分泌。

　　肝胰壶腹部肿瘤所致的梗阻与胆总管肿瘤所致的胆管梗阻具有同样的临床表现，然而除此之外，主胰管也可能会被阻塞，即使在有些时候胆总管与胰管并非在共同开口汇合，不可避免地，可引起胰管的扩张及纤维化的发生导致胰腺外分泌功能减退，因为朗格汉斯岛未受损，故继发性的糖尿病较少发生。相比于胰腺癌，壶腹部恶性肿瘤向区域性淋巴结、肝以及远处器官的转移都更少见，部分原因是因为以黄疸为主的临床表现出现的更早。

　　散发性壶腹腺瘤的发病人群被诊断时多大于50岁，最常见于70~80岁。相比之下，因家族性息肉病而发生壶腹腺瘤的病人被诊断时的年龄通常会小几十岁，这是因为这类病人有定期的监控筛查，能够早期诊断而不必等到临床症状出现时再行检查。

　　包括黄疸在内的胆管梗阻症状可能会周期性地出现，或部分或完全地缓解和复发，病情自发出现且反复循环。因胰管梗阻导致的脂肪泻、血清淀粉酶升高以及因壶腹部肿瘤出血进入十二指肠所致的血便，这些胰腺受累的表现可在一定程度上协助鉴别壶腹肿瘤和发生于胆管近端的恶性肿瘤。

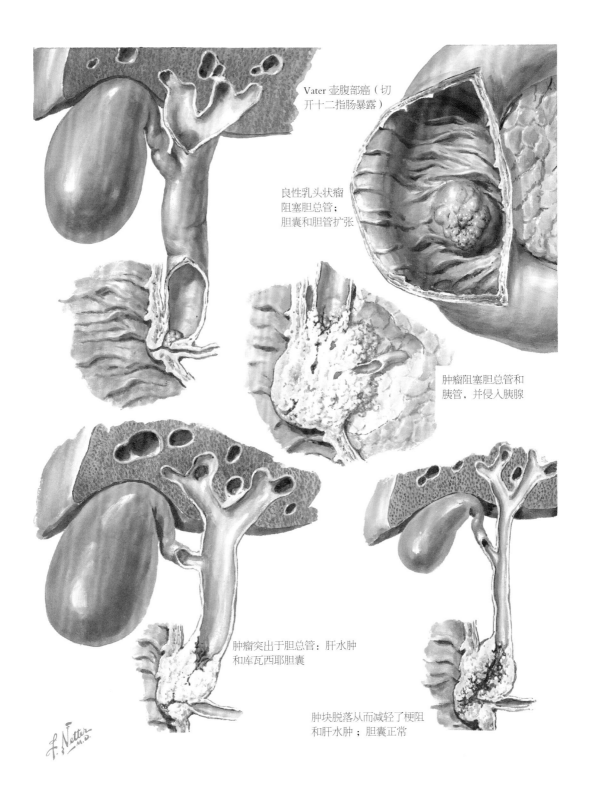

Vater 壶腹部癌（切开十二指肠暴露）

良性乳头状瘤阻塞胆总管；胆囊和胆管扩张

肿瘤阻塞胆总管和胰管，并侵入胰腺

肿瘤突出于胆总管：肝水肿和库瓦西耶胆囊

肿块脱落从而减轻了梗阻和肝水肿；胆囊正常

胆囊切除术后综合征

在胆囊切除术后再次出现的，尤其以胆绞痛为代表的术前症状，被统称为胆囊切除术后综合征。如果患者最初的诊断正确，符合胆囊切除术指征，且无并发的其他临床问题（比如骨关节炎、肾积水等）使病人情况复杂化，那么导致这些症状反复发作的最常见原因是胆管结石的滞留或微结石形成（细小或显微镜下的结石有时被形容为"泥沙样"结石）以及奥迪括约肌功能障碍（见"奥迪括约肌功能障碍"相关章节）。残余的结石可嵌顿于胆囊管残端或胆总管，甚至可能逆行进入肝内胆管。结石可能引起相关症状，尤其是当其嵌顿于胆总管壶腹段时，导致逆行性胆管炎或胆石性胰腺炎。在胆管结石致胆管壶腹段梗阻时，胆管系统高压的形成会使胆囊夹或结扎线脱落，胆汁从残留的胆囊管中外漏。胆囊切除术前影像学检查的选择大多因情况而定，多数情况下会使用经腹B超，尤其是当临床表现与实验室检查已经为胆囊疾病和胆石症作出行胆囊切除术的决定提供了足够依据时。目前，大多数的胆囊切除术是通过腹腔镜手术完成的，而胆管探查，无论是通过术中胆管造影、术中胆管及胆囊管超声或者术中胆总管镜检查都不作为常规要求。开放性胆囊手术能够简单地通过胆管触诊初步排除那些可被触诊发现的胆囊结石及胆总管结石，但腹腔镜手术则无法进行这种检查。这两大原因使得胆囊切除术后病人胆管结石滞留的发生率达到5%以上。

不管是腹腔镜手术还是开放手术，从解剖结构上全程探查与识别胆囊管直至其下端与胆总管交汇处，在技术上是很有挑战性的，特别是在出现胆囊急性发炎而进行急诊手术的情况下。在这种情形下，遗留的胆囊管残端可能会更长，甚至一部分胆囊会被遗留下来，这可能会导致胆囊切除术后综合征及胆石滞留的发生。

另一部分病人反复腹痛发作则是由包括壶腹部狭窄在内的奥迪括约肌功能障碍所引起的。"胆管运动功能

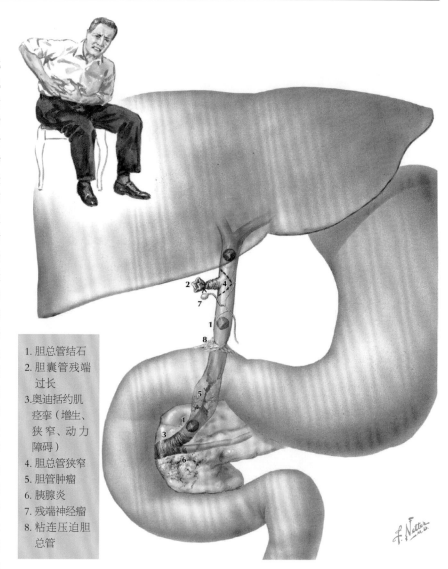

1. 胆总管结石
2. 胆囊管残端过长
3. 奥迪括约肌痉挛（增生、狭窄、动力障碍）
4. 胆总管狭窄
5. 胆管肿瘤
6. 胰腺炎
7. 残端神经瘤
8. 粘连压迫胆总管

障碍"这一诊断术语的定义并不十分明确，这一诊断多用于那些缺乏器官功能障碍的客观体征和检查结果却有功能紊乱感受的病人。

对于在胆囊切除术后几周至几月内出现肝酶升高或黄疸的病人，应怀疑有胆总管狭窄的可能。尽管这种情况可能源于肝外胆管炎或粘连，但更为常见的是胆管手术损伤的结果，损伤部位常位于胆总管与肝总管的连接处，或其与胆囊管的连接处。要鉴别狭窄形成到底是良性病变还是尚未被发现的胆管癌是很有难度的；因恶性狭窄而诱发的胆汁淤积可能与原发性胆管结石的形成有关。尽管胆囊切除手术与胆管狭窄诊断存在短暂关联提示我们两者之间潜在的因果关系，但这并不能排除恶性胆管狭窄的可能

性，因此，必须进行鉴别诊断。胆总管及胰腺肿瘤在手术时可能很小，导致即便是在开放的胆囊切除术中也很容易忽略它们。甚至通过胆管摄片和MRI及CT等断层影像学检查手段都可能无法看到此类病灶，特别是当狭窄形成的梗阻不足以引起上游胆管扩张时。因此，在使用以ERCP为代表的胆管造影技术时应十分谨慎，不仅是为了移除遗留的胆管结石，还要仔细探查胆管解剖结构以排除狭窄或外渗（可能提示漏溢或瘘管），确认各段管道密闭性，以避免因疏忽而对未识别的右后侧畸形胆管造成损伤。必须明确的是，考虑到5%~30%的肿瘤患者可出现胆结石，因此，不能误认为解决结石是处理胆囊切除术后综合征诊断问题的唯一和最终的正确途径。

第 3 章

胰　腺

胰腺的发育

前肠是腹腔肠管的第一段。通过腹侧/前肠系膜附着于前壁并通过背侧/后肠系膜附着于后壁，后者由背主动脉经腹腔动脉干进行供血。白前肠延伸出背侧和腹侧两个盲囊。在胚胎第3周，肝从沿前肠分布的内胚层细胞发育而来，当其伸入腹侧肠系膜形成肝盲囊时，背胰芽伸入背侧肠系膜。肝盲囊的上皮细胞增生，并优先延伸入胚胎横膈，把心包腔从发育中的腹膜腔分离出来。当肝盲囊扩张并长入横膈，其与前肠狭窄连接部形成胆管，胆管可将胆汁从肝运输入十二指肠。

大约发育至第30天，从胆管向下发出内胚层的下一个分支，该盲囊发

育成胆囊，胆囊与胆管的连接部形成胆囊管。紧邻发育中胆囊的是从胆管延伸而来的另一个盲囊，即腹胰芽。延长的十二指肠被左旋的胃扭转成经典的"C"形，胃的左旋也使得胆管及腹胰芽转至十二指肠第二部分后侧。当旋转完成时，腹胰芽位于背胰后下侧，最终其尖端位于肠系膜上静脉及门静脉根部的后面，腹胰芽、背胰芽及其各自的管道系统分别融合。从胰腺体尾部（起源于背胰芽）分泌的胰液流入腹胰管，形成主胰管（即Wirsung管），与胆总管共同开口于一个腔室，即肝胰壶腹，经十二指肠主乳头共同汇入十二指肠。只有胰头上部分泌的胰液从背胰的原始胰管流

出，即副胰管（Santorini管），其从胆总管前方跨过并开口于十二指肠副乳头。胰腺平卧于腹壁后侧，并因脱离系膜而成为腹膜后位器官。

在胚胎早期阶段，胰腺由将来发育为腺泡的小管组成，它们从一开始的实体很快发育形成由单层细胞组成的中央腔。一些未完全细分为囊泡的腺泡细胞可能未能分化为有分泌功能的腺泡并保留了导管特点，即成为这些腺泡间的连接闰管。在产生腺泡及导管的同一个胚胎导管系统的多个部位，从导管向外推挤出一些细胞，这些细胞分裂并形成细胞团，成为胰腺的内分泌部分，即胰岛（朗格汉斯岛）。

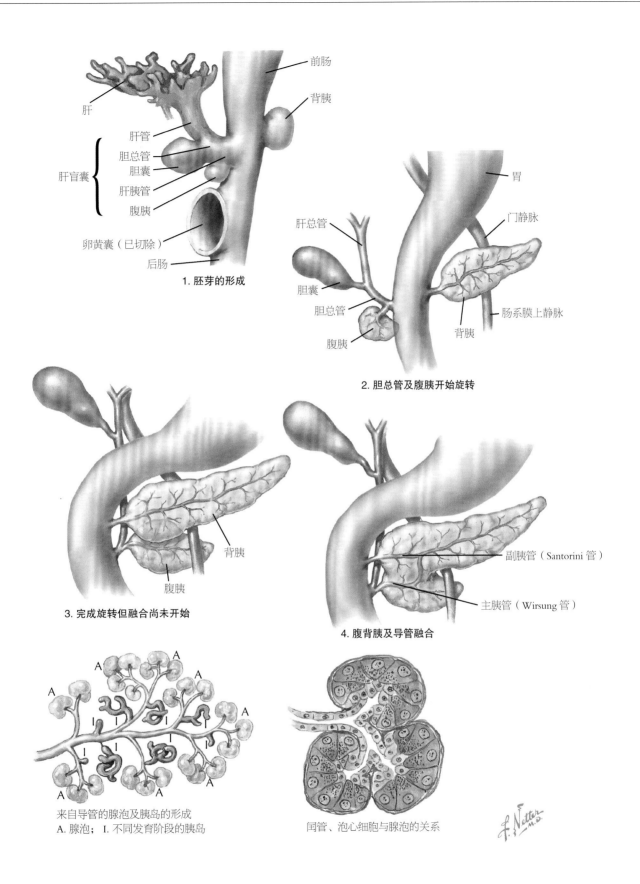

肝

肝管
胆总管
胆囊
肝盲囊
肝胰管
腹胰

卵黄囊（已切除）
后肠

前肠
背胰

1. 胚芽的形成

胃
门静脉
肝总管
胆囊
胆总管
腹胰
背胰
肠系膜上静脉

2. 胆总管及腹胰开始旋转

背胰
腹胰

3. 完成旋转但融合尚未开始

副胰管（Santorini 管）
主胰管（Wirsung 管）

4. 腹背胰及导管融合

来自导管的腺泡及胰岛的形成
A. 腺泡；I. 不同发育阶段的胰岛

闰管、泡心细胞与腺泡的关系

肝、胆管系统和胰腺的动脉血液供应

胰腺及附近的十二指肠部分的动脉血供来自腹腔干，供应前肠分化器官，而肠系膜上动脉供应中肠分化的器官；因此，这两条大血管在胰腺互相吻合交通，即腹腔干动脉通过胃十二指肠及脾动脉，而肠系膜上动脉通过胰十二指肠下动脉向胰腺供血。

胃十二指肠动脉自肝总动脉发出后，向下通过十二指肠第一部分后方及胰头前方，并发出胰十二指肠上后动脉（Michels分型：十二指肠后动脉）；胃十二指肠动脉往往被致密结缔组织所隐藏，向右侧走行后向下经过胆总管，其发出分支为胆管的主要血供；胰十二指肠上后动脉继续行至胰头部后侧，在十二指肠及胆总管间穿行，最后向左与胰十二指肠下后动脉汇合。

在幽门下缘，胃十二指肠动脉分为较粗的胃网膜右动脉及较细的胰十二指肠上前动脉。胃网膜右动脉进入大网膜并沿胃大弯走行，而胰十二指肠上前动脉在胰腺头部的前表面继续向下至其下边界，在其下部交界处与胰十二指肠下前动脉汇合，但近40%的人并不存在胰十二指肠下动脉，其前后支单独从肠系膜上动脉发出。胰头部及十二指肠第二、三部分的血供来自前、后动脉弓，前动脉弓由胰十二指肠前动脉的两支血管形成，后动脉弓由胰十二指肠后动脉的两支血管形成，后动脉弓血供范围在一定程度比前动脉弓广；前、后动脉弓各发出分支相互吻合并分布及穿插在胰腺及其周围，为胰腺及十二指肠供血。

胰腺体尾部的血供主要来自脾动脉，脾动脉在胰腺上缘走行时发出一些小分支。三个分支相对较粗并因此被命名：其中，胰背动脉通常起源于脾动脉起始段，也可来源于肝动脉或腹腔干，或直接来源于腹主动脉；它向下并进入胰腺实质走行，发出左右两支，其中左分支一般形成在胰体及胰尾走行的胰下动脉，右分支在肠系膜上动脉后方，与胰腺前动脉弓吻合，亦为胰腺钩突供血。胰大动脉从脾动脉发出后进一步向左下方走行，其分支与胰下动脉相吻合；胰尾部的动脉供血来自脾动脉或其末端分支，其分支与胰下动脉的末端分支吻合；胰下动脉通常为胰背动脉的左分支，在胰体尾部后方接近其下缘走行，它可来自肠系膜上动脉或与肠系膜上动脉相通。

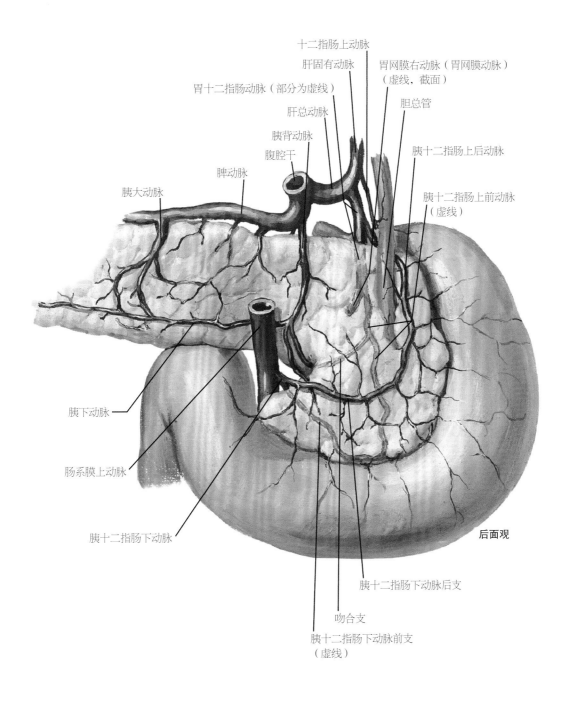

十二指肠上动脉

肝固有动脉

胃十二指肠动脉（部分为虚线）

胃网膜右动脉（胃网膜动脉）
（虚线，截面）

肝总动脉

胆总管

胰背动脉

腹腔干

胰十二指肠上后动脉

脾动脉

胰大动脉

胰十二指肠上前动脉
（虚线）

胰下动脉

肠系膜上动脉

胰十二指肠下动脉

后面观

胰十二指肠下动脉后支

吻合支

胰十二指肠下动脉前支
（虚线）

胰腺解剖与组织学

胰腺长10～15cm（4～6英寸），横卧于从十二指肠环到脾之间的腹腔中，颜色黄中带红。由于胰腺位于上腹部深部，左季肋区网膜囊后方，平第1～2腰椎的位置，所以难以通过体格检查直接触及。胰腺的右极是球状的胰头，稍伸展，其左边为呈钩状的钩突，其前方有肠系膜上血管通过，胰头前方被幽门及横结肠覆盖，嵌于由十二指肠第一至第三部分组成的环内，而胆总管则穿过胰腺实质形成的沟槽。胰头后侧面紧邻下腔静脉及左肾静脉，当其越过主动脉前方和门静脉的起点时，胰头部变窄延伸为胰颈。胰体部然后向左膨出，略微上升几乎达到腹腔干的水平，脾动脉沿其上缘延伸。胰腺前被浆膜覆盖，并于胃后壁被网膜囊分隔。胰腺下缘位于横结肠系膜附着处下方，并与十二指肠空肠结合处及结肠脾曲相邻；胰腺后方与主动脉、脾静脉及左肾相邻；自此，胰体逐渐变细为较短的胰尾，并常与脾门相触。

主胰管（Wirsung管）起自胰尾部一些小的胰管并延伸至胰头部，向后下走行与胆总管末端汇合，开口于十二指肠第二部分（降部）的十二指肠主乳头，负责排出大部分胰液。通常只有胰头前上部分的少量胰液由副胰管（Santorini管）通过十二指肠副乳头排出。

胰液中的消化酶原在通过胰管进入pH相对较低的十二指肠腔内之前不会被激活。分泌胰液的腺泡组织被形成小叶间隔的结缔组织所分隔，腺泡细胞为基底膜上的高柱状上皮细胞，细胞核被嗜碱性胞质包绕，邻近内腔的胞质由不同的分泌活性决定其形态变化。在静息状态，腺泡腔较小，其中分泌性细胞胞质充满酶原颗粒；而在分泌过程中，这些腺泡消失且管腔变宽以容纳这些分泌物。在近端导管处，不含酶原颗粒的扁平泡心细胞伸入腺泡管内，这些细胞分泌的碳酸氢盐升高管腔pH以防酶原激活。小叶内导管从闰管延续而来，多个小叶内导管融合为小叶间导管，并被不规则的致密结缔组织包绕，小叶内导管内衬单层立方上皮，并随着导管融合形成，这些细胞的高度变得更高，从而形成主胰管及副胰管，在较宽的管腔处，内衬上皮可为复层立方细胞。

胰岛散布于整个胰腺，所含细胞在结构上与外分泌细胞不同，最常见的是β细胞，多聚集在胰岛的中心；一般情况下，该细胞具有微细的可辨认的颗粒，即胰岛素前体。α细胞常见于胰岛周围，含有独特的嗜酸性颗粒，即胰高血糖素的前体。较为稀少的δ细胞虽不含颗粒，但分泌生长抑素。所有这些内分泌激素都释放入胰腺血管，并通过肝门静脉分支运送到肝。

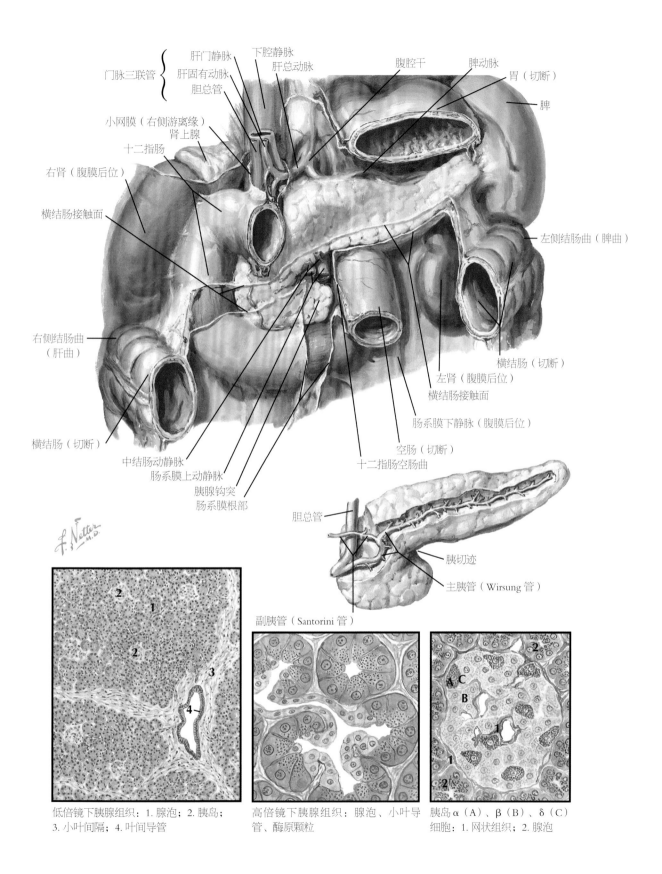

门脉三联管 {
肝门静脉
肝固有动脉
胆总管

肝总静脉
下腔静脉
肝总动脉

腹腔干
脾动脉
胃（切断）

脾

小网膜（右侧游离缘）
肾上腺
十二指肠
右肾（腹膜后位）

横结肠接触面

左侧结肠曲（脾曲）

右侧结肠曲
（肝曲）

横结肠（切断）

左肾（腹膜后位）
横结肠接触面

肠系膜下静脉（腹膜后位）

横结肠（切断）

空肠（切断）
十二指肠空肠曲

中结肠动静脉
肠系膜上动静脉
胰腺钩突
肠系膜根部

胆总管

胰切迹
主胰管（Wirsung 管）

副胰管（Santorini 管）

低倍镜下胰腺组织：1. 腺泡；2. 胰岛；
3. 小叶间隔；4. 叶间导管

高倍镜下胰腺组织：腺泡、小叶导
管、酶原颗粒

胰岛 α（A）、β（B）、δ（C）
细胞：1. 网状组织；2. 腺泡

胰管及其变异

胰腺导管在腺体内的排列有多种方式，与胆总管末端的位置关系更加多变。主胰管（Wirsung管）来源于肝盲囊形成的腹胰芽，而副胰管（Santorini管）起源于前肠自身的背胰芽。在发育阶段，背胰芽形成了胰体、胰尾的大部分，所以副胰管穿过胰腺的主要部分。当导管相互融合时，来自腹胰芽的胰管加入背胰芽来源的胰管成为更粗的胰管，有时两根导管的管径会出现相反的情况，副胰管留在主胰管处。副胰管通常经十二指肠副乳头开口于十二指肠近端，而主胰管则通过十二指肠主乳头开口于十二指肠稍下方位置，它通常与胆总管形成共同通道（肝胰壶腹）。根据从十二指肠开口处到胆总管与胰管隔膜起始处的距离，肝胰壶腹的宽度为 1.5~4.5 mm，长度为1~14 mm。在壶腹部较短的情况下，肝胰括约肌（奥迪括约肌）可以关闭主胰管与胆总管，防止发生反流；而当壶腹部较长时，共同通道在括约肌上方，以至于胆汁反流到胰管内或胰液倒流入胆管系统。虽未被普遍认可，人们还是倾向于用这种共同通道的延长理论作为病因来解释急慢性胰腺炎或复发性胰腺炎的发生。

在腺体内，胰管始于胰尾，沿胰体和胰颈的中线向右走行，各分支通常交替从对侧直角汇入胰管。胰头部的主胰管向后下走行与胆总管毗邻，或直接汇入进入胰腺实质内的胆总管。主胰管通常引流胰尾、胰体及胰头后下部分胰液，在极少数情况下主胰管可能只汇集胰头部的分泌液。

副胰管通常与主胰管相交通，也偶有两者无接触的情况。之后将阐述些较常见的腺体内胰管变异，它们的意义并没有得到很好的阐述，但却可以解释许多针对胰腺炎的不同外科术式预后具有显著差异。一条粗大的副胰管与主胰管延续或吻合能够很好地减少因胆管与胰管的共同壶腹部导致反流带来的压力与损伤，反之独立或窄连的主、副胰管可产生相反的结果，导致严重的损伤。

较小的腺管分支与腺体小叶和腺泡连接，腺管是管状的、旋绕的、几乎充满了分泌细胞。

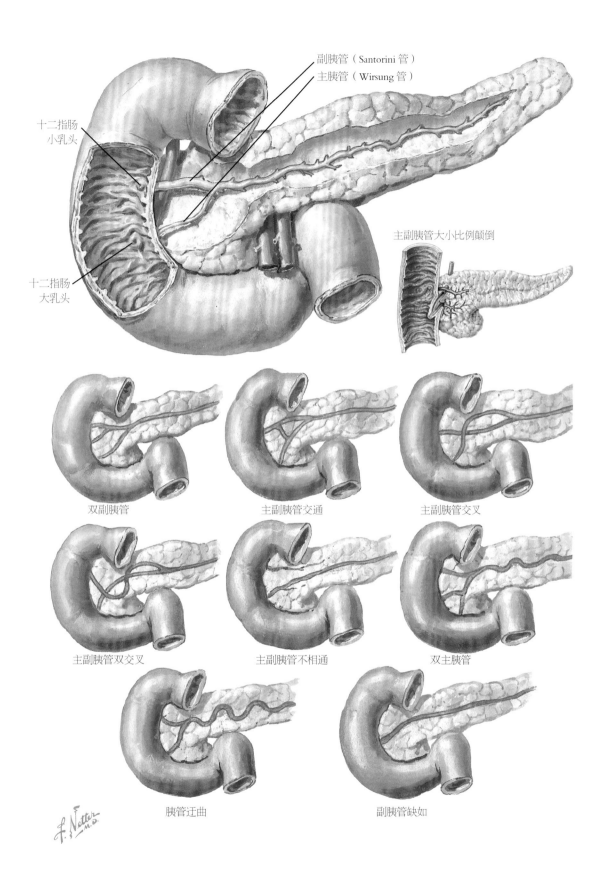

副胰管（Santorini 管）
主胰管（Wirsung 管）

十二指肠
小乳头

十二指肠
大乳头

主副胰管大小比例颠倒

双副胰管

主副胰管交通

主副胰管交叉

主副胰管双交叉

主副胰管不相通

双主胰管

胰管迂曲

副胰管缺如

胰腺与腹膜的关系

在胚胎发育阶段，腹、背胰芽分别形成十二指肠的腹、背系膜，当胃与肠转位发生以后，胰腺的后腹膜层与后腹壁的腹膜壁层接触，两个腹膜层融合，胰腺即成为继发的腹膜后位器官。胰尾部达脾和肾，并固定在脾肾韧带中。转位以后，横结肠系膜与大网膜后层融合，使得在检查横结肠时，其系膜像是源自胰体及胰尾下缘。

胰尾的后侧面倾斜于左肾、肾血管之上，相当于第12胸椎至第1腰椎水平，脾门通常位于胰尾尖端后侧，当胰腺向其上／下径方向增大时，其向右下方通过第1腰椎水平的主动脉和脊柱，范围相当于第12胸椎至第2腰椎。肠系膜上血管在胰体后方，偶尔穿过腺体的后部；钩突的尖端约在第2腰椎水平，位于肠系膜上血管后面，主动脉和腔静脉的前面。脾静脉通过胰腺中后方，与肠系膜上静脉后汇合形成门静脉，然后向上向右延伸至腺体上部的后方，也可直接穿过胰腺实质。胰头位于卜腔静脉前方及脊柱右侧，右侧部分还与右肾静脉接触。胆总管向右下通过胰头上部的后方，然后进入腺体内，与主胰管一起通过十二指肠的后内侧缘，并经十二指肠主乳头（肝胰壶腹）进入十二指肠。

胰腺的前表面及胰尾、胰体上缘通常被与网膜囊相连的后腹膜覆盖，该囊可部分或完全粘连闭塞；前表面与胃后壁、肝胃韧带及大网膜相接触。在严重胃下垂情况下，整个腺体可仅被肝胃韧带或肝覆盖。横结肠系膜附着于除胰头以外的腺体下边缘，其从左到右穿过胰头的中间部分。幽门及十二指肠的第一部分在胰头部的上缘的前方，且胰头被十二指肠环绕，十二指肠第三部分在胰腺钩突下缘的后方；胰腺倾向于与十二指肠的第二部分重叠，特别是在其后方，如在环形胰腺这种特殊情况下，胰腺可完全环绕十二指肠。

胰头下部分，有时是胰体，可能位于大腹膜腔的后壁，仅被腹膜覆盖，并且与冗长的横结肠或小肠环接触。

胰腺的暴露和切除所涉及的主要困难在于周围紧密接触的血管及伴行的淋巴（特别是肠系膜上血管及门静脉），这些血管常被肿瘤侵犯，或是位于腺体实质内，若要切除胰腺必须处理这些血管。

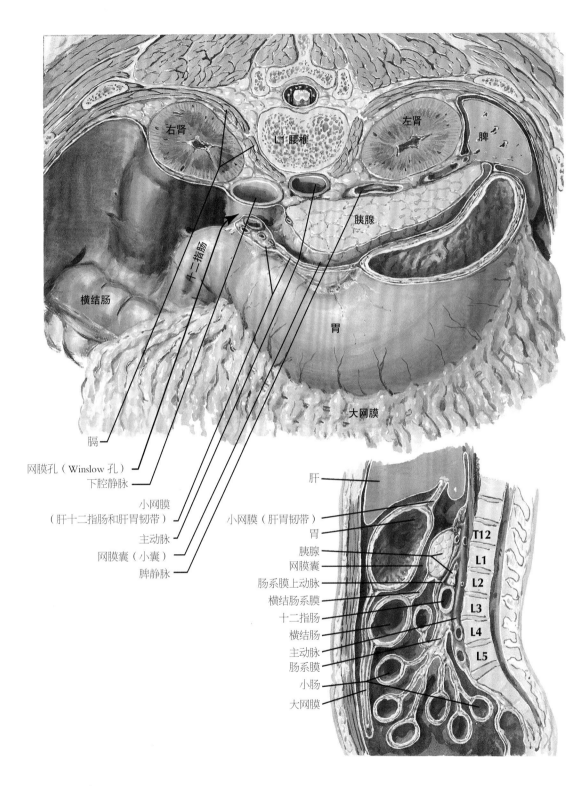

右肾

L1 腰椎

左肾

脾

胰腺

十二指肠

横结肠

胃

大网膜

膈

网膜孔（Winslow 孔）

下腔静脉

小网膜
（肝十二指肠和肝胃韧带）

主动脉

网膜囊（小囊）

脾静脉

肝

小网膜（肝胃韧带）

胃

胰腺

网膜囊

肠系膜上动脉

横结肠系膜

十二指肠

横结肠

主动脉

肠系膜

小肠

大网膜

T12

L1

L2

L3

L4

L5

胰腺的外科术式

胰腺为腹膜后位器官，被胃、肠及胃肠韧带完全覆盖，且极为贴近重要血管，故充分暴露该器官具有一定困难。

在胃的下缘和横结肠之间接分开大网膜，可以让胰头、胰体、胰尾的前表面得到良好暴露；可以保留胃网膜血管，中结肠血管需细致地从胰腺分离。横结肠系膜与胰头部前表面接触并沿其下缘走行，故为了获得胰头部的充分暴露，需游离横结肠肝曲和其右半部分。

胰尾位于脾肾韧带内并毗邻脾门，其表面（包括前、后、上、下面）的暴露需同时游离胰尾、脾及脾血管。脾动脉沿胰腺上缘迂曲走行，并发出极小的胰支至胰腺体、胰尾。通过脾胃韧带的进入的方式可帮助胰腺

上表面的暴露，特别是位于胃小弯上方的网膜囊内的假性囊肿的暴露。

胰头的钩突上邻肠系膜上动静脉及中结肠静脉、胰十二指肠下静脉的起始端，故在术中探查该部分比较受限；尽管肠系膜上血管可被游离翻至其右侧，触诊此处胰腺仍十分困难。

暴露胰头部后表面及胆总管胰腺内外部分常用于初始探查黄疸及壶腹部梗阻原因，胆总管及胆囊首先被检查是否存在因梗阻引起的扩张。切开十二指肠周围腹膜，进入十二指肠和胰腺后面的平面，将器官向前和向左提起。这部分的暴露难点是肠系膜上血管及其分支，尤其是胰十二指肠下血管，这些血管通过直接穿过腺体或在钩突及十二指肠前边穿行，使腺体保持在靠近后壁的位置。胆总管在整个过程中可被触及，并可探及其周围

的淋巴结，通过十二指肠壁周围的仔细分离，可探及胰管。若存在胰管扩张，可以通过胰腺腺体看到或触及。

在从肝动脉上发出的部位离断胃右动脉及胃十二指肠动脉，游离胆总管及暴露门静脉的上表面，可暴露胰头的后表面。食指可从下方通过胰头及门静脉中间探究位于肠系膜上血管前方的胰体。

术中活检胰腺需十分小心，特别是胰头背侧面。在大的胰管处做一个切口可能会导致长时间的胰瘘，刺激附近组织，并且由于胰液分泌物导致电解质丢失。尽管肿瘤确实存在，活检也会因未获取肿瘤组织而失败，并导致错误的诊断及治疗。位于肿瘤远端的或者覆盖于肿瘤表面的慢性胰腺炎可能难以（如果不是不可能的话）与肿瘤区分，导致错误的活检结果。

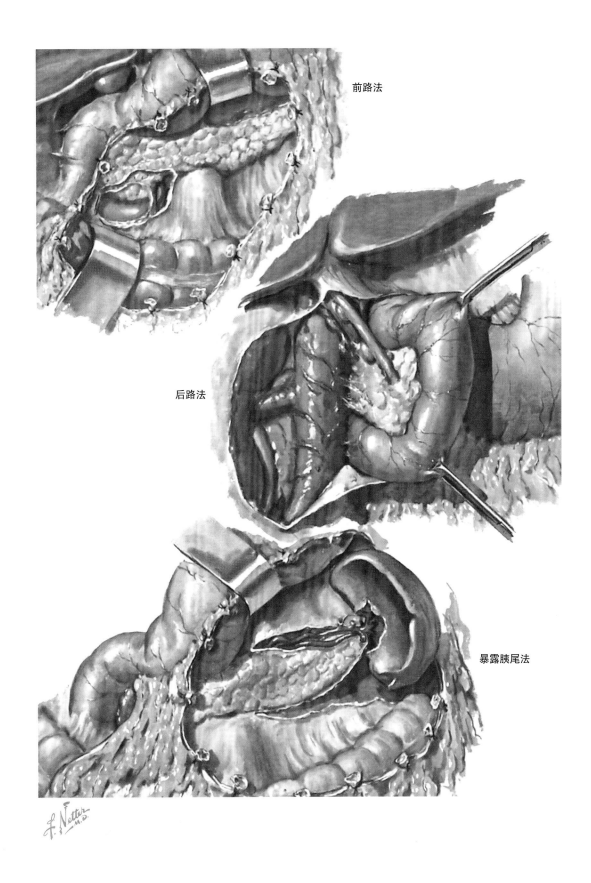

前路法

后路法

暴露胰尾法

胰腺的淋巴引流

胰腺的淋巴管源于细的小叶周周毛细血管，其在小叶间隔内形成而后逐渐汇聚扩大，并沿着血管延伸至腺体的表面。胰腺与相邻的器官（如十二指肠）之间有直接的淋巴联系；尽管认为淋巴管有瓣膜，可使淋巴液按正确的方向流动，但该机制很容易缺失，导致淋巴液可从胰腺流向十二指肠或者反方向流动，这种情况可部分解释其中一个器官原发癌变，另一个器官同时受累及，也可以认为急性十二指肠炎的感染可能扩散引起胰腺炎。

在胰尾、胰体前表面，淋巴干自腺体发出，大部分通过上缘和胰尾，沿着脾动静脉汇集入淋巴结和淋巴管道。这些淋巴干及淋巴结主要流入腹腔淋巴结（这些淋巴结与左胃淋巴结和肝淋巴结有关联），其与纵隔和颈部淋巴结的次级联系可解释胰腺癌转

移到锁骨上淋巴结的原因。胰尾淋巴与在脾门的脾淋巴结、脾血管周的脾上淋巴结关系密切。

右半部分的胰体及胰头前表面的淋巴流入两个系统：一是胰腺上淋巴结及幽门淋巴结，组成上引流系统，该系统沿胰十二指肠上血管分布，与腹腔及肝淋巴结连接，并与沿胃右血管走行的胃淋巴管有直接连续性；二是由收集胰头、钩突前、后、下三面淋巴的胰十二指肠淋巴结组成，它们沿着胰十二指肠血管后上至肝和腹腔淋巴结，沿着胰十二指肠血管后下至肠系膜上淋巴结，由此进入主动脉周围淋巴结链。位于横结肠的根部的肠系膜上淋巴结也引流胰腺的邻近部分的淋巴。

实际上，除胰上淋巴结以外，胰腺头部的后表面淋巴液直接引流入以上所有这些淋巴结，十二指肠淋巴

管的相互吻合是较常见的，后表面的淋巴引流的淋巴管主要是沿胆总管往上引流入沿着胆管的淋巴管，由此到达肝淋巴结。由于胰腺后侧面直接与无腹膜覆盖后腹壁的蜂窝组织直接接触，所以后腹壁及其他腹膜后结构是存在直接的淋巴交通联系的。这是胰腺淋巴管与其他器官的淋巴管和腹膜后组织的混合，解释了胰腺肿瘤或感染迅速扩散到其他结构的原因，由此在许多情况下，及时诊断和治疗是非常困难的；这些淋巴管的关系对于决定癌症手术的范围也很重要，尤其是胃部的手术。十二指肠淋巴管与胰头部（尤其是上部系统）密切相关；事实上，一些通过胰腺的十二指肠淋巴管并不能与胰腺本身的淋巴管区分开来，这被认为是传播感染导致胰腺炎的一个可能途径。

前面观

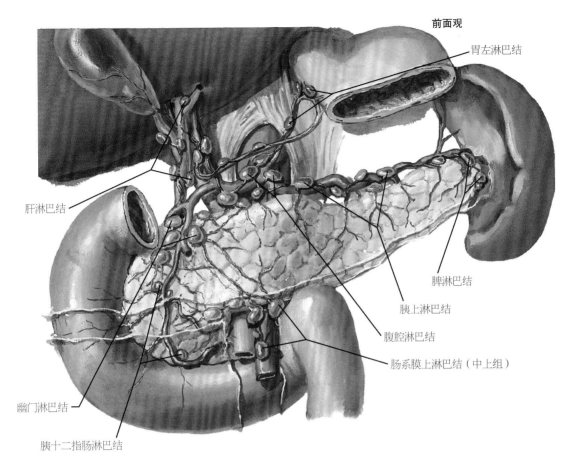

胃左淋巴结

肝淋巴结

脾淋巴结

胰上淋巴结

腹腔淋巴结

肠系膜上淋巴结（中上组）

幽门淋巴结

胰十二指肠淋巴结

胆囊淋巴结

肝门静脉

腹腔淋巴结

后面观

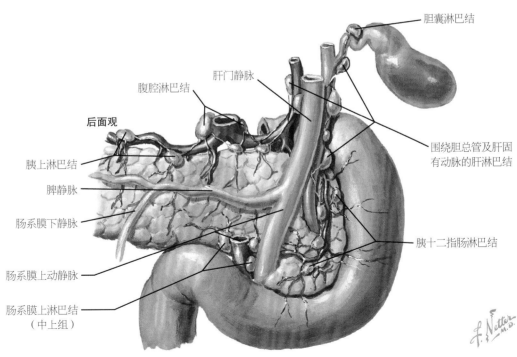

围绕胆总管及肝固有动脉的肝淋巴结

胰上淋巴结

脾静脉

肠系膜下静脉

胰十二指肠淋巴结

肠系膜上动静脉

肠系膜上淋巴结（中上组）

胰腺的神经支配

与肝和其他的腹腔内脏器一样，胰腺受交感和副交感神经的支配。交感神经主要通过从第5~9胸神经节产生的（胸）内脏大神经，或也可能来自第10或第11胸椎神经节的内脏小神经到达胰腺；副交感神经通过迷走神经和后迷走神经丛到达胰腺。胰腺所有的神经，包括传入和传出神经，均通过腹腔神经丛，切除腹腔神经丛则会完全去除胰腺的神经支配。交感神经的节前纤维终止于腹腔或肠系膜上神经节，而副交感节前轴突终止于内在的胰腺神经节。从腹腔和肠系膜上神经节发出，神经纤维沿着血管到达胰腺：大部分神经都是沿着胰十二指肠血管走行；一部分神经纤维与脾血管伴行，多与脾血管一同终止于脾。绝大部分交感神经纤维分布在胰腺血管上，而副交感神经沿着血管到达小动脉，然后分散于胰腺小叶和腺泡，最

终作用于单个细胞。这些神经既作用于外分泌腺泡，又作用于胰岛细胞，胰管平滑肌细胞受副交感神经支配。

胰腺传入的疼痛纤维被认为以逆行的方式跟随交感神经，通过腹腔神经节、胸内脏神经、白交通支和脊神经到达脊髓。胰腺疼痛的常见区域分布在上腹部、左上腹部和背部区域，与上述的（神经走形）观点相一致。关于神经刺激导致胰腺分泌的看法，在某种程度上受到了来自于十二指肠黏膜的肠促胰液素和胆囊收缩素的影响。

神经对胰腺血管、导管和分泌细胞的同时作用使得我们对神经刺激影响的认识进一步复杂化。分布于血管的神经可能是急性胰腺炎疼痛的重要来源，外科手术切断后，相应能够减轻疼痛。刺激迷走神经，可增加胰酶的分泌；切断迷走神经和阿托品处理均可明显减少胰酶的分泌，相反，毛

果芸香碱可以明显增加胰腺的分泌。在这类研究中也应该考虑对导管的刺激，因为由刺激引起的导管收缩会减缓胰液的运输。一般说来，内脏神经切断术可减轻不同时间段的疼痛，麻醉阻断内脏神经或者腹腔神经丛通常可减轻急性胰腺炎所致的严重疼痛。左侧内脏神经切断术曾被成功用于减轻胰腺疼痛，但在一些病例中，后续需行右侧内脏神经切断术才能减轻疼痛 ；因此，一些外科医生在第一次手术就会同时切断双侧内脏神经。在胰腺疾病进展过程中，病变不仅累及腺体本身，最终还会涉及该区域的周围神经，尤其是在后腹壁的神经，导致持续性或复发性疼痛，这种疼痛完全不受交感神经或副交感神经的影响。胰腺癌常波及神经周围的淋巴管，不仅会导致肿瘤通过这条路径扩散，而且会出现难治性的疼痛。

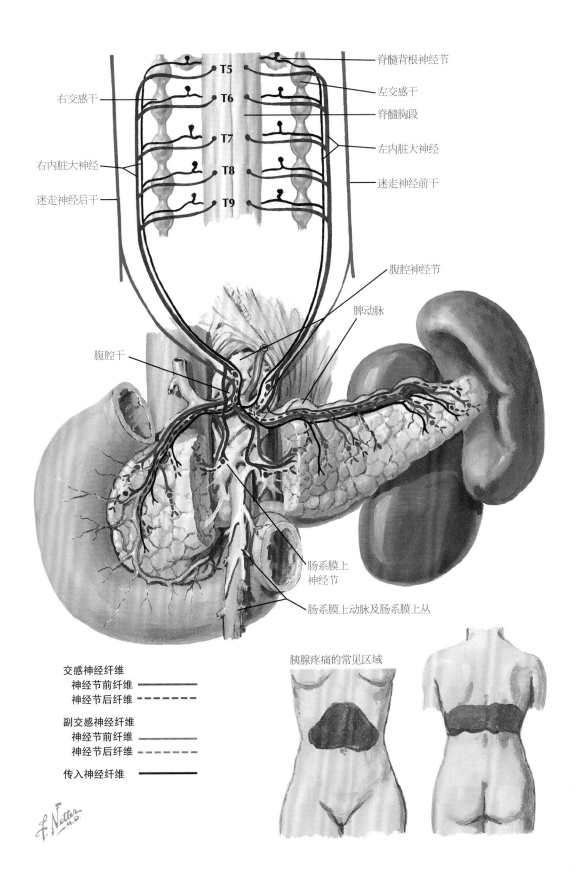

脊髓背根神经节

右交感干

左交感干

脊髓胸段

右内脏大神经

左内脏大神经

迷走神经后干

迷走神经前干

腹腔神经节

脾动脉

腹腔干

肠系膜上
神经节

肠系膜上动脉及肠系膜上丛

胰腺疼痛的常见区域

交感神经纤维

神经节前纤维 ————

神经节后纤维 -------

副交感神经纤维

神经节前纤维 ————

神经节后纤维 -------

传入神经纤维 ————

胰腺的正常分泌

胰腺是一个具有两类功能的消化腺。胰腺外分泌产生消化酶，然后将其分泌到十二指肠；胰腺内分泌产生胰岛素、胰高血糖素、胰多肽和生长抑素，然后将其分泌到血液中，用于调节使用已被消化和吸收的营养物质。

胰腺外分泌由两种细胞构成。腺泡细胞合成一种称为酶原的无活性胰腺消化酶，腺泡细胞形成集落称为腺泡，消化酶被分泌到腺泡的中央。导管细胞分泌碳酸氢盐产生胰液，将酶原冲刷到十二指肠。这些导管从每个腺泡中央开始，连接在一起，形成越来越大的导管，最后形成主胰管。

胰腺分泌是通过来自迷走神经和循环系统中的激素刺激产生的。迷走神经分为感觉（传入）和运动（传出）两类，两组在迷走神经背核簇（DVC）内的脑干彼此连接。内部和外部条件的相关信息在DVC中整合，将最佳的刺激信号传导到胰腺。胰腺分泌始于食物的视觉或气味，以及胃扩张和（或）十二指肠营养素的刺激。十二指肠是胰腺分泌的刺激和活化的最初感受器官，胃酸刺激促胰液素从十二指肠释放到血流中，刺激胰液中的碳酸氢钠分泌，产生氯化钠、水和二氧化碳。十二指肠中的蛋白质或脂肪导致胆囊收缩素（CCK）释放入血，刺激胰酶分泌消化营养物质。这个过程一直持续到进餐的食物被消化完，甚至当胃缓慢地将其内容物排空到小肠之中的时候，这个过程也许会持续一整天。

在人体中，CCK与CCK受体结合的信号沿迷走神经传入纤维传到DVC，同时整合其他信号通过传出纤维产生输出信号。当迷走神经传出纤维刺激胰腺神经节，后者继而传导信号到所有的腺泡，导致胰腺酶原分泌。乙酰胆碱通过钙介导的第二信使系统刺激细胞，导致激发-分泌偶联。腺泡细胞是蛋白质工厂，能产生包括胰蛋白酶（主要的酶）和其他的蛋白酶类（糜蛋白酶A、B、C；羧肽酶A1、A2、B1和B2；弹性蛋白酶）、脂肪酶（胰脂肪酶、辅脂肪酶、脂肪相关蛋白酶、磷脂酶A2、羧基酯脂肪酶）、α淀粉酶、DNA酶、RAN酶和其他所有类型的消化酶类。所有的胰腺消化酶除了淀粉酶和脂肪酶之外，均以酶原的形式合成，肠激酶激活胰蛋白酶原形成胰岛素，在十二指肠内胰岛素激活胰腺消化酶。在胰腺内提前活化胰蛋白酶这个酶原，会消化胰腺本身，产生严重的损伤和疼痛，导致急性胰腺炎发生。

胰腺导管细胞在同时受到神经和激素两条途径刺激之后分泌氯离子和碳酸氢根；十二指肠释放的肠促胰液素，结合到导管细胞的受体上。神经刺激释放乙酰胆碱和肠血管活性肽。导管细胞也会应答活化的蛋白酶（例如胰蛋白酶）、高钙以及来自邻近胞损伤的危险信号，导致分泌增加。氯离子和碳酸氢根通过囊性纤维化跨膜传导调节蛋白（CFTR）分泌。氯离子或者碳酸氢根进入基底外侧膜，然后细胞内的信号传导至CFTR，决定氯离子或碳酸氢根是否会被分泌。CFTR的严重突变导致囊胞性纤维症，是一种隐性的基因疾病；CFRT的轻微突变仅仅影响碳酸氢根的分泌，增加急慢性胰腺炎发病风险。

胰腺也受到来自远端小肠激素的调节。最重要的激素是多肽YY（PYY），由未消化的食物位于回肠末端时刺激释放。血液中的PYY作用于大脑和其他节点来延缓胃排空，减慢胰腺分泌及小肠的运动，同时增加无序的肠道蠕动并增加液体吸收。因为上述作用，PYY被称为"回肠闸门"。

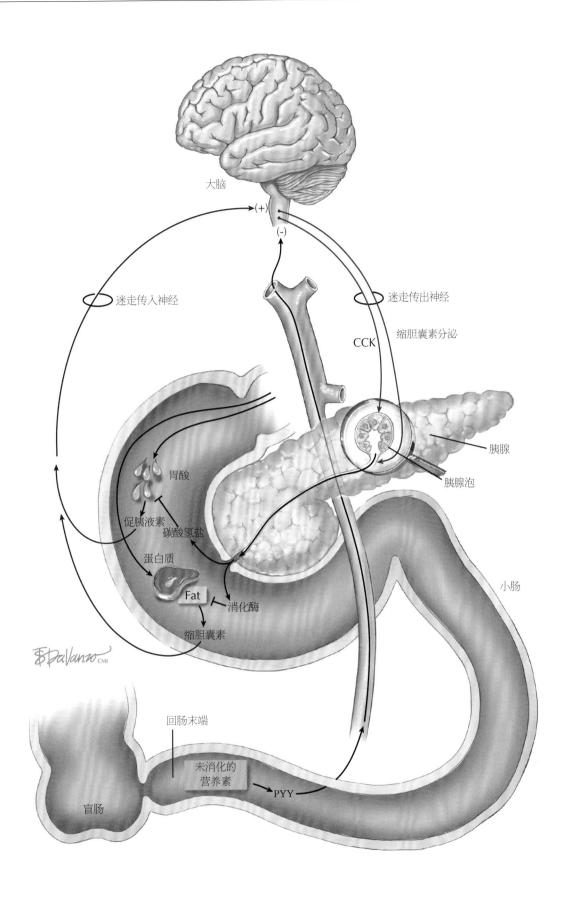

大脑

(+)
(-)

迷走传入神经

迷走传出神经

缩胆囊素分泌

CCK

胰腺

胰腺泡

胃酸

促胰液素
碳酸氢盐

蛋白质

Fat

消化酶

缩胆囊素

小肠

回肠末端

未消化的
营养素

PYY

盲肠

急性胰腺炎的生化改变

急性胰腺炎是一个临床综合征，表现为典型的突发性腹痛（急剧、持续、放射到背部、通常伴有恶心），血清中胰淀粉酶或脂肪酶升高至正常上限的3倍，腹部影像学检查有胰腺炎症的证据。上述临床特点至少需要两种及以上，方可诊断胰腺炎。其他情况也可以达成诊断，例如尿液中胰蛋白酶激活肽上升，但是临床诊断具有上述三个标准中的两个证据通常已经足够了。在大多数病例中，典型的腹痛和上升的血清淀粉酶或脂肪酶就可以做出诊断。腹部超声是一种经济、无创的检查方式，如果需要的话，用来确定诊断和寻找胆结石。并不推荐CT扫描，因为它们通常不是必需的，而且注射造影剂可能导致肾疾病和胰腺组织坏死的风险增加。

在大多数的病例中，急性胰腺炎是由于胰腺内胰蛋白酶原（无活性的酶原）活化为胰蛋白酶（活性蛋白酶）这一状况失控所致。胰蛋白酶活化其他的酶原，导致局部损伤和组织消化，引发严重的炎症反应。在一些急性胰腺炎的病例中，炎症反应延伸到胰脏以外并引起全身炎症，这种反应类似于严重的细菌性败血症、多发性创伤或严重的三度烧伤。

在急性胰腺炎期间进行血生化检查有多个目的。第一，帮助明确病因：血清丙氨酸转氨酶（ALT）水平增高提示肝损伤，而升至正常值3倍以上提示可能有胆结石堵塞了胆总管，导致胆源性胰腺炎；如果血液中天冬氨酸转氨酶（AST）水平比ALT水平高，也未探及胆管结石，病因可能与酒精相关。血清酒精水平上升，提示酒精相关性胰腺炎，而在戒酒期间的酒精性胰腺炎通常酒精水平较低。血浆甘油三酯水平上升超过1000 mg/dl提示严重的高甘油三酯血症，伴随胰脂肪酶水平的上升，将会通过释放有毒的游离脂肪酸导致急性胰腺炎。甚至中等的高甘油三酯血症（200～999 mg/dl）也有可能导致胰腺炎，特别是在肥胖、酗酒或糖尿病患者中。最后，高血钙也是导致急性胰腺炎的一种原因。

第二，实验检测可以帮助评估胰腺炎的严重程度。炎症反应的严重程度与血清胰酶的水平仅有些许相关，对全身炎症的生理反应的评估要采用其他方法。这些方法包括血氧含量（评价肺损伤）、乳酸水平（一种衡量因休克和组织缺血，或不饱和游离脂肪酸释放引起的线粒体毒性所致的无氧代谢方式）、血细胞比容上升（血管渗漏综合征的一个提示指标）、血液浓缩加重（高红细胞压积，器官衰竭和胰腺坏死的风险）、血尿素氮和肌酐上升（急性肾损伤的指标和损伤严重程度的标记）。白细胞计数和血糖水平上升通常是严重应激反应而不是感染或者糖尿病的标志。其他分子，比如白介素6和C反应蛋白上升，也是系统性炎症反应的一种标志，但其测量值不能快速获取，也不能为全身体格检查和上述的实验室检查结果提供额外信息。血清钙水平低与严重的急性胰腺炎相关，但是除了严重的高甘油三酯血症和广泛的游离脂肪酸释放外，低钙可能与纠正低白蛋白水平相关。

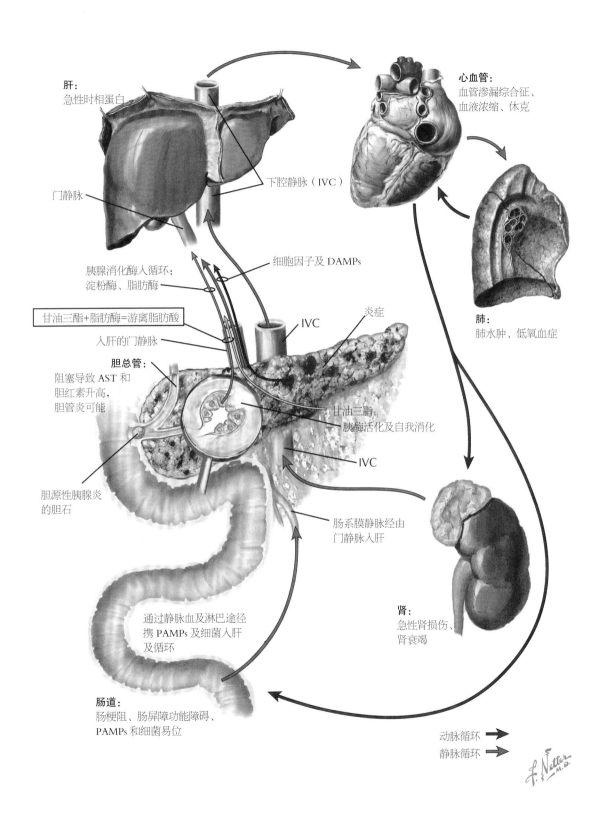

肝：
急性时相蛋白

心血管：
血管渗漏综合征、
血液浓缩、休克

门静脉

下腔静脉（IVC）

胰腺消化酶入循环：
淀粉酶、脂肪酶

细胞因子及 DAMPs

甘油三酯+脂肪酶=游离脂肪酸

IVC

炎症

入肝的门静脉

肺：
肺水肿、低氧血症

胆总管：
阻塞导致 AST 和
胆红素升高，
胆管炎可能

甘油三脂、
胰酶活化及自我消化

IVC

胆源性胰腺炎
的胆石

肠系膜静脉经由
门静脉入肝

肾：
急性肾损伤、
肾衰竭

通过静脉血及淋巴途径
携 PAMPs 及细菌入肝
及循环

肠道：
肠梗阻、肠屏障功能障碍、
PAMPs 和细菌易位

动脉循环
静脉循环

胰管梗阻的生化改变

胰管梗阻是指在任何条件下发生的可影响胰液流动的胰管机械性阻塞。它可以由内在或外在的因素引起，可以是良性或恶性的病变。

胰管突然阻塞，如一个胆囊结石在Vater壶腹部嵌顿，即可引起典型的急性胰腺炎。临床上表现为典型的上腹痛和上腹部压痛，血清淀粉酶和脂肪酶水平超过3倍正常上限。如果梗阻累及到胆总管，那么同时会发生肝损害，如血清谷丙转氨酶（ALT）和（后期的）胆红素水平升高。

胰管不完全梗阻可以由更小的结石、胰管狭窄或奥迪括约肌功能异常（表现为短暂的肝损、胆总管扩张和一过性胰腺炎发作）引起。慢性胰腺炎患者多有胰管内结石引起胰管阻塞。在这种情况下，通常的症状是疼痛，而少有明显的生化改变。

胰管完全性梗阻可以逐渐进展，同时没有典型的急性胰腺炎症状或腹痛。主胰管完全梗阻阻止胰酶排入十二指肠，导致脂肪、蛋白质和碳水化合物消化不良。根据饮食的不同，可出现体重减轻、腹泻、腹胀、绞痛或脂肪泻等症状。胰管阻塞引起的消化不良可以通过苏丹红染色检测粪便中脂肪含量增高、人弹力蛋白酶1水平降低或者更复杂的胰腺功能检查来诊断。这些改变可以由自身免疫性胰腺炎致胰腺肿胀引起胰管狭窄、由可产生黏液阻塞胰管的胰腺导管内乳头状黏液瘤、胰腺导管腺癌引起导管狭窄或受侵犯、壶腹部腺癌、胰头炎症、胰腺囊肿以及各种各样的少见疾病引起。胰头部的导管腺癌既可以引起胰管梗阻，也可以引起胆总管梗阻（即双管征）。在这种情况下，癌症的首发症状可以是重度黄疸或体重减轻。

胰胆管影像学检查可用于诊断因胰管阻塞引起的胰酶缺乏性消化不良。最经济的非侵入性影像学检查首选经腹超声。超声能够有效诊断结石和扩张的胰胆管。CT扫描作为一种X线影像技术，不仅能够发现结石和扩张的胰胆管，对发现占位性病变也非常有用。单独的胰腺磁共振（MRI）检查或是联合磁共振胰胆管成像（MRCP）能够有效评估液体积聚或导管形态，包括先天畸形如胰腺分裂。MRI和MRCP也能够发现肿瘤性病变或是引起胰管狭窄的肿块。内镜下逆行胰胆管成像（ERCP）是一种特殊的内镜操作，通过在胰管和胆管内注射造影剂逆行检查，并在X线透视下评估胰管及胆管形态。除了能够进行更有效的影像学检查，ERCP能够对狭窄、肿块部位进行刷检或活检，从而判断是否是癌，也能取石，能够切开奥迪括约肌或者放置支架缓解梗阻。超声内镜是另一种特殊的检查，能够发现肿块或者异常病变，能够活检并对肿瘤以及侵袭性癌进行肿瘤分期。

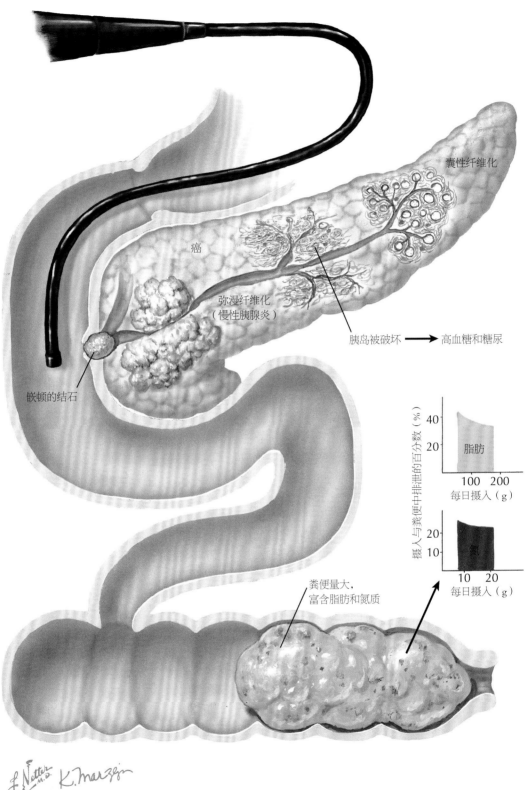

囊性纤维化

癌

弥漫纤维化
（慢性胰腺炎）

胰岛被破坏 ——➤ 高血糖和糖尿

嵌顿的结石

糞便量大，
富含脂肪和氮质

脂肪

40

20

100   200

每日摄入（g）

摄入与糞便中排泄的百分数（%）

20

10

10   20

每日摄入（g）

胰腺疾病的实验室检查

临床实验室检查在胰腺疾病的发现、诊断以及处理上非常重要。实验室检查可以分成几个部分，包括针对危险因素、诊断标志物以及判断严重程度的标志物。

急性胰腺炎是对胰腺损伤的炎症反应（专题3-15）。首发症状包括突发上腹部剧痛，一般为锐痛，典型的可放射到背部，伴随恶心。血清中检测到血清淀粉酶和脂肪酶升高可确诊，这两种消化酶通常分泌入肠道。由于其他因素也能引起血清淀粉酶或脂肪酶水平升高，所以确诊必须包括典型腹痛或者腹部影像学炎症的依据，如CT。由于是对损伤的一种炎症反应，血清细胞因子水平随着疾病病程上升和下降。C反应蛋白是常用的炎症指标，通常临床症状和体征缓解提示疾病恢复。

当诊断急性胰腺炎时，也应当评估病因和严重程度。高甘油三酯血症和伴有糖尿病酮症酸中毒的高血糖需要针对性治疗。胰腺局部炎症进展到全身炎症时会出现发热、心动过速、呼吸急促，并且白细胞计数升高。器官功能衰竭包括以下征象：乳酸升高，这与由于低血压和休克导致机体无氧代谢有关；红细胞压积升高，因血管

渗漏综合征和血液浓缩所致；动脉氧分压降低，意味着呼吸衰竭；肌酐水平升高表示急性肾功能损害。治疗上主要是对症支持治疗以及密切监测，以预防和及时处理器官功能衰竭。

当患者得了急性胰腺炎，那么之后出现复发性急性胰腺炎或者发展为慢性胰腺炎的风险就增高了。胆石是急性胰腺炎最主要的病因；如果发现胆囊结石应该行胆囊切除术和（或）胆管括约肌切开术。尽管肝功能损害指标升高可能提示胆总管部分梗阻，梗阻原因的探查还需要行影像学检查。酒精相关的胰腺炎是复发性胰腺炎的高危因素，经常进展为慢性胰腺炎，主要治疗包括戒酒、戒烟。遗传因素是复发性胰腺炎的重要原因之一，表现为遗传综合征，如家族性高甘油三酯血症、囊性纤维化或者遗传学胰腺炎，或是多种高危因素的综合作用。DNA检测可作为基因相关胰腺炎的检查，包括*CFTR*基因、*PRSS1*基因和*SPINK1*基因检测。

慢性胰腺炎是胰腺损伤的病理反应或者细胞功能障碍。通过影像学检查可以发现，纤维化与胰腺星状细胞作用相关。致病的*CLDN2*或*CTRC*基因突变的患者纤维化风险很高，尤其是合并饮酒或吸烟。慢性胰腺炎常伴随糖尿病；由于是整个胰岛的损

失，而不是单纯损失产生胰岛素的β细胞，从而使患者易发高血糖血症和低血糖血症。有急性胰腺炎、复发性急性胰腺炎或慢性胰腺炎病史的患者应当监测有无空腹高血糖（血糖＞125 mg/dl）或糖化血红蛋白增高（＞6.4%）。腺泡细胞功能缺失可引起消化不良，即胰腺的外分泌不足。诊断胰腺外分泌功能不足有很多方法，然而由于各个实验室之间的检测差异、各项检查不一致、异常结果缺乏特异性、正常与异常结果的分界标准不统一等，使得诊断困难。最常用的检测方法有粪便人弹性蛋白酶1浓度、测定分泌素刺激后的胰液碳酸氢盐浓度以及检测血液中脂溶性维生素（维生素E、D、A和K）或者维生素B$_{12}$水平降低或血清胰蛋白酶原水平降低。胰腺外分泌功能不足可通过胰酶替代治疗。

疼痛是慢性胰腺炎最难测量和治疗的症状。疼痛的评估没有客观的方法，因为疼痛既有感觉的成分，也有情绪的成分。疼痛与慢性胰腺炎的形态学改变或者功能缺失不相关。持续的胰腺炎疼痛显著影响生活质量。

胰腺癌仍然是最令人担忧的胰腺问题。胰腺癌的血清标志物，如CEA、CA-199，对早期的检测和诊断并不十分有用，但能够作为治疗或者复发疾病状态的监测指标。

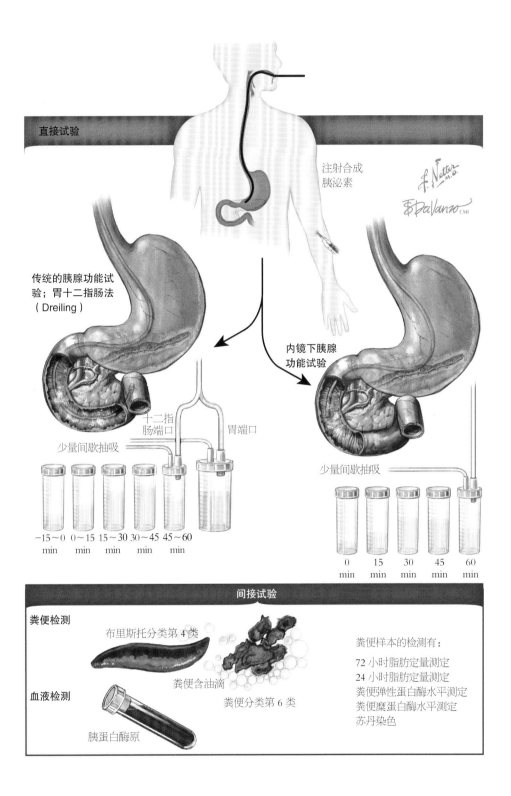

胰腺的先天异常

胰腺在胚胎发育中起源于前肠发育的腺体。临床上重要的胰腺先天异常包括发育过程中两个胰芽的异常旋转和融合，以及胰腺组织生长异位。

人类胰腺的胚胎发育始于第5周时从十二指肠的两次外翻。腹胰发育中肝的胆管相连，围绕十二指肠旋转向后，在胚胎第7周与背胰融合。背胰形成胰腺的体、尾部，腹胰形成胰腺头部。导管系统分支形成胰腺腺泡（一群腺泡细胞围绕着导管的终末分支）。

导管系统畸形很常见。两组导管系统通常在胆总管汇合通过肝胰壶腹部或主乳头排空液体至十二指肠。约1/3的人副胰管是独立的，汇成Santorini管并开口于副乳头。约5%~10%的人出现胰管不融合，即先天性分裂胰腺。这种情况下，大部分胰液引流通过狭窄的副乳头，容易造成反复发作的急性胰腺炎，尤其是携带囊性纤维化基因 *CFTR* 或 *CPIN1* 基因突变的患者。

典型的胰腺分裂症分为三种类型。第1种（经典型）即主、副胰管完全不融合，该型约占70%。第2种（腹侧胰管缺如型）即腹侧胰管的缺如使得大部分胰液引流需通过副乳头，主乳头仅引流胆汁，该型占20%~25%。第3种（功能型）即腹、背侧胰管不完全相通，比如通过细小的交通支相连，该型较少，仅占5%~6%。

共同通道综合征定义为一种异常延长的共同胆管-胰管通道的先天变异（在儿童>10mm）。两管汇合处在十二指肠肠壁外，缺乏正常的括约肌。这导致胰液的胆管反流损伤肝外胆管。临床上表现为反复发作的急性胰腺炎或出现胆总管囊肿的相应症状。

胆总管囊肿指胆总管的一部分扩张形成囊肿。少数情况下出现憩室形成。也包括胰腺内胆管或是十二指肠内的胆总管的囊肿，即Ⅲ型病变。此囊肿通常因小儿腹痛、发热而发现，或是影像学检查时偶然发现。亚洲人群更常见。因为此类囊肿癌变概率高，建议手术切除。

环形胰腺是一种罕见的先天异常，指胰腺呈环形围绕十二指肠第二段。这可以导致十二指肠狭窄。环形胰腺发生的原因可能是在生长发育过程中，腹侧胰固定后未随着十二指肠旋转，从而围绕十二指肠形成环形胰腺。环形胰腺可能伴随着其他发育异常，包括小肠旋转不良、心脏畸形、梅克尔憩室、肛管闭锁和脊柱缺陷。在唐氏综合征患者中常见。在呕吐的婴儿中的典型表现为双管征（空气出现在十二指肠第一段和胃内），伴有上段小肠梗阻的临床表现。

异位胰腺组织或迷走胰腺，是指在胰腺以外的胃肠黏膜生长的胰腺组织。内镜下异位胰腺表现为带中央凹陷的黏膜下隆起。尽管异位胰腺非常常见（尸检的1%~10%），但临床上出现局部胰腺炎、出血、癌变的情况罕见。异位胰腺通常发生在胃、十二指肠和空肠，报道称可发生异位胰腺的位置遍及整个消化道。

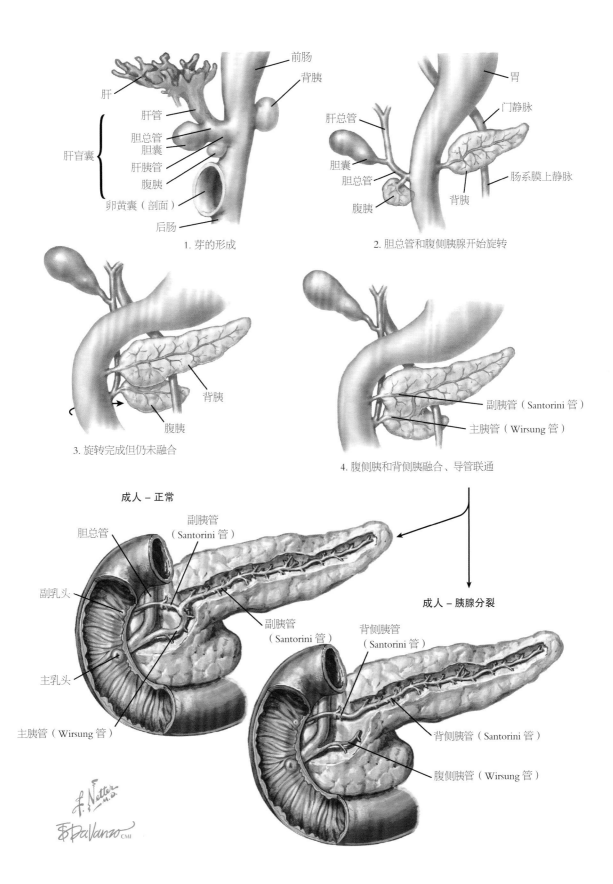

1. 芽的形成

肝
肝管
胆总管
胆囊
肝胰管
腹胰
肝盲囊
卵黄囊（剖面）
后肠
前肠
背胰

2. 胆总管和腹侧胰腺开始旋转

肝总管
胆囊
胆总管
腹胰
胃
门静脉
肠系膜上静脉
背胰

3. 旋转完成但仍未融合

背胰
腹胰

4. 腹侧胰和背侧胰融合、导管联通

副胰管（Santorini 管）
主胰管（Wirsung 管）

成人 – 正常

胆总管
副乳头
主乳头
主胰管（Wirsung 管）
副胰管（Santorini 管）
副胰管（Santorini 管）

成人 – 胰腺分裂

背侧胰管（Santorini 管）
背侧胰管（Santorini 管）
腹侧胰管（Wirsung 管）

胰腺囊性纤维化

囊性纤维化是一种遗传性疾病，影响胰腺、肺、鼻窦、小肠、汗腺、生殖器官以及其他与囊性纤维化跨膜传导调节蛋白（CFTR）功能紊乱相关的器官。CFTR缺陷限制氯化物和碳酸氢盐分泌，从而限制了腺体分泌。鼻窦可发生堵塞和感染，肺因为细菌及代谢产物而疤痕化，汗腺分泌正常汗液，小肠由于黏液黏度增加引起胎儿发生胎粪阻塞，胰管中消化酶无法有效从胰管排出，致使胰腺发生炎症。囊性纤维化是指在子宫内即发生慢性的胰腺囊性及纤维性变，导致出生后早期就出现胰腺外分泌功能不足。如果没有胰酶替代治疗干预，大多数婴幼儿死于消化不良或停止生长。

CFTR是一种上皮细胞用于转运阴离子通过顶端膜开放通道的膜结合蛋白，通过跨膜电化学梯度调节阴离子移动方向。因此，在胰腺、鼻窦、肺和小肠中，阴离子从细胞内流向细胞外，即分泌。在汗腺中，阴离子从腔内进入细胞，导致氯离子带着钠离子被吸收。最早的CFTR功能检验之一是汗液氯化物检验，CFTR功能障碍使得来自上游的导管内液体无法吸收氯化钠，导致汗液中氯化物水平升高。

每个人携带2套CFTR基因。其中一套完全缺失可因另一套正常基因的表达而代偿。两套基因均缺失导致常染色体隐性遗传的囊性纤维化综合征，影响多个器官。尽管患者的基因型分析很有帮助，作出诊断还是要求实验室检查证明离子通道的功能异常，如汗液氯化物水平升高或常见器官累及的特征性表现（例如肺铜绿假单胞菌感染等）。如果一套或两套CFTR基因位点突变导致的蛋白留有部分功能，则囊性纤维化症状较轻，诊断为轻型或不典型囊性纤维化。有些患者仅有一两个器官受累（即CFTR相关性疾病）。

胰腺依赖上游导管细胞的CFTR分泌碳酸氢钠将腺泡细胞合成的消化酶冲刷至胰腺外。CTFR功能与胰腺的健康紧密相连，根据其影响胰腺的情况对CTFR突变的严重程度进行分级。轻度的CFTR突变也减弱了胰腺对外界因素的应激能力，如SPINK1（胰蛋白酶原抑制剂）或其他突变、酗酒、抽烟以及分泌受阻的胰腺分裂。两套CFTR的严重突变将使胰腺成为严重不可逆的首要受累器官。

反复发作的急性胰腺炎和慢性胰腺炎可以是较晚出现的CFTR相关性疾病的表现，且不伴肺部疾病。CFTR通道起着转换氯化物渗透通道及碳酸氢盐渗透通道的调节作用。碳酸氢盐渗透通道对组织器官分泌碳酸氢钠至关重要，如肺、男性生殖器官和鼻窦。一种特殊类型的CFTR突变仅影响碳酸氢盐通道，而不影响氯化物通道，从而导致反复发作的急性胰腺炎、慢性胰腺炎、慢性鼻窦炎和男性不育综合征，但不累及肺。

囊性纤维化患者的治疗仍然是一个难题。始于20世纪早期的胰酶替代治疗在1962年时使患者的存活时间从婴儿期增加到了平均10岁。囊性纤维化研究中心的发展已经进入了第6个十年期，致力于所有患者的需求，包括提供更好的营养和抗感染治疗，革新了治疗方法和存活时间。1989年，CFTR基因的发现加深了各型囊性纤维化和CFTR相关疾病的认识。最新的突破性进展是CFTR增强剂和CFTR校正子的发现，它们可以修复CFTR功能，促进健康。制定个体化的治疗方案可以减少受累器官的不必要损伤，从而最大化促进健康。筛查囊性纤维化从新生儿时期就要开始。

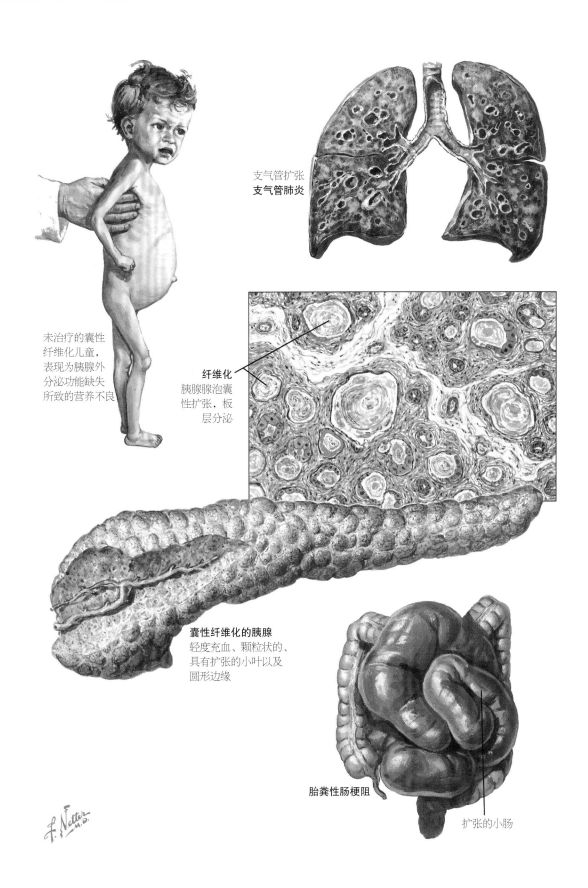

支气管扩张
支气管肺炎

未治疗的囊性
纤维化儿童，
表现为胰腺外
分泌功能缺失
所致的营养不良

纤维化
胰腺腺泡囊
性扩张，板
层分泌

囊性纤维化的胰腺
轻度充血、颗粒状的、
具有扩张的小叶以及
圆形边缘

胎粪性肠梗阻

扩张的小肠

急性胰腺炎

急性胰腺炎是指突发的胰腺损伤所致炎症反应和相关并发症的一类临床综合征。主要特征包括血清胰酶水平升高（例如淀粉酶或脂肪酶），全身炎症的临床征象，以及在严重情况下发生休克和多器官功能衰竭。治疗上首先是支持治疗。病因的诊断对防止复发尤为重要。

急性胰腺炎是由胰腺中胰蛋白酶激活诱发的自身消化和炎症引起的。最主要的诱因是结石阻塞胰管、戒酒致过度刺激、高甘油三酯血症、高钙血症、创伤和某些药物。一些基因突变增加了患急性胰腺炎的风险，包括 CFTR、PRSS1 和通过基因检测发现的其他基因变异。明确病因可以采取有针对性的治疗或者可用于预防复发。

急性胰腺炎表现为突发剧烈的上腹部疼痛，常放射至背部，伴随恶心呕吐。确诊要求有典型的疼痛症状以及血清消化酶（淀粉酶或脂肪酶）升高至少超过正常上限的3倍。如果检验阴性，腹部影像学检查可以帮助确诊。多数重症患者发生全身炎症反应综合征（SIRS），即发热（>38℃或110.4℉）、心动过速（>90次/分）、呼吸急促（>20次/分）和白细胞计数升高（>12 000/μl）。持续性 SIRS>48小时）的患者可能出现多器官功能衰竭，死亡风险很高。此外，胰腺本身严重损伤可导致部分或完全坏死，也可以发生感染，产生严重的并发症。

胰腺局部的损伤包括胰腺肿胀（水肿）、胰周脂肪扭转、液体聚积和胰腺坏死。胰腺坏死反映了一部分胰腺供血不足和区域梗死。如果导管系统受累可以引起液体在胰腺内积聚或者流入后腹膜、腹腔、盆腔或其他地方。坏死胰腺的感染是最棘手的并发症之一，因为它使得病程延长且需要侵入性手段（如外科手术等）处理感染。

急性胰腺炎的治疗主要是针对受累器官和全身的支持治疗、缓解疼痛以及处理并发症。初始治疗包括了镇痛（避免使用吗啡）和补液。乳酸林格液能减少酸中毒，所以优于生理盐水，一般在监测液体量的情况下立即补液1000 ml。SIRS可以导致血管渗漏综合征和心源性休克，所以及时进行积极的液体复苏至关重要。血管渗漏也可以引起肺水肿，所以需要吸氧或者予以辅助通气。增强CT扫描在明确诊断时不是必须的，反而可能在没有充分水化的患者中引起急性肾损伤。早期的肠内营养可以减少细菌移位和感染，可能缩短SIRS的病程。

发炎的胰腺对低血容量和休克尤其敏感，胰腺的主要部分可能由于血流减少而坏死。超过30%的胰腺组织坏死或者胰腺头部、中部坏死可能导致胰管破坏，或出现急性液体积聚。这些情况通常的处理是观察随访，积液一般约在4周内出现囊壁包裹。如果积聚的液体内含有胰腺坏死组织，称之为包裹性积液。如果积聚的液体内淀粉酶含量高，则称为胰腺假性囊肿。如果积液并发感染、范围增大压迫胃或其他器官、渗漏引起腹膜瘘管、渗漏至盆腔或者其他地方，可能需要引流或者手术。也会发生胰周积液，但很少有症状。并发多器官功能衰竭和感染性胰腺坏死的患者死亡率很高。

加强对急性胰腺炎患者的护理可以改善预后。在大多数中心，约1/3的急性胰腺炎患者发生全身炎症反应综合征，约15%发生多器官功能衰竭，约2%～3%死亡。迟发的并发症包括积液、持续的疼痛或糖尿病。有些患者也会出现胰腺外分泌功能不足而需要胰酶替代治疗。

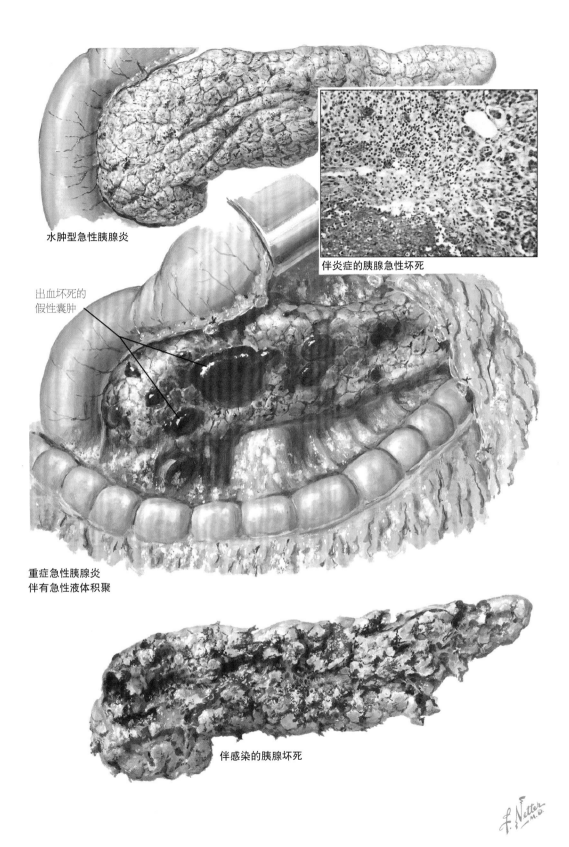

水肿型急性胰腺炎

伴炎症的胰腺急性坏死

出血坏死的
假性囊肿

重症急性胰腺炎
伴有急性液体积聚

伴感染的胰腺坏死

慢性（复发性）胰腺炎

慢性胰腺炎定义为由于反复或持续的胰腺炎症造成胰腺的不可逆性损害的综合征，如纤维化或萎缩。慢性胰腺炎的临床表现包括复发的急性胰腺炎、胰腺纤维化、胰管迂曲和扩张、钙化或结石形成、假性囊肿形成、胰腺萎缩，消化不良导致营养不良，胰岛朗格汉斯细胞缺少导致糖尿病，间歇和（或）慢性腹痛以及患胰腺癌风险增高等。上述列举了一些处于疾病终末期的胰腺损伤的情况。

慢性胰腺炎的病因很多。最多见的直接病因是重症急性胰腺炎后的坏死-纤维化，约占15%。哨兵急性胰腺炎系列事件（SAPE）总是以轻度急性胰腺炎开始，炎症反应持续存在。加重因素包括饮酒、吸烟、遗传因素或者其他疾病的影响。炎症刺激使得产生纤维化的星状细胞激活，腺泡细胞减少导致消化不良，胰岛细胞破坏导致糖尿病，感觉神经受刺激，以及DNA损伤。DNA损伤如果不被修复可导致胰腺癌的发生。还有极少的一部分病例病因不明，或是特发性的因素。

长期以来，饮酒和吸烟被认为与慢性胰腺炎相关。然而，大部分有酗酒和吸烟病史的患者并没有发生典型的慢性胰腺炎。在任何原因引发的急性胰腺炎中，酒精和吸烟可以影响炎症和修复机制，加速胰腺纤维化、萎缩或其他并发症的发生。与酒精（如CLDN2）和吸烟（如CTRC）相关的基因因素加重上述变化，使得疾病更加快速地进展至终末期。

遗传变异是慢性胰腺炎患者疾病进展和恶化的重要影响因素。最常见的因素是囊性纤维化跨膜传导调节蛋白基因（CFTR）功能失衡。有些CFTR突变只影响碳酸氢盐分泌，所以对胰腺、鼻窦和男性生殖器官的影响较小（见专题3-14）。CFTR突变加上胰蛋白酶抑制基因SPINK1突变可导致慢性胰腺炎。阳离子胰蛋白酶原基因PRSSI突变导致的遗传性胰腺炎是大多数携带者发生慢性胰腺炎的原因。SPINK1、CTRC和其他基因的突变通过不同的途径影响慢性胰腺炎的发生。

慢性胰腺炎其他少见的病因包括代谢性疾病如高脂血症、高钙血症、胰管阻塞、自身免疫性疾病、胆总管或胆管阻塞、急性胰腺炎致胰腺严重损伤或外伤。女性由于梗阻原因导致慢性胰腺炎的发生率高于男性。约1/3的患者在仔细检查后仍不能明确病因，考虑为特发性慢性胰腺炎。

慢性胰腺炎的诊断基于CT或者MRI等影像学检查发现异常的胰管形态。胰腺钙化不是诊断标准之一，却是支持诊断的重要征象。如果影像学检查不能明确，也可以结合胰腺功能试验。直接试验测定胰液分泌量以及进入十二指肠后碳酸氢盐或胰酶的浓度。间接试验包括粪便胰酶（人弹性蛋白酶-1、糜蛋白酶）测定、脂肪水解的呼气试验或者血清胰蛋白酶原测定。促胰液素-MRCP检查联合提供了结构和功能检查的信息。相对于慢性胰腺炎的早期诊断而言，功能测定对早期胰腺外分泌功能不足的诊断更有价值。

慢性胰腺炎的治疗旨在阻止进展和缓解并发症。尽早识别慢性胰腺炎的病因是首要治疗，去除或控制致病因素可能延缓、阻止甚至逆转疾病。特别是酒精相关的胰腺炎，那些戒酒的患者比继续饮酒的患者预后更好。对症治疗通常用于疼痛加重或疼痛方式发生改变时。治疗方式包括应用止痛药、内镜或手术解除胰管梗阻，甚至在疾病早期整个切除胰腺并把胰岛细胞植入肝（胰腺全切术联合自体胰岛细胞移植）。支持治疗包括针对胰腺外分泌功能不足的胰酶替代治疗以及胰腺内分泌功能不足（胰源性糖尿病）的胰岛素治疗。

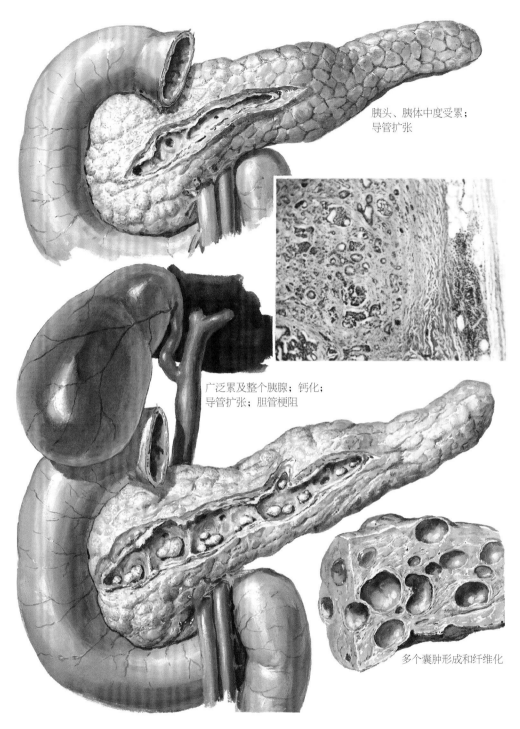

胰头、胰体中度受累；
导管扩张

广泛累及整个胰腺；钙化；
导管扩张；胆管梗阻

多个囊肿形成和纤维化

胰腺囊肿

胰腺囊肿由上皮细胞包绕异常的积液而形成，没有自然通道，故而液体不会外溢。急性胰腺炎后立即发生的积液不是真性囊肿，所以被称为假性囊肿。

先天性胰腺囊肿非常罕见。多数情况下多发囊肿合并遗传综合征，如希佩尔-林道病或多囊肾。独立性囊肿，如肠道重复畸形的囊肿，可以有肌层和纤毛上皮。胰腺段胆管异常扩张是胆管囊肿的一种类型（专题3-13）。

大多数囊肿在生命的后期出现，可以是良性、癌前病变或是恶性的。现在高分辨率的腹部影像学检查可以发现无症状患者的胰腺小囊肿，这类囊肿通常是良性的，随着年龄增长发生率升高。囊肿的处理基于其分类和生物学行为预测。囊肿的起源和行为可以通过病史、囊肿的影像学表现、囊液性质和分子标志物进行预测。

急性胰腺炎后的胰腺积液可以分为急性胰腺坏死物聚积，有囊壁包裹的坏死或胰腺假性囊肿。急性坏死物的聚积在急性胰腺炎后4周内发生，包含了极度坏死的组织和积液。典型的囊壁包裹性坏死发生在4周后，囊壁由肉芽组织组成。囊液稀薄，淀粉酶水平不一，包含的坏死组织可以是无菌的或者感染性的。假性囊肿是指急性胰腺炎发生4周后仍存在的一种有囊壁

包裹的液体积聚。囊液稀薄，淀粉酶含量很高，几乎不包含坏死组织，且肿瘤标志物水平很低。假性囊肿似乎是因为胰管破裂以及胰液渗漏形成。除非有明显症状，一般对假性囊肿和囊壁包裹性坏死的处理是随访观察。

胰腺囊性肿瘤可分为3种常见的类型和一些少见和罕见的类型。约80%的囊性肿瘤是浆液性囊腺瘤（SCAs）、导管内乳头状黏液瘤（IPMNs）或黏液性囊性肿瘤（MCNs）。其他少见的囊性病变包括实性假乳头状瘤、囊性胰腺神经内分泌肿瘤、肿瘤中央坏死积液从而形成囊性改变的胰腺导管腺癌（PDACs）和罕见的囊性肿瘤。不同的囊性肿瘤有不同的特性和恶变进展为PDACs的潜能。

SCAs和MCNs最常见于中年女性，通常发生在胰腺的体尾部。SCAs一般是良性的，生长缓慢，由多个小囊肿构成，中央瘢痕伴或不伴钙化。囊液较稀，淀粉酶和肿瘤标志物含量低。病变通常是无症状的，但可以长成25 cm的巨大肿块。典型的MCNs含厚壁包裹的多个囊腔，伴厚的假包膜形成，甚至可以生长至35 cm。黏液性囊性肿瘤的囊液呈黏液性，淀粉酶含量低，但肿瘤标志物CEA水平升高，约2/3是良性的，1/3可以在其内发现早期或者进展期的胰腺导管腺癌

（PDACs）。

发生在主胰管的IPMNs可导致主胰管扩张，发生于分支胰管的IPMNs则在局部形成囊肿。这些肿瘤产生的黏液稠厚，伴有淀粉酶和CEA含量升高。IPMNs常发生在胰头部，在50～70岁多见，男女比例相当。主胰管IPMNs引起Vater壶腹部呈鱼嘴样改变，可以出现非特异性上腹部的症状、胰腺炎以及胰腺外分泌功能不足的症状。IPMNs生物学行为特性不一，部分可恶变为PDACs。分子和遗传学标志物可以协助诊治。

实性假乳头状瘤（SPNs）和囊性内分泌肿瘤少见（少于囊性肿瘤的10%）。SPNs通常发生在年轻女性，倾向于良性，可以增大到出现症状。胰腺囊性神经内分泌肿瘤也很少见，男女比例相当，处理同神经内分泌肿瘤。

胰腺囊肿癌变则需要手术切除。幸运的是，大多数小的囊肿是潴留性囊肿，由于胰管小的分支闭塞后上游扩张形成，或是小的、良性的导管内乳头状黏液瘤，多见于老年人。报警征象包括囊肿变大、壁结节、可疑的细胞学检查结果，癌基因相关分子标志物（如KRAS、GNAS、VHL、TP53、PIK3CA、PTEN或ATK1突变）或出现其他症状。高风险家族的患者需引起警惕。治疗决策根据具体案例具体分析。

导管内乳头状黏液瘤

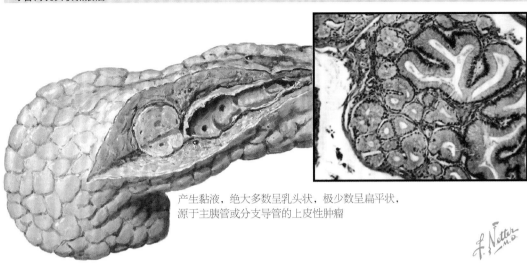

产生黏液，绝大多数呈乳头状，极少数呈扁平状，
源于主胰管或分支导管的上皮性肿瘤

黏液性囊性肿瘤

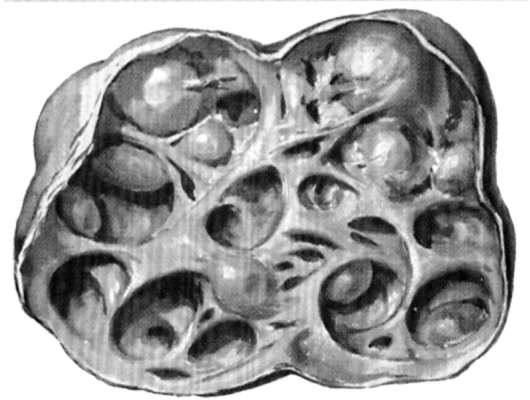

通常是孤立的、多房的；与主胰管不相通

恶性肿瘤：实体瘤（外分泌和内分泌肿瘤）

胰腺恶性肿瘤并不少见，发生率约为12.3/10 000人年，包括腺泡或者导管细胞癌、神经内分泌癌、间叶组织肿瘤以及其他来源的肿瘤。

外分泌癌是胰腺癌最常见的类型，绝大多数是胰腺导管腺癌（PDACs）（专题3-19）。其次是腺泡细胞癌，典型的发病年龄在50～60岁，男性比女性稍多。尽管症状常常是非特异性的，如体重减轻、腹痛、恶心和呕吐，但一部分患者由于分泌高水平的脂肪酶而出现关节痛、嗜酸性粒细胞增多和皮下脂肪坏死的症状。

尽管腺癌是实体癌，仍可起源于囊性病变，如导管内乳头状黏液瘤（IPMNs）、黏液性囊性肿瘤（MCNs）或者更少见的浆液性囊腺瘤（SCAs）（专题3-17）。研究表明，随着时间的推移，可能有1/3的黏液性囊性肿瘤进展成腺癌。黏液性囊性肿瘤患者的症状是由于肿块在胰腺局部逐渐增大所致，表现为腹痛、急性或反复发作的急性胰腺炎、一个可触及的肿块或是腹部影像学检查的偶然发现。这个类型的肿瘤表现为不规则的、分叶状的囊性肿瘤，通常是蓝-红色的。在横断面上表现为多房的、大小和形态不规则的厚壁肿瘤。显微镜切片下肿瘤的细胞学特征为囊内由扁平至乳头状突起的肿瘤细胞覆盖，以及肿瘤细胞侵犯纤维壁。与由呈不规则形态的癌细胞排列成囊性结构一样，肿瘤细胞形成实质性肿块也很常见。最常见的转移部位是淋巴结和肝，之后转移到更远端的器官（图片展示了肝转移）。导管内乳头状黏液瘤也可进展成腺癌，主胰管型的癌变率在40%～50%，分支胰管型在20%～40%。

实性假乳头状瘤是少见的肿瘤，常见于30～40岁的女性。类似于MCNs，它可以生长成为较大的肿块而出现腹痛或是可触及的包块。大的肿瘤可能出现部分坏死和囊性变，在腹部影像学上呈现出不均一性的表现。肿瘤的生物学特性是独特的，大部分患者有

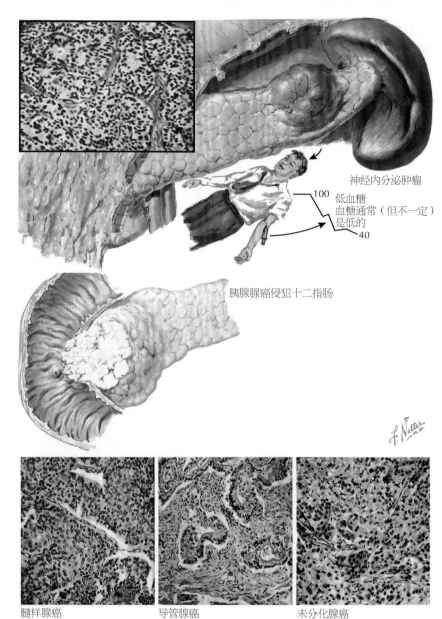

神经内分泌肿瘤

100 — 低血糖
血糖通常（但不一定）是低的
40

胰腺腺癌侵犯十二指肠

髓样腺癌　　　　导管腺癌　　　　未分化腺癌

β-连环蛋白基因突变导致E-钙粘蛋白表达缺失。大约20%的部分会进展为恶性肿瘤。手术治疗是首选；5年存活率超过90%。

胰腺神经内分泌肿瘤和神经内分泌癌起源于胰腺的内分泌细胞。尽管肿瘤可能分泌多种肽类激素，但仅小部分引起激素相关症状。恶性潜能主要由肿瘤大小、局部侵犯的程度以及细胞分化类型决定。类似于良性神经内分泌瘤，此类型的恶性肿瘤通常更多见于胰体部和尾部，且没有包膜。最常见的转移部分是肝或淋巴结，也可转移至其他远隔器官。恶性病变可见细胞异型、有丝分裂和侵及包膜（显微镜切片摄自肝内转移灶）。

多发的内分泌肿瘤是常染色体显性遗传病1型多发性内分泌肿瘤综合征（MEN-1）的一部分，即伴有垂体前叶、甲状旁腺和胰腺内分泌肿瘤。

激素综合征与功能性胰腺神经内分泌肿瘤相关，包括胰岛素瘤所致的低血糖症、胃泌素瘤引起的溃疡病以及血管活性肠肽瘤引起的分泌性腹泻。进展期肿瘤的治疗包括生长抑素类似物、系统性化疗和（或）分子靶向治疗。

胰腺间叶组织肿瘤（无插图）很少见。包括脂肪瘤、各种类型的肉瘤、神经鞘瘤、错构瘤、纤维瘤和其他。与成人相比，此类肿瘤占了儿童胰腺恶性肿瘤的大部分，因为PDAC在儿童中少见。

恶性肿瘤：癌、大体病理学和临床特征

胰腺导管腺癌（PDAC）仍然是所有癌症中最令人担忧的，因为它难以早期发现、肿瘤转移早且疗效差。在美国所有癌症死因中，PDAC排在第三位。PDAC最常见的部位是胰头部，约占40%。约20%是弥漫性病变，其余位于体部和尾部。一生中发生胰腺癌的概率目前在男性和女性相当，约为1.5%，超过90%的患者在5年内死亡。确诊时的平均年龄约为71岁。

PDAC肿瘤质硬，可浸润至周围组织。显微镜下癌细胞有丝分裂活跃、形成导管样结构、可分泌黏液。癌细胞被致密的纤维间质包绕，也即发生促结缔组织增生反应，造成不规则的、具有异型性的侵袭性生长，区域坏死，易导致神经侵犯。

最常见的症状是疼痛，约发生在85%的患者中。疼痛可以是酸痛、钻痛或伴恶心，典型部位为中腹部、上腹部或中背部。也有相当比例的患者在诊断前出现体重减轻，程度可以非常明显。其他常见的症状有乏力、食欲下降。无痛性黄疸伴或不伴胆囊增大（Courvoisier 征）是由于胆总管梗阻所致的典型体征，尤其是壶腹部肿瘤。胆总管梗阻的其他体征包括皮肤巩膜黄染（黄疸）、尿色加深及陶土样便。为了暂时或长期解除胆总管梗阻可以选择放置塑料支架或自体膨胀式金属支架。

研究人员通过分子病理学和基因工程小鼠研究，发现一系列的基因突变事件共同作用，导致癌细胞生长不受调控且不发生凋亡，从而导致PDAC的发生。最具代表性的第一个突变基因是 $KRAS^{G12D}$，它可以被胰腺炎症持续激活。在此基础上发生其他的基因突变，尤其是抑癌基因如 $CDKN2A$（p16）、$TP53$（p53）、$SMAD4$、$BRCA2$ 的失活突变可以导致癌变。某些家族携带癌症易感性基因的突变，可以加快这一系列事件的发生，使进展成PDAC。

以下3种癌前病变可能进展为侵袭

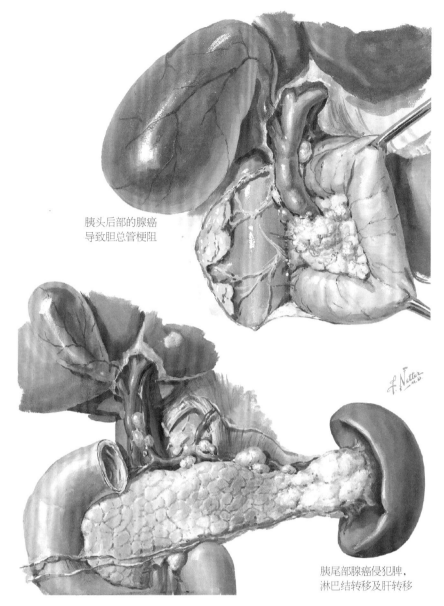

胰头后部的腺癌导致胆总管梗阻

胰尾部腺癌侵犯脾、淋巴结转移及肝转移

性胰腺导管腺癌：胰腺上皮内瘤变、导管内乳头状黏液瘤（IPMNs）和黏液性囊性肿瘤（MCNs）。尽管囊性病变（IPMNs和MCNs）进展的肿瘤仅占胰腺导管腺癌的一小部分，但腹部影像学检查技术的发展使得这些病变的检出率增高，从而可以鉴别出已患有胰腺癌前病变的人群（见囊肿和良性肿瘤相关章节）。

胰头部的肿瘤也会引起主胰管的阻塞，阻止胰酶分泌入小肠腔内，导致消化不良，并可阻塞胆总管引起黄疸。患者可能在确诊胰腺癌之前2年就发生肿瘤相关的糖尿病。

如果在诊断时未发生转移，手术是胰腺导管腺癌的最佳治疗方法。手术耐受性良好，特别是微创的手术。

腹部影像学检查对诊断、分期和监测疾病进展非常重要，而血清分子标志物，如CA19-9水平等，更多用于判断和监测疗效。高分辨率增强CT扫描是PDAC诊断和分期常用的检查。磁共振检查对囊性病变的监测非常有用。超声内镜对诊断十分有价值，不仅可以用于观察胰腺以及周围淋巴结，也可对可疑的病灶行细针穿刺细胞学检查。

PDAC患者常常伴有未检测到的转移性病变，所以术前需给予化疗（新辅助化疗）。目前新的联合化疗方案使用奥沙利铂、伊立替康、甲酰四氢叶酸和5-氟尿嘧啶（FOLFIRINOX），相对于以前的化疗方案，该方案对转移的PDAC更加有效，所以生存率有所提高。

恶性肿瘤：组织学和转移瘤

胰腺癌在病理上有很多种类型。可以是一个小的、局灶的肿瘤完全阻塞胆总管和胰管，或是一个大的、苍白的、实性肿块占据胰头部，但仍很局限。位于胰体和胰尾部的肿瘤在发现时通常已经扩散，侵犯腹膜或其他部位。由于与十二指肠和淋巴组织关系密切，累及十二指肠的大肿瘤常常难以鉴别其原发部位。周围神经淋巴管转移发生很早，这可以部分解释胰腺癌早期即可出现疼痛。肿瘤广泛的淋巴管引流和迅速侵犯是难以获得治愈性切除的部分原因。肿瘤通过胰周淋巴管侵犯至胆总管的区域淋巴结、腹主动脉周围淋巴结和肝，沿着胃淋巴结扩散至纵隔和颈部。也可直接扩散至胃、结肠、脾和肾，侵出腺体表面和腹膜后种植于腹腔。胰管是最常见的癌变起源部位，这也是胰头部癌发生率较高和小的肿瘤也常引起主胰管梗阻的原因。

显微镜下观察胰腺恶性肿瘤主要是腺癌，分为以下几种类型：导管癌、胶样癌、未分化癌、未分化癌伴破骨细胞样巨细胞、腺鳞癌和髓样癌。高分化的管状腺癌由一层或多层立方上皮或柱状上皮形成不规则的导管样或腺管样结构，伴有丰富的纤维间质。有时，难以与慢性胰腺炎区分（专题3-16）。胶样腺癌可见肿瘤上皮细胞悬浮于黏液池中，与IPMNs相关。未分化癌是由多种不同大小、形态和染色特质的细胞组成的不规则肿块。细胞核通常浓染，核巨大，有丝分裂活跃。在伴破骨细胞样巨细胞的未分化癌中，在巨大的良性形态的多核巨细胞中，混杂着不典型的肿瘤性单核细胞。这类肿瘤侵袭性高，预后差。腺鳞癌少见，同时含有腺癌和鳞癌分化的成分，与未分化癌类似，预后很差。髓样癌含有丰富的实质细胞，虽然细胞随机排列，但在大小、形态和染色特征上一致。在某些部分形成异型腺泡，典型的肿瘤组织内可见大量淋巴细胞浸润。这类肿瘤可能与家族

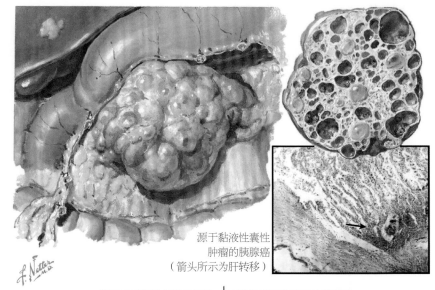

源于黏液性囊性
肿瘤的胰腺癌
（箭头所示为肝转移）

胰腺癌最常见的转移部位：	胰腺转移癌的常见来源部位：
1. 区域淋巴结	1. 肺
2. 肝脏	2. 乳腺
3. 肺和胸膜	3. 甲状腺
4. 小肠	4. 肾
5. 腹膜	5. 黑色素瘤
	（皮肤）
其次常见的部位：	**少见的来源部位：**
6. 肾上腺	6. 卵巢
7. 骨	7. 子宫
8. 横膈	8. 腮腺
9. 胆囊	9. 前列腺
10. 肾	
少见的部位：	**直接侵犯：**
11. 心脏	10. 胃
12. 纵隔	11. 肾
13. 膀胱	12. 结肠
14. 卵巢	13. 淋巴结
15. 锁骨上淋巴结	14. 十二指肠
16. 肌肉或皮下组织	15. 胆总管
	16. 肾上腺

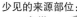

性癌综合征相关，预后好于其他腺癌。

除了通过淋巴转移外，胰腺癌可发生远处器官转移，按发生率的高低累及的脏器有：肝、肺、小肠、肾上腺、骨、横膈、胆囊、肾、心、纵隔、膀胱、卵巢、肌肉、皮肤或皮下组织。

其他器官的肿瘤转移到胰腺很少。虽然有一定的发生率，但可能在原发和转移癌之间很难鉴别。近来研究发现，最常转移到胰腺的原发癌有肾癌、黑色素瘤、卵巢癌、结肠癌以及罕见的肉瘤转移。

胰腺经常被胃癌、肾癌、结肠癌、十二指肠癌、主乳头癌和起源于胰腺内段的胆总管癌直接侵犯。淋巴肿瘤如霍奇金病或淋巴瘤，因为侵犯区域淋巴结，也可直接侵犯胰腺。直接侵犯很容易理解，因为胰腺的解剖位置就处在这些器官之间。